全国中医药行业高等教育"十三五"创新教材

荆楚历代名医学术菁华

（供中医学、针灸推拿学、中西医临床医学等专业用）

主　审　吕文亮　王　平
主　编　李成年　王彦春　杨云松

中国中医药出版社
·北　京·

图书在版编目（CIP）数据

荆楚历代名医学术菁华／李成年，王彦春，杨云松主编 . —北京：
中国中医药出版社，2018.9（2022.7 重印）
全国中医药行业高等教育"十三五"创新教材
ISBN 978 - 7 - 5132 - 5139 - 6

Ⅰ．①荆… Ⅱ．①李… ②王… ③杨… Ⅲ．①中医临床 - 经验 - 湖北 -
中医学院 - 教材 Ⅳ．①R249.1

中国版本图书馆 CIP 数据核字（2018）第 167879 号

中国中医药出版社出版

北京经济技术开发区科创十三街 31 号院二区 8 号楼
邮政编码 100176
传真 010-64405721
河北品睿印刷有限公司印刷
各地新华书店经销

开本 787×1092 1/16 印张 10.5 字数 262 千字
2018 年 9 月第 1 版 2022 年 7 月第 2 次印刷
书 号 ISBN 978 - 7 - 5132 - 5139 - 6

定价 40.00 元
网址 www.cptcm.com

服 务 热 线 010-64405510
购 书 热 线 010-89535836
维 权 打 假 010-64405753

微信服务号 zgzyycbs
微商城网址 https：//kdt.im/LIdUGr
官 方 微 博 http：//e.weibo.com/cptcm
天猫旗舰店网址 https：//zgzyycbs.tmall.com

全国中医药行业高等教育"十三五"创新教材

《荆楚历代名医学术菁华》编委会

前　言

　　2015 年 12 月习近平总书记提出了"增强民族自信，推动中医药走向世界"的号召。与此同时，李克强总理也做了"中医药需在继承中创新发展并在发展中服务人民"的相关部署。为了积极响应这一号召和要求，湖北中医药大学也召开会议，并进行积极探讨，提出要加强中医药文献整理和学术流派研究，以及地方名医的学术经验整理发掘工作。作为一所省属中医药高等院校，这是我们义不容辞的义务和责任。近些年，很多业内人士已经清楚看到，中医药文献与学术流派是现代中医药科学研究、教育及临床发展的重要基础，系统梳理中医药历史源流，整理中医药学术思想精华，总结历代名医名家临证经验、学术思想和治学方法，尤其是对具有地域特色的医学体系、学术发展流派和临证经验进行整理，对于继承和发展中医来说具有重要意义。我们的中医事业如今面临的问题就是发掘、继承前人的学术思想和临证特色不够，丢失的东西太多。这个问题如果再不引起重视，中医药发展就只能是一句空话。中医学术流派以及名医的学术思想和临证经验作为中医传统技艺和中华文化的重要组成部分，已经成为中医理论和临床传承发展的关键。国家中医药管理局对中医学术流派工作十分重视，已将其列入了国务院《中医药发展战略规划纲要（2016—2030 年）》。湖北省（荆楚）地域辽阔，历史悠久，文化积淀深厚，药物资源丰富，名医辈出，具有中医学发展的独有特色和规律。

　　荆楚医学源远流长。自神农"尝百草"，就开启了荆楚医药学研究的序幕。到了商周时期，荆楚医学开始萌发，出现了具有个别性、自发性的零散经验和认识，这一点从先秦文献中可以看出。正是这些前期积累，为战国到两汉时期中医学体系的构建提供了基础。湖北江陵张家山汉墓出土的医书竹简包括《脉书》《引书》，从其内容可以看出，它出现的时间早于《黄帝内经》。

毫无疑问，这些著作为《黄帝内经》的成书做出过贡献。晋唐到宋这一时期，可以说是荆楚医学的兴起时期。这一时期出现了以名医王叔和、庞安时为代表的医家。王叔和整理编次了《伤寒论》，且精于脉学；庞安时提出寒温分治，两人对《伤寒论》都深有研究。明清时期是荆楚医学发展的鼎盛时期，出现了万全这样的临床大家，还有李时珍这位伟大的医药学家。此外还有本草学家刘若金、戒毒神医杨际泰、内科名家梁学孟、制药名家叶文机以及他开设的知名药店叶开泰。近代，荆楚地域更是名医辈出，有倡导扶阳的王和安，有内科名家蒋玉伯、张梦侬、熊魁梧，有与哈荔田有"南黄北哈"之称的妇科名家黄绳武，有伤寒名家李培生、洪子云。除此之外，还有很多地方名医。他们所做的工作不仅推动了荆楚地域中医学的发展，而且在中医学发展的历史长河中，荆楚地域的医家们做出的贡献也是巨大的。因此，对荆楚地域医家的学术思想以及临证经验进行研究既有必要，也有可为。

编委会

2018 年 3 月 30 日

编写说明

　　《荆楚历代名医学术菁华》主要反映荆楚地域代表性医家的中医学成就，具体阐述了王叔和、庞安时、万全、李时珍、刘若金、梁学孟、王和安、蒋玉伯、张梦侬、黄绳武、李培生、洪子云、熊魁梧、叶志诜这14位医药学家的学术思想和临床经验。我们选择的医家均是荆楚地域的已故名医。之所以选以上14位医家，主要是这些医家的文献资料齐全，其他医家的研究工作我们正在进行，相关研究成果会在本书再版修订时陆续添加。

　　本教材作为中医药行业高等教育"十三五"创新教材，适用于中医学、针灸推拿学、中西医临床医学等专业。教学目的是让学生对荆楚地域的历代著名医药学家有所认识，从他们的学术思想和临证经验中吸收有价值的东西，提高其临床思维和技能，对荆楚地域医家为中医学发展所做的贡献有个正确客观的评价，既拓宽其知识面，提高其理论水平，更能让其认识中医大家的风范，帮助他们树立牢固的专业思想，为今后从事科研、临床和教学工作打下结实基础。

　　本教材除绪论部分，其他部分每个医家独立成章。绪论部分主要结合考古和相关历史材料描述了荆楚医学产生发展的条件，以及发展的历史脉络。此外，论述了对荆楚医学研究的必要性。分章专门介绍了每位医家的生平、主要著作和成就，重点论述了其学术特色和临床经验。介绍医家是按时间顺序进行的。大部分医家的内容是根据原始文献研究得出的，比如万全、刘若金、梁学孟、李培生、张梦侬、熊魁梧、洪子云、黄绳武、蒋玉伯；有些医家的内容则是参考二手文献总结的，如王叔和、李时珍、王和安、庞安时。研究过程中，由于得到的资料很多是医家的医案，因此，在提炼医家的学术思想和经验后，文后多会附医案加以说明，这样既可为学生感性认知提供参考，还有助于其进一步研究。

　　本教材的编写是在湖北中医药大学各位领导的支持下，由中医临床学院牵头组织，中医各家学说学科成员为主撰写完成的。期间得到了学校很多部门的帮助，如熊斌老师无偿提供了其祖父熊魁梧先生的资料。在此，对他们的付出一并表示感谢！限于编写人员的水平，书中内容难免挂一漏万，敬请各位专家、学者和读者朋友提出宝贵意见，以便再版时修订提高。最后，向一直关心和支持本教材编写的中国中医药出版社表示感谢！

编委会

2018 年 4 月 26 日

目　录

绪　　论 ▷▷▷▷

【导　　学】

内容概要： 绪论主要介绍荆楚地域的特点、政治、经济、文化发展的历史沿革，陈述荆楚地域的中医药发展历史和历代名医名家。

学习要求： 掌握荆楚地域中医药发展的历史脉络；熟悉荆楚地域历代著名医家及其历史地位和对中医学发展的贡献；了解荆楚地域中医药发展的社会背景。

湖北省位于我国中南部，地处长江中游，北接河南，东连安徽，东南与江西相接，南邻湖南，西靠重庆，西北与陕西交界。因地处洞庭湖以北，故称湖北，简称鄂。古时有荆、楚、荆楚的称谓，是楚国的发源地，楚文化的核心影响区，也是中华民族灿烂文化的发祥地之一。早在七八十万年前，我们的祖先就在荆楚这块土地上辛勤劳作，繁衍生息。湖北江汉地区的屈家岭文化是早期荆楚文化的代表，也是楚文化发展的源头。

夏王朝时期，夏文化的影响到达长江之滨，至商朝，湖北已经纳入其版图。武汉市北盘龙城商代中期城址的发掘和省内许多地区商代铜器的出土，都说明商朝势力已经远播到湖北汉水流域和长江南北。西周时期，湖北境内出现了以楚国为代表的诸多小国，后来被楚国所灭。东周时期，楚国以荆楚地区为基础逐渐壮大。春秋战国时期，楚国国力更加强盛，东达吴越、齐鲁之境，北至陈卫郑宋等中原腹地，南达湖南，横跨江淮，成为春秋五霸之一，威服四海。随着楚国社会经济快速发展，铜器生产水平逐渐提高，铁器生产得到改善和推广，丝织、刺绣、髹漆、采矿、水陆交通、城市建设、商品交易等都得到全面发展。精神文化方面的成就更加突出，历经 800 年，政治、经济、文化都达到了历史鼎盛时期，创造了辉煌的楚文化，对中华民族的文化发展做出了重大贡献。

秦汉时期，荆楚地区人民以农业生产为主，利用江河湖泊纵横、沼泽密布、气候温湿、雨量充沛的自然条件发展林牧、渔业，手工业、商业也较发达，经济社会进一步发展，医学、数学等科技、学术文化事业方面都取得了很高的成就。魏晋南北朝时期，魏、蜀、吴三国鼎立，分割荆州，在湖北境内发生了著名的赤壁之战。由于战乱连年不息，北方流民大量迁入。随着农业发展的需要，江汉平原水利事业得到迅速发展，经济作物和渔牧业也十分兴盛。武昌（今鄂州）、江陵、襄阳、夏口（今武昌）等城市的兴起与便利的水陆交通促进了商业的发展。唐代，荆襄鄂地区农业生产取得了相当高的成就，成为全国著名的粮食产区之一。茶叶、柑橘等经济作物的生产与贸易得到空前发展，制漆业为全国之冠，麻丝织、竹编天下闻名。经济的发展带来文化的兴盛，出现了一批著名诗人、学者，如孟浩然、皮日休、岑参、陆羽、李白、杜甫、白居易等。

宋、金、元时期，湖北城市经济与商品贸易比较活跃，教育事业蓬勃兴起，医学、文化、学术领域取得诸多成就。明代，湖北农业经济得到很大发展，有"湖广熟，天下足"的美誉。明中叶，汉口、沙市等城市迅速崛起，交通运输与转口贸易十分发达。清代，随着农业生产技术的改进，湖北的棉花种植与纺织印染业兴起，以商业贸易带动手工业发展，汉口、沙市、宜昌等城市经济发展迅猛，带动了整个湖北经济的发展。鸦片战争以后，随着帝国主义列强势力的扩张，汉口、宜昌、沙市相继开埠，湖北逐步沦为半殖民地，湖北的资源和农副土特产品被大量掠夺，地方民族工业遭到沉重打击，交通、金融、财政等重要领域被外国控制，民族灾难日趋深重。晚清时期，以武汉为中心的湖北洋务运动全面展开，创办了一大批近代企业，推动了湖北民族资本主义经济的发展。伴随着洋务运动和新式教育、文化事业的发展，湖北资产阶级革命派宣传革命思想，聚集革命力量。1911 年 10 月 10 日在武昌爆发了辛亥革命，率先敲响了封建王朝的丧钟。民国时期，湖北经历了军阀混战、江城"五四运动"风暴。抗日战争爆发后，武汉又成为抗战首都。抗战胜利后，湖北经济濒于崩溃。1949 年湖北全境解放，在中国共产党的领导下，湖北进入了一个崭新的历史时期，揭开了湖北经济建设与社会发展的新篇章。

湖北省矿产资源、水力资源、气候资源、生物资源等都非常丰富。地区植被具有南北过渡特征，既有大量北方种类的植物，也有多种南方种类的植物，同时又处在中国东西植物区系的过渡地区，便于邻近地区的植物成分侵入，因此，它是中国生物资源较丰富省份之一。据不完全统计，湖北省内，药用植物有 1300 多种，以党参、黄连、天麻、贝母等名贵药材产量最大。湖北有神农架和武当山两大"天然药库"，不仅出产如天麻、党参等药物，还有野生的猴头菇、花菇和核桃等滋补品。在这样优越的自然环境和丰厚的文化底蕴下，荆楚大地上不仅涌现出了很多风华绝代的英雄豪杰、贤人逸士、才子佳人，也出现了许多著名医药学家，以他们为代表的这些人推动了荆楚地域医药学的发展。

一、早期零散的医学经验和认识积累阶段

荆楚地域医学源远流长。古人盛传神农氏"尝百草"，这正是远古先民对植物药性及药用进行探知的方法，正是这种做法才导致"始有医药"，所以神农氏对中医药学的贡献是巨大的。另外，考古学者在荆楚西北部的河南淅川下王岗遗址、湖北房县七里河遗址，分别发现了屈家岭文化时期和石家河文化时期原始先民存在的拔牙风俗，一般拔去上门齿（犬齿）一到两颗，这虽是因为风俗习惯所做的一种简单的手术，但是可视为原始外科的初始。

商周时期，随着医学知识的日益增长，医术已经不仅仅用于人们日常的看病、治病，而且开始进入司法领域，成为辨明案情的重要手段。这也就意味着在这个时期中国

的法医学已经开始萌生。在《礼记·月令》中就有"是月也，命有司修法制……命理
瞻伤、察创、视折、审断，决狱讼，心编平，戮有罪，严断刑"的记载。"理瞻伤、察
创、视折、审断"实际上就是法医的检验与做出判断的过程。在湖北云楚出土的秦简，
还记录了秦代法医学在案情判断中的操作过程。因此，我们可以得出结论，最晚到了秦
代，我国法医学已趋于成熟。

进入东周以后，荆楚地域医学开始萌发。据文献描述，起初民间巫医合一的现象比
较严重，但是后来周朝廷已经有巫医分职，出现有别于巫的专职医生。传世和出土文献
描述了东周楚国医生诊断的疾病。《左传》有记载："楚武王因'心荡'而死。"贾谊的
《新书》、刘向的《新序》、王充的《论衡》描述了楚惠王吞蛭致病的故事。另外，江陵
望山1号楚墓、天星观1号楚墓、荆门包山2号楚墓出土的楚简涉及墓主人的疾病及诊
断内容。宋玉的《登徒子好色赋》所涉及的病有"疥""痔"。其《风赋》涉及人伤风
的病状颇为详细。可见，东周时代楚人对各种病证、病因诊断已相当准确。随着医疗经
验的积累，楚人对药物的认识也更加丰富起来。如《左传·宣公十二年》记载：南方
潮湿，楚人出征多备有治"鱼腹疾（一种风湿病）"的药物。又如楚人对兰花药用价值
的利用也很突出，兰花在屈赋中可见30处之多，其中佩兰、泽兰具有药用价值，楚人
不仅自采野生，而且还专门种植它，不仅经常佩戴，还用以辅助制作蒸肴和沐浴。《九
歌·东皇太一》曰"蕙肴蒸兮兰藉"，《云中君》曰"浴兰汤兮沐芳"。这两种用途，
前者可使蒸肴成为药膳，后者则具有保健作用。东周时代，随着学术思想的活跃，也出
现了大批医疗技术和医学理论著作。正是由于包括荆楚地区在内各区域医学的发展，才
孕育出像《黄帝内经》那样的医学理论名著。正是由于先秦荆楚医学的基础，才有了
张家山、马王堆等大批汉代简帛医学著作的流传。

二、荆楚医学理论体系建构阶段

战国西汉时期，是我国传统医学理论体系建构阶段。这一时期产生了《黄帝内经》
这部划时代的医学巨著。可惜的是，失却了其早期奠基时期大量的珍贵典籍。中华人民
共和国成立以来，考古发掘出土了大量这一时期的医书、医简，从而有助于理清中医的
源头，这其中有以湖北江陵出土的医简，包括《脉书》《引书》。《脉书》后面的一部
分，也就是长沙马王堆汉墓帛书《脉法》及《阴阳生死候》所涉及的治疗及诊断学内
容，治疗内容谈到的主要是"砭有四害"，诊断学内容，则包括了切脉方法，说明不同
脉象所代表的疾病信息，列举了肉、骨、气、血、筋五个方面由表及里诊断疾病"五
死"的方法，这些充分说明切诊和望诊在当时已达相当高的水平。竹简《引书》的形
式与长沙马王堆汉墓《导引图》正好相反，有文无图，因此正可与《导引图》互相印
证。《引书》的具体内容，学者们有不同意见，从总体内容讲，包括四部分：第一部分
是四季养生之道，强调四季日常饮食起居习惯对人体的影响；第二部分介绍41种导引
术式的名称及动作要领；第三部分具体介绍44种病症的导引术治疗方法，综述了一些
导引术式对身体某一部位的防病治病功效；第四部分探讨引起生病的原因。书中指出：

"人所以得病者，必于暑湿风寒雨露，腠理启合，食饮不和，起居不能寒暑相应，故得病焉。"这说明当时对于病理已有相当的认识，并且提出防病甚于治病的理念。

三、荆楚医学的兴盛发展阶段

荆楚医学的兴起应该在唐宋时期，这一时期代表医家有晋代太医令王叔和，名医王彦伯、庞安时。王叔和首次整理编次了《伤寒论》，为后世医家研究和学习此书做出的贡献巨大。此外，他还对脉学颇有研究，确定了寸口诊脉法，归纳了 24 种脉象，改变了当时脉象名实不符的乱象。王彦伯是唐代荆楚地区的一位名医，江陵（今属湖北荆州）人，生卒年不详。王彦伯是道士，但是精于医学，尤其擅长辨别各种脉象。因为医术高明，前来求医问药者络绎不绝，他的庭院中时常摆放着三四个炉灶，用于煎煮草药。根据不同患者的情况，他会吩咐患者服药"热者饮此""寒者饮此""风者饮此"。患者照此服用，无不见效。宋代蕲水县（今湖北浠水）还出现过一位名震江淮的医生庞安时（字安常）。据传，一代文豪苏轼被贬官至黄州（今属湖北）时，一遇有疾，总是求助于邻县的庞安时，苏轼对其医术评价很高。苏轼本是精通医学之人，撰写了《苏沈良方》这部医学名著。庞安时（1042—1099）出生于世医之家，不但精通前人之说，还时出新意，有独到见解。《宋史·庞安时传》记载过，经庞安时治疗的患者，十之八九都能痊愈，上门求医者络绎不绝。庞安时专门腾出房间，供患者居住，并亲自为患者送去粥饭和药物，一直到患者痊愈才准许回家。当患者拿来金帛酬谢时，他只收取一部分作为医药费。有些患者无力付费，便以字画相谢。苏轼评价："庞安常为医，不志于利，得善书古画，喜辄不自胜。"由此可见，良好的医德、精湛的医术是一个好医生必备的条件。据文献记载，有一年，庞安时到安徽桐城（今同地），他的弟子李百全得知一民家有孕妇待产，直到第七天，婴儿仍未产下，尝试了各种方法后无济于事，李百全请老师前去诊治，庞安时查看了病情，连声说："她还有救！不会死！"于是，命其家人用温水为孕妇暖腹，亲自对患者进行按摩治疗。孕妇顿觉胃肠微疼，正呻吟间，孩子已经落地，患者家属又惊又喜，想探知这位医生的高明之处。庞安时回答说："婴儿早已出胞，只是一只手还误拽着母亲的肠子，便无法脱身，所以，这不是符咒或药物所能解决的问题。我在扪诊时，发觉了婴儿手的部位，便针其虎口，他感觉到疼痛，自然会缩手，这样孩子很快就生下来了。"大家抱过孩子，果然他的右手虎口还有针痕印迹，人们无不佩服他精妙的医术。元丰五年（1082 年），庞安时又为苏轼诊治左手无名肿胀，仅一针便治愈。庞安时之所以在医学上有如此精深造诣，苏轼的解释是庞安时"博极群书，而善穷物理"，"颇博物，通古今，此所以过人也"。为了将医术传于后世，庞安时著有数万言的《难经辨》，又有"观草木之性与五藏之宜，秩其职任，官其寒热，班其奇偶，以疗百疾"的《主对集》1 卷，并对张仲景的《伤寒论》加以补充，撰写了《伤寒总病论》，还有《本草补遗》。这位名医的医疗实践和著述就这样造福了荆楚乃至更遥远地区的民众。

中医学十分强调医和儒的关系，虽然医、儒分属不同，但是它们确有相通之处。明代医家万全就是一位由儒转医的儿科医家。万全（1488—1578），字密斋，号江湖逸叟，湖北罗田（今同地）人。万氏原籍江西豫章（今江西南昌），成化年间，万全的父亲菊轩因行医至罗田，于是定居下来，并在此娶妻生子。万全的祖父杏诚、父亲菊轩均以儿科而名闻乡里。万全自幼研习儒家著作，曾游学于罗田名儒张玉泉、胡柳溪门下，获取了秀才的功名。但是此后仕途不顺，加上父亲患肺痨去世，家境改变，万全被迫放弃儒学及科举，继承了万氏小儿科的医术。因为有良好的儒学根底，对典籍涉猎广泛，加上能博取众家之长，使万氏小儿科的医名远扬。万全的医学思想受宋代儿科大师钱乙的影响很大，认为小儿"肝常有余，脾常不足"，以此为基本施治原则，重视调补脾胃。此外，他又长于望色、切脉，对小儿痘疹、痉风等病的治疗有独到之处，所用方剂简便实用。他的"万氏牛黄清心丸"，药仅6味，但是疗效可靠，至今仍是治疗小儿急惊风的良药。对小儿疾病，万全除采取药物治疗外，又同时推拿按摩法运用以提高疗效，此外他还要求重视小儿的合理养护。万全的儿科治疗经验在今天仍然被广泛采用。除了儿科，万全也擅长妇科，强调妇科疾病以培补气血、调理脾胃为主，著有《万氏女科》3卷。万全以其精湛医术，救治过无数患者。万全将临床经验和医学理论结合起来，著有《万密斋医学全书》，收万氏著作18种，共150万字。其中以《幼科发挥》对后世影响最大。全书被收入《古今图书集成》，名垂史册。万全的著作还传入日本、朝鲜和东南亚诸国，受到海外中医学界的极大赞誉。万全过世后，其医名仍在荆楚一带流传，直到100多年后的清朝，康熙皇帝鉴于他有高超的医术，又加封他"医圣"的称号。

19世纪自然科学领域的代表人物达尔文，对早于他300年的中国明朝人李时珍有过高度的赞誉，称赞李氏的著作《本草纲目》是"1596年出版的中国百科全书"。不过，从医学发展的角度来说，李时珍是一位伟大药物学家和中医学家，他创立的科学的药物分类体系，以及科学研究方法、挑战自身的恒心和勇气，都是留给后人的一份珍贵文化遗产。李时珍（1518—1593）出生于蕲州（今湖北蕲春）东门外的瓦硝坝，少年的李时珍，和很多读书人一样，选择了一条科举入仕的正途。当时，李时珍的祖父和父亲言闻（号月池）都是乡间的走方郎中，当时人称为"铃医"。读书人能以兼通医学为荣，却万不可以此为第一职业，行医是读书人不屑为之的事情。父亲为儿子设计的是一条平坦而又光耀门庭的入仕道路，于是按照父亲的期望，嘉靖十年（1531年），14岁的时珍考中秀才。此后的10年中，他又3次往返于省城武昌去应乡试，但是屡次落第，无奈只得摒弃科举入仕的梦想。大约在24岁的这年，李时珍终于彻底转向医学领域。从此，实现了他人生具有决定意义的转折。由于父亲是一名医生，自己又有扎实的文化功底，使他很容易走上行医之路。文献记载，由于父亲与当地名门郝家有些交谊，时珍得以出入郝家，阅读大量家藏医书。当地有位诗人顾景星，是另一大族顾家的后人，他说李时珍"读书十年，不出户庭，博学无所不窥"。李时珍自己也说，"凡子史经传，声韵农圃，医卜星相，乐府诸家，稍有得处，辄著数言"。通过大量阅读，勤于笔录，由此积累了不少资料，他所读医书既有《素问》《灵枢经》《伤寒论》《金匮要略》等中医经典，又有《儒门事亲》《医学发明》《脾胃论》《格致余论》等各家论著，他读过的药物学、动植物学、博物学以及经史等多学科著述也不在少数，仅在编撰《本草纲目》的过程中，他所参考的书籍就有药物学著作 41 种，医学著作 277 种，经史百家著作 440 种，总共参考了 800 多种著作，其读书中之专与博也可略见一斑。他意识到，单靠读书还不足以完成对药物学资料的准备，实地寻方采药才是形成第一手材料的必要途径。他本来就不曾脱离过户外观察与实践。有一天，他仿照父亲写《蕲艾传》的实验方法，写了一本《蕲蛇传》。旧时的蕲州有三种特产，都是奉献明廷的贡物，即蕲竹、蕲艾和蕲蛇。为了给白花蛇做传，时珍多次到产蛇的龙峰山，认清了白花蛇的性状、药学功用，连捕蛇的前后过程也都有细心的观察。在李时珍转向医学的最初十多年期间，他带着儿子和徒弟采访四方，向樵人、渔夫、农夫和铃医了解情况，足迹遍及湖北、湖南、江西、江苏、安徽等地。那些盛产药材的大山，如太和山（今湖北丹江口境内的武当山）、大别山、茅山和伏牛山，都是他采集过标本的地方，由此积累了数百万字的采访资料。他的野外采访，给了他前人书本上所没有的知识。对药物学和医学知识以及实地材料的充分准备后，李时珍便开始写作。从嘉靖三十一年（1552 年）开始，李时珍不再只以做一名医生来局限自己，他着手撰写《本草纲目》。通过几十年不间断的努力，终于著成《本草纲目》。他还为《本草纲目》绘制了全部药图，共计 1000 多幅，这一规模是前人不曾达到的，他又负责全书的文字校订。他的弟子庞宪也是蕲州人，虽然性情有些怪僻，但深为老师的人品和医术所折服，跟着李时珍精读《灵枢》《素问》，时珍命他先不要分心旁骛，要将工夫下在重点书籍的研读上，庞宪后来在基础医学理论方面有所造诣，成了李时珍之后蕲州城最著名的医生。《本草纲目》一书是李时珍奉献给后人的一笔宝贵财富，它对于人类无疑有着独特的贡献。自《本草纲目》问世后，许多外国人也从时珍的书中获得了教益和启发。《本草纲目》传入日本，便主宰了江户时代的日本医药界的发展，形成了不同的本草学派，日本当代科技史专家矢岛这样说过："它支配了我国江户时代的本草、博物学界，其影响更远及至 19 世纪末叶。"西方人最初留意到《本草纲目》，能够正视其科学价值，还是从 1735 年法国人巴多明、汤执中在《中华帝国全志》中介绍《本草纲目》的概貌开始，西方人将它作为博物学来研究，因而有达尔文的"百科全书"一说。俄国人对《本草纲目》的最早介绍，是由曾来华的传道团成员医学博士塔塔林诺夫进行的。在俄国人看来，李时珍是中国古代自然科学界最有代表性的人物，今天的莫斯科大学的礼堂长郎上，仍然有这位中国人的大理石塑像。当今著名科技史专家、英国人李约瑟在他的《中国科学技术史》一书中，高度评价了李时珍在世界科学领域中的地位和他的成就之来之不易，他说："无疑地，明朝最伟大的科学成就是李时珍的《本草纲目》……李时珍在和伽利略－凡萨利乌斯的科学运动完全隔绝的情况下能在科学上获得如此辉煌的成就，这对任何人来说都是难能可贵的。"

在鄂东一带，除了王叔和、王彦伯、庞安时、万全、李时珍，还有刘若金、杨际泰，他们都对中医药学的发展有所贡献。刘若金（约 1585—1665），字用汝，号云密，晚号蠡园逸叟，时人称为云密先生，明末清初著名医药学家，湖北潜江人。竟陵人吴骥在《本草述·原序》中评价说："故司寇潜江云密刘公，道德洽闻，以刚肠直节名于海内。"天启五年（1625年）进士，官至刑部尚书，明亡后隐居不仕。"自云不佞壮而多病，以医药自辅，看题处方，良用娱慰"。"生平于书无所不读，而尤笃好轩岐之学"（《本草述·原序》）。明亡后以轩岐之学自娱，在潜江城西之玛昌湖畔的别墅蠡园书室"喟然轩"中，杜门谢客，竭三十年之力撰成了《本草述》一书。这是继李时珍《本草纲目》之后又一部本草学专著。此书以《本草纲目》为基础，取其精粹，深入义理，对后世本草学的发展做出了重要贡献。杨际泰（1774—1856）是清代鄂东广济（今湖北武穴）人，出身于医学世家，自幼聪颖好学，在一连4次科举考试失败的打击下，他放弃入仕之念，转承家学，以医为业，很快成为鄂东地区的名医。杨际泰勤于钻研，对患者的病情、所开处方和用药效果都有记录，这成为他进行研究的第一手好材料，他还用10年的时间，编成《医学述要》一书，被视为中医学的百科全书。此外，他在戒烟毒方面的疗效在当时也是有口皆碑的。清代荆楚地区还有不少医药学名家，如明清之际在夏口（今湖北武汉市汉口）行医的叶文机，他祖籍徽州（今属安徽），但是定居夏汉口，开设了叶开泰药室，又针对民间常见病，生产出"八宝光明散"和"虎骨追风酒"，该药室后来扩大为药店，成为近代中国最有名的中药店之一。

清代，在古籍整理与著述方面，荆楚中医贡献卓越。江夏名医胥秉哲著《诊法精微》，熊廷燕著《全生篇》；汉阳唐裔潢著《保幼新书》《痘疹慈航》，叶志诜著《神农本草经赞》；夏口张尚朴著《医学觉梦》，方昌瀛著《寄寰生笔记》，以及后来李兰生著《温病粹言》等。这些都是他们毕生学术钻研的心得和临床经验的总成，由于历经战乱原著尽失，只有书目可查。《内经》是中国传统医学最早的典籍之一，研究《内经》素为历代医家所重视。民国时期，荆楚地域名医辈出，就武汉三镇来说，中医沿袭传统从师授业。学术观点和治疗方法均各遵所师，虽不存门户之争，但流派自成。在学术思想和临床实践上深有影响的流派，可分为经方、时方、温热、寒凉、攻下、滋阴、补土、综合等。能够继承各流派学术精髓，且在治疗上显现特色的代表人物，经方派有清代的杨际泰，民国时的王和安、陆梦班、刘贡三、蒋玉伯等，他们用药精炼，法宗《伤寒》《金匮》；时方派有清代的杨燮、杨恭甫，民国时期的冉雪峰、范筱村、谢汇东、毛鹤峰、胡书城、宋之祯、熊济川、杨树千、徐相恒、艾达珊、魏玉泉、李慕融等，其立方轻灵，随症加减，主次兼顾，疗效颇佳；温热派在清末民初以杨闻川、汪尚池、许慕韩著称，民国以后有陆真翘、陆继韩、戴中和、邹平阶、骆晴晖、叶小秋、黄坚白、洪和生、杨彤苏等，他们多崇清代叶天士、吴鞠通、王孟英诸家之学，长于治疗春瘟、伤暑、湿温、冬瘟及麻疹等病；寒凉派代表人物有民国时的谢子年、吴烜平，他们据河间学派病机多火的理论，常用寒凉方药；攻下派有当代的黄纯古等，系据张子和的"邪不去则正不复"的理论，以攻下为法，方药多用大黄，攻积泻火，解毒去瘀；滋阴派以汪左泉、黄寿人为代表，按朱丹溪"阳常有余，阴常不足"的理论，用滋阴益肾的方法，药多清润；补土派有李好生等，皆据李东垣"土乃后天之本"的学说，多以调理脾胃为治疗法则；综合派有张梦侬、熊雨农、蒋洁尘、许晴暄等，他们善取各家之长，师古而不泥古，随病应变，综合运用。此外，针灸医师魏廷兰、杨济生、刘止安、陈铎、王瑞卿及擅长梅花针疗法的孙惠卿，骨伤专科徐占奎，按摩推拿科赵泽民医师等亦皆医技精湛，自成一家。

民国初年，医籍整理和著述日趋寂寥，到 1921 年始见陆继韩在《中西医药杂志》上连续发表《温病概论》《叶氏伏气篇释》《温病分类及证治》等论文。继而冉雪峰刊出《温病鼠疫问题解决》《霍乱与痧症鉴别及疗法》《麻疹商榷正续篇》。此后，王和安著有《伤寒论注》，黄云樵著有《妇科辑要》。1935 年，蒋玉伯编有《中国药物学集成》。1947 年，张梦侬著有《诊断学纲要》。中华人民共和国成立后，湖北省中医进修学校蒋玉伯主编了《内经要旨》，武汉市中医进修学校高省身编写的《内经讲义》，均作为教材使用，对《内经》原文做了择要注释。

四、荆楚医学的继承创新阶段

中华人民共和国成立后，荆楚地域的中医药学术的继承、传授以国家统一编写的中医院校教材为基准，在中华中医药学会的指导下，各学术流派交流切磋，取长补短，把中医学术推向了新的发展阶段。政府对中医医籍整理工作十分关注，一时著述纷呈，目类繁多。继承传授类著术（教材、讲义）有蒋玉伯编著的《内科学讲义》《妇科学讲义》，陆真翘参与编纂的全国中医学院（五院）试用教材，由蒋树人主编，杨百茀、盛贯一参加编著的《金匮要略讲义》，陆真翘、曾少达、高省身合编的《中医护理概要》，武汉中医学院集体编著的《医经新编》，市卫生局编印的《医学三字经讲义》《西医学习中医试用教材》，徐宜厚编著的《中医皮肤科诊疗学》，湖北中医药大学参加的全国统编教材约二十余种（其中担任主编的有《伤寒论》《伤寒论讲义》《中医妇科学》《中医学概论》《中医心理学》《金匮要略讲义》，还有供中药专业用的《有机化学》《制剂学》等）。整理和研究类著述（包括译注、专著）有黄绳武撰著的《傅青主女科评论》，蒋玉伯撰著的《中医学术理论阐微》《针灸疗法经穴证治备考》，李培生撰著的《柯氏伤寒论翼笺证》《柯氏伤寒论附翼笺证》，李今庸撰著的《谈医心得》《谈古医书随笔》和主编的《中医学辩证法简论》《新编黄帝内经纲目》，杨百茀编著的《金匮集释》，钱远铭撰著的《李时珍研究》，叶国芝撰著的《柳选四家医案选评》，周选堂撰著的《时方歌括》，章真如撰著的《滋阴论》《调气论》《风火痰瘀论》《肝胆论》《中医养老论》，徐升阳撰著的《妇科析症举例》《月经前后诸症》，熊魁梧撰著的《热病学》，朱曾柏撰著的《论中医痰病学》《论中医内伤热病学》《中医治疗慢性病毒性肝炎》，湖北中医药大学编著的《金匮要略释义》《中医控制学》《医论医案荟萃》《古今名方发微》《养生保健集》《李时珍和他的科学贡献》《中医急诊手册》《医古文评注》等。临床验案类著述有蒋玉伯编著的《辨证论治概述》《蒋玉伯医案》、张梦侬编著的《临证会要》、万济舫编著的《万济舫临证辑要》、徐宜厚编著的《单苍挂外科经验集》、潘新平编著的《推拿治疗颈、肩、腰、腿痛》、桂晓云编著的《中医临床案例》、原武汉市卫生局主持编著的《黄寿人医镜》《老中医临床经验选编》《老中医医药经验学术选编》《武汉中药制用规范》《武汉中药制用成方集》、湖北中医药大学编著的《中医内科证治精要》《中医耳鼻喉科》《临床药理学》等。中医工具书有黄青萍编著的《怎样查找中医文献》、黄绳武编著的《医学百科全书·中医妇科分册》、樊润泉编著的《中医自学晋升考试指南》等。

荆楚地域医药学发展历史悠久，内容丰富，特色鲜明。对历代各位医家的学术思想、理论认识和临证经验进行研究、总结提炼，进一步理清荆楚医学发展脉络及规律，这对于继承和发展荆楚中医事业，充实丰富传统中医的内容体系来说，具有重要现实意义的。

第一章 王叔和 ▷▷▷▷
——编次《伤寒论》，撰著《脉经》

一、生平概述

（一）生平

王叔和，名熙，以字行，高平人，魏晋医家，约生活于三国、两晋时期，具体生卒不详，《后汉书》《三国志》《晋书》等史书，无王叔和传。

西晋皇甫谧在《黄帝三部针灸甲乙经·序》中较早记载其名，谓："近代太医令王叔和，撰次仲景遗论甚精，指事（皆可）施用……"其后《太平御览》引高湛《养生论》曰："王叔和，高平人也，博好经方，洞识摄生之道……性沉静，好著述，考核遗文，采摭群论，撰成《脉经》十卷，编次张仲景方论，编为三十六卷，大行于世。"《隋书·经籍志》则有"脉经十卷，王叔和撰……王叔和论病六卷"，可谓正史中较早提及其人及其撰著。北宋林亿等在校定《脉经·序》中引唐甘伯宗《名医传》谓，"王叔和，西晋高平人，性度沉靖，尤好著述，博通经方，精意诊处，洞识修养之道"，与前所论大同。

因正史无传，加之年代久远，后世对其生卒、籍贯、生活经历、墓葬地，何朝为太医令，何以能编次张仲景方论等均有疑问，虽有多方研究，但未有定论。据现存的遗迹及史料，王叔和出生于高平，该地现有山西高平市和山东邹城市之争，其墓葬地亦有湖北襄阳和麻城两处。但可以肯定的是，王叔和出生于北方，主要生活于南方，在荆楚大地行医、讲学直至终老。更为确幸的是，其著作能够流传至今，蕴藏于其中的学术思想及临证经验，极大地推动了中医学术发展并丰富了中医临证实践。虽如此，而欲窥其人、其著的全貌，还待更多的史料、史迹的发掘、整理、考证。

（二）　著作

综观历代史书、医书、类书所载，署名王叔和的医籍即有"脉经十卷""编次张仲景方论，编为三十六卷""王叔和论病六卷""脉诀四卷""脉赋一卷""脉诀图要六卷"等，其中有的系王叔和所撰，有的系托其名，有的为王叔和原创，有的为编次张仲景所论，有的传承至今，有的早已亡佚。其中确有其书且传承至今的主要有两部，即王叔和编次的《伤寒论》及其所撰著的《脉经》。

《伤寒论》，十卷，22篇。第一卷有辨脉法、平脉法两篇。第二卷有伤寒例、辨痉湿暍病脉证、辨太阳病脉证并治3篇。第三至六卷为论六经病脉证及治，共7篇。第七至十卷为论霍乱病、阴阳易差后劳复及辨汗吐下宜忌，共10篇。其中卷二的伤寒例、卷七至十的辨汗吐下宜忌，共11篇，后世大多数医家认为并非张仲景原作，往往删而不录，故人们当今所见《伤寒论》，仅见除此11篇及辨痉湿暍病以外的10篇内容。

《脉经》，十卷，98篇。前九卷合计97篇，阐述脉形脉法，平三关、人迎、奇经八脉辨病，论五脏六腑脉候主病，辨三部九候脉证，诊五脏六腑气绝脉证，诊四时相反脉证，诊损至脉证，诊百病死生脉决，论张仲景扁鹊华佗诊脉要诀，论十二经脉病脉证，论病可与不可汗吐下温灸刺等治法，论杂病脉证并治，论妇人、小儿病脉证治等。第十卷不分篇，为手检图三十一部。

二、学术思想

唐宋以降，尊东汉张仲景为医圣，奉其著作《伤寒杂病论》为医书之圭臬，后人为表景仰之情，于河南南阳建医圣祠以资纪念。然《伤寒杂病论》成书后，因东汉末年连年战乱，兵荒马乱，不久即散佚。该书中有关伤寒病证的内容，经王叔和搜集、整理、补充和编次，而成《伤寒论》一书，自此薪火相传，直至今日。此外，王叔和哀集《内经》《难经》，以及扁鹊、张仲景、华佗的医学著述，结合自己的心得体会，撰写成《脉经》，该书极大地充实了中医诊断的方法，为魏晋以前脉诊经验的全面总结，奠定了脉学发展的基础，被尊称为古七经之一。此两部著作承前启后，成就非凡，且流传后世，深得历代医家的重视。王叔和于伤寒、杂病、妇人、小儿病等各有发挥，诊疾精于切脉，辨证强调脏腑虚实，具有鲜明的学术思想。

（一）　编次《伤寒论》

1. 搜采仲景旧论，刻意于伤寒

东汉末年至魏晋，战乱频繁，社会动荡，人们生活困苦，疾病流行，贫病交加，其中尤以伤寒病最为猖獗，张仲景在《伤寒杂病论》自序中称："余宗族素多，向余二百，建安纪年以来，犹未十稔，其死亡者三分有二，伤寒十居其七……"足见伤寒病在其时危害之大，时医往往束手无策，以致伤寒病伤人益多。张仲景诊治伤寒病虽经验丰富，也有著述问世，但并非人人可就诊于张仲景，其著作也并非广为流传，且已有散佚，使得其时视伤寒如瘟疫，唯恐避之不及。有鉴于此，王叔和搜采张仲景旧论，刻意于伤寒，将杂病大部分内容移除，重新编次为千古名著《伤寒论》。

《伤寒论·伤寒例》中谓："冬时严寒，万类深藏，君子固密，则不伤于寒，触冒之者，乃名伤寒耳。其伤于四时之气，皆能为病，以伤寒为毒者，以其最成杀厉之气也……"从此不难看出，王叔和引《内经》所述认为四时不当之气皆可为病，尤以伤寒毒邪致病，最易发展为危重之证。四时各有主气，如"至而至"则风调雨顺，温热寒凉各随其时，相对而言疾病较少发生，如"至而不至""未至而至""至而不去""至而太过"则气候未与时令相应，往往易致发病。王叔和明确阐述了伤寒病的病因，正如其言："九月霜降节后宜渐寒，向冬大寒，至正月雨水节后宜解也。所以谓之雨水者，以冰雪解而为雨水故也。至惊蛰二月节后，气渐和暖，向夏大热，至秋便凉。从霜降以后至春分以前，凡有触冒霜露，体中寒即病者谓之伤寒也。"又引《素问·热论》"黄帝问曰：今夫热病者，皆伤寒之类也……人之伤于寒也，则为病热，热虽甚不死；其两感于寒而病者，必不免于死"，以阐述伤寒病的症候及预后。《素问》所谓"两感于寒"，后世注家各有不同解释，王冰认为，"寒毒流于肌肤，阳气不得发散而内怫结，故伤寒者反为病热。脏腑相应而俱受寒，谓之两感"；马莳则谓，"唯两感于寒而病者，则一日两经受病，三日六经受病，所以其人必六日而死耳"；张志聪注为，"伤寒一日，太阳受之，二日阳明，三日少阳，是阴寒之邪，得阳气以化热，虽传入于三阴而亦为热病。七日来复于太阳，不作再经，而其病自愈。若两感于寒者，阴阳交逆，荣卫不通，故不免于死"；王叔和则说："若两感于寒者，一日太阳受之，即与少阴俱病，则头痛口干、烦满而渴。二日阳明受之，即与太阴俱病，则腹满身热，不欲食，谵语。三日少阳受之，即与厥阴俱病，则耳聋、囊缩而厥，水谷不入，不知人者，六日死。若三阴三阳、五藏六府皆受病，则荣卫不行，藏府不通，则死矣。"

由此可见，《素问》虽已有伤寒病因、证候、预后的论述，但文辞古奥、晦涩难解，而王叔和显然既尊崇于《素问》，又结合了张仲景的临证实践，同时又参合己见，从而对伤寒病的认识更为全面、具体。尤其是对"两感于寒"的阐释，隐约可体现张仲景对于伤寒病的六经辨证思想，同时又将张仲景诊治杂病时脏腑辨证的方法糅合其中，并非如后世医家往往将张仲景六经、脏腑辨证割裂，可谓深得张仲景之真学。从以上注家所论来看，尚未见有高论而出其右者。《伤寒论·伤寒例》："伤寒之病，逐日浅深，以施方治。今世人伤寒，或始不早治，或治不对病，或日数久淹，困乃告医。医人又不依次第而治之，则不中病……今搜采仲景旧论，录其证候，诊脉声色，对病真方有神验者，拟防世急也。"此语道出了王叔和刻意从"仲景旧论"中将伤寒病部分整理出来的良苦用心。

2. 附方于论，脉证方论齐备

《伤寒杂病论》中，伤寒与杂病同论，而且是"先论后方"的体例，这一现象在约800年后当北宋林亿等校定《金匮要略方论》时仍可得到体现。《金匮要略方论·序》："翰林学士王洙在馆阁日，于蠹简中得仲景《金匮玉函要略方》三卷：上则辨伤寒，中则论杂病，下则载其方，并疗妇人……"《伤寒杂病论》中杂病内容一直隐而未彰，未见有完整卷本传世，从《金匮玉函要略方》体例来看，方、论是分开的。方证不同条，可能带来诸多不便，如林亿等谓："尝以对方证对者，施之于人，其效若神。然而或有证而无方，或有方而无证，救疾治病，其有未备……今又校成此书，仍以逐方次于证候之下，使仓促之际，便于检用也……"林亿等即以此书为底本，校定成《金匮要略方论》，即今日之《金匮要略》。林亿等所言"仍以逐方次于证候之下"，显然受示于早有成书且完整流传的《伤寒论》，足见王叔和有开先河之功，因此林亿等感叹道："近世太医令王叔和，撰次仲景遗论甚精，皆可施用……自仲景于今八百年，惟王叔和能学之！"

　　王叔和编次的《伤寒论》中，卷二的"辨太阳病脉证并治上第五"，卷三至卷六的"辨太阳病脉证并治中第六""辨太阳病脉证并治下第七""辨阳明病脉证并治第八""辨少阳病脉证并治第九""辨太阴病脉证并治第十""辨少阴病脉证并治第十一""辨厥阴病脉证并治第十二"，卷七的"辨霍乱病脉证并治第十三""辨阴阳易差后劳复病脉证并治第十四""辨不可发汗病脉证并治第十五""辨可发汗病脉证并治第十六"，卷八的"辨发汗后病脉证并治第十七"，卷九的"辨不可下病脉证并治第二十""辨可下病脉证并治第二十一"，卷十的"辨发汗吐下后病脉证并治第二十二"，以上16篇内容，很多条文有论有方，附方于论，方证同条，张仲景治伤寒病397法、113方，即蕴藏其中。经王叔和如此整理、编次后，不仅让时医诊治伤寒病更为便捷、效用，不再出现"或有证而无方，或有方而无证，救疾治病，其有未备"的情形，而且促使张仲景诊治伤寒病的临证经验形成了"理法方药"的完备体系，凸显了基于因机证治齐备的六经辨治伤寒病学术思想。王叔和这一看似简单的体例重新编次，却对后世中医学术发展产生了深远的影响。因"江南诸师秘仲景要方不传"，唐孙思邈及至晚年才得见《伤寒论》，即视之为珍宝，辑集其要妙，收之于《千金翼方》，并加以著录，采用了"方证同条，比类相附"的方法，将《伤寒论》所有条文，分别按方证比类归附，使之以类相从，条理清楚，可谓对王叔和"附方于论"重新编次《伤寒论》的进一步发展。孙思邈特别推崇治太阳病之桂枝汤、麻黄汤及小青龙汤的运用，如其认为，"寻方之大意，不过三种。一则桂枝，二则麻黄，三则青龙。此之三方，凡疗伤寒不出之也。其柴胡等诸方，皆是吐下发汗后不解之事，非是正对之法"，宋朱肱、清柯琴等均继承这一研究方法，明清方有执、喻昌等更是据此发挥为"三纲鼎立"之说。该说本想批驳王叔和编次不当，欲重订伤寒条文之次序，还王叔和未编次前条文之本来方位，但不经意间恰恰表明，王叔和采用"方论同条"重新撰次《伤寒论》，使得张仲景原著中的脉论方证浑然一体，成为后世诸医更好地学习、理解张仲景方论的基础。在传承张仲景伤寒之学方面，王叔和具有奠基的重要地位并取得了非凡成就。

3. 倡时行疫气为病说

　　《内经》有疫疠之气为病的论述，如《素问·刺法论》载："假令甲子刚柔失守，刚未正柔，孤而有亏，时序不令，即音律非从，如此三年，变大疫也……黄帝曰：余闻五疫之至，皆相染易，无问大小，病状相似，不施救疗，如何可得不相移易者？"指出大疫缘于"刚柔失守""时序不令"，即运气失常，时令失序；并指出了疫气为病的致病特点。张仲景论伤寒、杂病之病因，更多强调的是"风气""客气邪风""五邪中人"

"房室、金刃、虫兽所伤"，虽也提及"阴阳毒病"，但对"阴毒""阳毒"并未详论。王叔和明确提出了"四时正气"为病与"时行疫气"为病的区别。《伤寒论·伤寒例》引《阴阳大论》"春气温和，夏气暑热，秋气清凉，冬气冰冽，此则四时正气之序也"，指出何为四时正气。紧接着又说，"其伤于四时之气，皆能为病，以伤寒为毒者，以其最成杀厉之气也。中而即病者，名曰伤寒。不即病者，寒毒藏于肌肤，至春变为温病，至夏变为暑病。暑病者，热极重于温也。是以辛苦之人，春夏多温热病者，皆由冬时触寒所致，非时行之气也"，论述了伤寒、温病、暑病等发病，均属四时正气之为病。

何为"时行疫气"？王叔和又论，"凡时行者，春时应暖而反大寒，夏时应热而反大凉，秋时应凉而反大热，冬时应寒而反大温，此非其时而又其气，是以一岁之中，长幼之病多相似者，此则时行之气也"，可见，"时行疫气"明显有别于"四时正气"。二者怎样鉴别？王叔和做了回答，"夫欲知四时正气为病及时行疫气之法，皆当按斗历占之。九月霜降节后宜渐寒，向冬大寒……从春分以后至秋分节前，天有暴寒者，皆为时行寒疫也"，可谓对《内经》"刚柔失守""时序不令"的进一步发挥。王叔和又阐述了"四时正气"为病与"时行疫气"为病治则亦有别，其说，"三月四月或有暴寒，其时阳气尚弱，为寒所折，病热犹轻……其病与温及暑病相似，但治有殊耳"，虽尚未论及其治如何"有殊"，但能够提出此观点，较之前人已属重大的突破了。王叔和所论四时正气之序，感而即病之伤寒，伏气所发之温病与暑病，时行疫气之寒疫与冬温，新感激发伏邪之温疟、风温，温毒与温疫等，为后世医家辨别伤寒、温病所尊崇，尤其所倡"时行疫气"为病说，唐孙思邈、宋庞安时均从之并有所发挥，对明清温病学说的形成，亦有深远影响。

4. 后世医家评价王叔和编次《伤寒论》

王叔和搜集、整理《伤寒杂病论》残简，重新编次为《伤寒论》，使仲景之学得以流传后世，可谓功高无双，泽被后世。前已述及，晋皇甫谧赞王叔和"撰次仲景遗论甚精"；北宋林亿等亦谓，"其间如葛洪、陶景、胡洽、徐之才、孙思邈辈，非不才也，但各自名家，而不能修明之"，继而说，"自仲景于今八百年，惟王叔和能学之……"给予非常肯定的评价；北宋严器之序《注解伤寒论》，"至晋太医令王叔和，以仲景之书，撰次成叙，得为完秩。昔人以仲景方一部为众方之祖，盖能继述先圣之作，迄今千有余年，不坠于地者，又得王氏阐明之力也"，这一评价也是相当中肯的；明末清初张遂辰注解《伤寒论》时，认为王叔和编次的《伤寒论》虽卷次略有出入，而内容仍是长沙之旧，其谓"是书仲景自序原为十六卷，至叔和次为三十六卷，今坊本仅得十卷，而七八卷又合二为一，十卷仅次遗方。先后详略，非复仲景叔和之旧矣……便于检阅，大抵因三阳王氏义例云"，同时，张氏依成无己注本，篇卷次第及成氏注文一仍其旧，其称"仲景之书精，人无偷非善读，未免滞于语下。诸家论述，各有发明，而聊摄成氏引经析义，尤称详洽。虽抵牾附会间或时有，然诸家莫能胜之，初学不能舍此索途也，悉依旧本不敢去取"，其尊王赞成之看法十分鲜明，且影响其弟子张志聪、张锡驹等，成为明清维护旧论、首肯王叔和的代表医家。

当然，对于王叔和撰次《伤寒论》，或有人认为王叔和编次失真，损毁了张仲景原著原貌，或有人认为唯六经证治属仲景原文，其余皆为叔和添入，因而提出诸多异议。《伤寒论》卷七至卷十的辨汗吐下宜忌诸内容，《脉经》亦有载，但远不止于此，尚有病不可发汗证、病可发汗证、病发汗以后证、病不可吐证、病可吐证、病不可下证、病可下证、病发汗吐下以后证、病可温证、病不可灸证、病可灸证、病不可刺证、病可刺证、病不可水证、病可水证、病不可火证、病可火证等，较之《伤寒论》充实得多。由此或可推断，辨汗吐下宜忌诸内容或系王叔和将己之学验，依附于仲景方论之后。《伤寒论》卷二之《伤寒例》，明清绝大多数医家认为其有画蛇添足之嫌，均删而不录。《伤寒论辑义·综概》引明黄仲理《伤寒类证辨惑》提出"仲景之书，六经至劳复而已，其间具三百九十七法，一百一十二方，纤悉具备，有条而不紊也。辨脉法、平脉法、伤寒例三篇，叔和采撷群书，附以己意，虽间有仲景说，实三百九十七法之外者也"，黄氏见解对明方有执、清喻昌、清柯琴等影响巨大，皆从该论。直至现今通行之《伤寒论》版本，亦仅录"六经至劳复"之主体内容，合计 10 篇，而将王叔和编次本的辨脉法、平脉法、伤寒例等 12 篇悉数删除，由此湮没了王叔和撰次《伤寒论》的部分内容，有失公允之嫌。在贬、驳王叔和的医家中，尤其以喻昌评论最为激烈，其《尚论篇·卷首》说："太医令王叔和，附以己见，编集成书，二十二篇，后人德之，称为仲景之徒。究竟述者之明，不及作者之圣，只令学者童而习之，白首不得其解。虽有英贤辈出，卒莫能舍叔和疆畛……殊不知林成二家，过于尊信叔和，往往先传后经，将叔和续翼仲景之辞，且混编为仲景之书，况其他乎？"《尚论篇·辨叔和失》又道："至于（叔和）编述伤寒全书，苟简粗率，仍非作者本意，则吾不知之矣。如始先序例一篇，蔓引赘辞，其后可与不可诸篇，独遗精髓，平脉一篇，妄入已见。总之，碎翦美锦，缀以败絮，盲瞽后世，无繇复睹黼黻之华，况于编述大意，私淑原委，自首至尾，不叙一语，明是贾人居奇之术，致令黄岐一脉，斩绝无遗……"清周杨俊、黄元御、徐彬等附和其说，对王叔和加以批驳，如徐忠可说："仲景之书，文义简奥，后人编次，未免错乱，于是注释家随文敷衍，不能深入……"从学术上看，关于《伤寒例》中四时大法问题，后人亦常持异议，如柯琴："其云大法，春夏宜发汗，春宜吐，秋宜下。设未值其时，当汗不汗，当下不下，必得其时耶？而且利水、清火、温补、和解等法，概不言及，所以今人称仲景只有汗、吐、下三法，实由于此。夫四时者，众人所同，受病者，因人而异，汗、吐、下者，因病而施也。立法所以治病，非以治时。自有此大法之谬，后人因有随时用药之迂。论麻黄、桂枝汤者，谓宜于冬月严寒，而三时禁用。论白虎汤者，谓宜于夏，而大禁于秋分后与立夏之前。夫寒热温凉之逆用，必先岁气，毋伐天和，为平人饮食调理之常耳。仲景因症立方，岂随时定剂哉？"柯氏所论颇具灼见，分析得很透彻，"四时大法"不管是否属仲景原论，这仅仅只是作为一个四时用药的参考而已，不可死执时序而妄用三法，亦不可逆时序而放弃三法，当须随证灵活用药。

综上所述，对于王叔和重新撰次《伤寒论》，部分医家能够放眼大局，对其评价以肯定为主；也有部分医家仅从自身研究角度出发，对其大肆批评，甚至攻击。其中喻氏之评未免失之偏颇，他只看到王叔和编次不足的一方面，而忽视了其成就的一面，如果没有王叔和的编次，《伤寒论》也难以流传迄今，正如张璐在《伤寒绪论·总论》中开篇所说:"余尝考晋王叔和集仲景伤寒书,未尝不废书而三叹也。嗟夫,犹赖叔和为仲景之功臣,使无叔和之集,则伤寒书同于卒病之不传矣,何能有六经证治乎?即条辨尚论,亦无从而下手也。"徐灵胎亦谓:"读伤寒论者,知此书皆设想悬疑之书,则无往不得其义矣。今人必改叔和之次序,或以此条在前,或以此条在后,或以此症因彼症而生,或以此经因彼经而变,互相诟厉……则此书乃叔和所搜集,而世人辄加辩驳,以为原本不如此,抑思苟无叔和,安有此书?且诸人所编,果能合仲景原文否耶?"张、徐之论是公允的,由于王叔和之功,而使仲景之书传之竹帛,免于亡失,否则就根本谈不上后世的研究和讨论了,至于王叔和某些编次上的不足及增入部分内容,从历史角度看,似也不可过于苛求古人。

(二) 脉学成就

脉诊是中医诊法的重要内容。秦汉之前,切脉诊病早已较多地运用于实践,积累了较为丰富的脉诊经验。《史记·扁鹊仓公列传》载:"以此视病,尽见五藏癥结,特以诊脉为名耳……至今天下言脉者,由扁鹊也……庆年七十余,无子,使意尽去其故方,更悉以禁方予之,传黄帝、扁鹊之脉书,五色诊病,知人死生,决嫌疑,定可治,及药论,甚精……齐侍御史成自言病头痛,臣意诊其脉……所以知成之病者,臣意切其脉,得肝气。肝气浊而静,此内闭之病也。脉法曰:脉长而弦,不得代四时者,其病主在于肝……"从此看出,扁鹊、淳于意不仅擅长切脉诊病,而且已有脉法、脉书的理论总结。《黄帝内经》论述四十余种脉象,《素问·三部九候论》提出了三部九候诊脉法:"故人有三部,部有三候,以决死生,以处百病,以调虚实,而初邪疾。帝曰:何谓三部?岐伯曰:有下部、有中部、有上部,部各有三候。三候者,有天、有地、有人也。必指而导之,乃以为真。"《难经》有二十二难专论脉学,首提"独取寸口,以决五藏六府死生吉凶之法",并指出"三部者,寸关尺也,九候者,浮中沉也",对《内经》论脉的进一步发展,且这一诊法沿用至今。《伤寒杂病论》亦丰富的脉学内容,将脉诊与病、证、治紧密结合,体现了脉诊的临床价值。《脉经》在此前人基础上,做了总结和发挥,极大地促进了脉学的发展。

1. 确立"寸口诊脉法"

王叔和非常重视脉诊,《脉经·序》:"脉理精微,其体难辨,弦紧浮芤,展转相类,在心易了,指下难明,谓沉为伏,则方治永乖,以缓为迟,则危殆立至,况有数候俱见,异病同脉者乎?"鉴于此,王叔和"撰集岐伯以来,逮于华佗,经论要诀,合为十卷,百病根原,各以类例相从,声色证候,靡不该备,其王、阮、傅、戴、吴、葛、吕、张,所传异同,咸悉载录"。诸家之中,《难经》所述对其影响尤为明显,《难经·一难》载:"寸口者,脉之大要会,手太阴之脉动也。人一呼脉行三寸……故五十度复会于手太阴。寸口者,五藏六府之所终始,故法取于寸口也。"《脉经·辨尺寸阴阳荣卫度数第四》完全收录了《难经》所述,但同时《脉经·分别三关境界脉候所主第三》补充道,"从鱼际至高骨,却行一寸,其中名曰寸口。从寸至尺,名曰尺泽。故曰尺寸。寸后尺前,名曰关。阳出阴入,以关为界。阳出三分,阴入三分,故曰三阴三阳。阳生于尺动于寸，阴生于寸动于尺。寸主射上焦，出头及皮毛竟手；关主射中焦，腹及腰；尺主射下焦，少腹至足"，则更明确论述了寸口脉中寸、关、尺三部之位置、定位方法及三部脉分别主候三焦病证范围。《脉经》提出了寸关尺三部脉分候脏腑的理论，即左右寸部主心与小肠，关部主肝、胆；右手寸部主肺与大肠，关部主脾、胃；两手尺部均主肾与膀胱等。《脉经·两手六脉所主五脏六腑阴阳逆顺第七》指出，"心部在左手关前寸口是也，即手少阴经也，与手太阳为表里，以小肠合为府，合于上焦，名曰神庭，在鸠尾下五分。肝部在左手关上是也，足厥阴经也，与足少阳为表里……左属肾，右为子户，名曰三焦"，这一论述解决了脉诊与脏腑相应的定位问题。脉象不仅仅可主寒热、表里、虚实等，还可精确至某脏腑的气血阴阳虚实寒热等，为进行脏腑辨证提供了客观依据，具有重要的实际意义。张仲景论脉，除诊取寸口脉外，亦常论及趺阳脉、少阴脉、少阳脉等。可见，诊脉"独取寸口"理论，发轫于《难经》，完善于《脉经》，时至今日，仍然有效地为临证所用，王叔和可谓功不可没。

2. 归纳二十四种脉象

《脉经》之前，脉名繁多，脉象描述繁杂，脉象所主病证亦不统一，造成了脉诊较为混杂的局面。《内经》所述脉名达四十余种，如浮、沉、迟、数、洪、微、细、散、虚、实、滑、涩、长、短、弦、紧、急、坚、缓、革、弱、动、促、结、代、疾、大、小、盛、满、瘦、热、寒、孤、绝、厚、薄、浅、悬、闭、脱、躁、静、搏、引等。《难经》所论脉象种类有浮、沉、迟、数、洪（大）、微、细（小）、散、实、滑、涩、长、短、弦、紧、缓、牢、濡、代、急及平脉等，与《内经》相比，大同小异。张仲景强调脉证合参，《伤寒论》《金匮要略》篇名均采用"辨某某病脉证并治"冠名，所述常见脉有二十余种，即浮、沉、迟、数、洪（大）、微、细（小）、虚、实、滑、涩、弦、芤、紧（坚）、缓、革、弱、伏、动及平；不常见脉有卑、出、无、无根等。前人所论脉象，王叔和虽一并搜集、载录，但删其重复，并其相似，去其怪异，规范脉名，形象描述，归纳为 24 种脉象，即浮、芤、洪、滑、数、促、弦、紧、沉、伏、革、实、微、涩、细、软、弱、虚、散、缓、迟、结、代及动。《脉经·脉形状指下秘诀第一》载："浮脉，举之有余，按之不足。芤脉，浮大而软，按之中空，两边实。洪脉，极大在指下。滑脉，往来前却流利，展转替替然，与数相似。数脉，去来促急。促脉，来去数，时一止复来。弦脉，举止无有，按之入弓弦状。"《脉经》开卷第一篇即载 24 种脉象之名，并逐一简要描述其指感形象，对一些相似脉象进行鉴别，便于临证掌握和运用。经《脉经》的总结和发挥，常见脉的名称和指感特点有了规范和统一标准，因此该书被后人尊为脉诊之准绳。林亿等评《脉经》说："臣等观其书，叙阴阳表里，辨三部九候，分人迎、气口、神门，条十二经、二十四气、奇经八脉，以举五脏六腑、三焦、四时之痾，若网在纲，有条而不紊，使人占外以知内，视死而别生，为至详悉，咸可按用。"明李时珍论脉较详，为后世所宗，《濒湖脉学》论述 27 种脉象，引述前贤以阐明该脉体状，往往将《脉经》所论排在首位，其次补充他人的阐述，如论浮、沉、迟、数、滑、涩、虚、实、短、洪、微、缓、芤、牢、濡、弱、散、细、伏、促、结等 21 脉时，均如此，其中短、牢二脉出自《王叔和脉诀》；仅仅在论长、紧、弦、革、动、代等 6 脉时，以他人阐述为主，其中紧、弦、革三脉仍引《脉经》，如"弦，阳中阴。弦脉：端直以长，《素问》。如张弓弦，《脉经》。按之不移，绰绰如按琴瑟弦，《巢氏》。状若筝弦，《脉诀》。从中直过，挺然指下"。由此可见，《脉经》对李时珍影响之大。

3. 强调参合脉症以论治

《脉经》并非单纯描述脉象，在确定脉名、形象描述脉象的基础上，运用中医藏象、经络理论等阐述脉理，参以症候，辨别病、证，指导治疗，将病脉证治结合起来，形成因机证治的系统模式，脉诊在其中占有重要地位。该书大量论述了脉象的主病和治疗，如"左手关前寸口阳绝者，无小肠脉也。苦脐痹，小腹中有疝瘕，王月即冷上抢心。刺手心主经，治阴。心主在掌后横理中……"左手关前寸口候"心小肠"，阳绝即小肠腑阳气不足，可见"脐痹""小腹中有疝瘕""冷上抢心"等症候，脉症合参，辨证为"无小肠脉"，确立治则为"治阴"，本当治手少阴，以心包经代之，故"刺手心主经"，选取"掌后横理"中的大陵穴等治之。再如"肝实，左手关上脉阴实者，足厥阴经也。病苦心下坚满，常两胁痛，自忿忿如怒状。肝虚，左手关上脉阴虚者，足厥阴经也。病苦胁下坚，寒热，腹满，不欲饮食，腹胀，悒悒不乐，妇人月经不利，腰腹痛……"左手关上候"肝胆"，"肝实"如脉弦，可见"心下坚满""常两胁痛""自忿忿如怒状"等症候，脉症相符，诊为"肝实"。又如"寸口脉浮，中风，发热，头痛。宜服桂枝汤、葛根汤，针风池、风府，向火灸身，摩治风膏，覆令汗出。寸口脉紧，苦头痛，骨肉疼，是伤寒。宜服麻黄汤发汗，针眉冲、颞颥，摩治伤寒膏……"寸口脉浮、发热、头痛，诊为"中风"，治以桂枝汤等；寸口脉紧、头痛、骨肉疼，则诊为"伤寒"，治以麻黄汤等。阐述条理清晰，先陈述脉象，再描述症候，然后辨病证，最后论治，且治疗手段丰富，往往针、药、外治并施。此外，《脉经》将脉象与症候结合，以判断疾病预后，如"诊伤寒，热盛，脉浮大者，生；沉小者，死。伤寒，已得汗，脉沉小者，生；浮大者，死……"同是伤寒病，均见脉浮大，如热盛则生，已得汗则死；均见脉沉小，热盛则死，已得汗则生。由此观之，脉症合参，才能准确昭示预后。《脉经·诊百病死生决第七》讨论了内、外、妇科等二十余种常见疾病的死生脉象、症候及预后，对诊治疾病有着重要的实践意义。又如"脉洪大紧急，病速进在外，苦头发热、痈肿；脉细小紧急，病速进在中，寒为疝瘕、积聚，腹中刺痛。脉沉重而直前绝者，病血在肠间；脉沉重而中散者，因寒食成癥。脉直前而中散绝者，病消渴……"脉症合参，还可确定病位、判断病势、明确诊断，从而更准确地治疗。

（三） 脏腑辨证思想

脏腑辨证思想源于《黄帝内经》，经《难经》之滥觞，张仲景变化而发挥于临证，至王叔和则又进一步发展。脏腑辨证的基础是脏腑病机学说，以脏腑为纲，专题进行病机分析者，大致以王叔和为开端，其功绩不容忽视。王叔和所著《脉经》，除脉学及整理张仲景方论，还列专题阐述脏腑病机理论。《脉经·卷六》把《黄帝内经》《难经》《伤寒论》中不少理论结合病证进行总结和归纳，使脏腑病机学说更趋向系统化。该卷列五脏六腑十一节分述，以脏腑为纲，以虚实为目，分析疾病发作轻重时间、传变转归、症状表现、情志变化、经络病变等，形成了系统的脏腑病机学说。

1. 以脏腑为纲

通过脉诊，辨别属何脏腑所特有之脉象，继而进行脏腑辨证。《脉经·辨脏腑病脉阴阳大法第八》载："脉何以知脏腑之病也？然，数者腑也，迟者脏也。数即有热，迟即生寒。诸阳为热，诸阴为寒。故别知脏腑之病也。"此段引《难经》以阐明脏腑脉象的一般规律。又说："脉来浮大者，此为肺脉也；脉来沉滑如石，肾脉也；脉来如弓弦者，肝脉也；脉来疾去迟，心脉也。脉来当见而不见为病。病有深浅，但当知如何受邪。"所论肺、肾、肝、心的正常脉象，与《内经》《难经》所述的肺毛、肾石、肝弦、心钩类似。

下面以肝为例，说明《脉经》的脏腑辨证思想。《脉经·肝足厥阴经病证第一》论述了肝的脏腑病机、脉证表现、肝病传变规律及预后治则等。

其载"肝气虚，则恐；实，则怒。肝气虚，则梦园苑生草，得其时，则梦伏不敢起。肝气盛，则梦怒。厥气客于肝，则梦山林树木"。肝属东方木，在志为怒，藏魂，有敷和之性，主藏血及宗筋。肝气虚，则恐、多梦、梦草木；肝气实，则怒、梦怒。

"病在肝，平旦慧，下晡甚，夜半静。"肝属厥阴，木气旺于平旦，故爽慧；而日晡阳盛极、夜半阴盛极，故肝病"晡甚，夜半静"。

"病先发于肝者，头目眩，胁痛支满；一日之脾，闭塞不通，身痛体重；二日之胃，而腹胀；三日之肾，少腹腰脊痛，胫酸；十日不已，死。冬日入，夏早食。"肝木不和，亦乘脾犯胃，而肝肾同源，同居下焦，因此，肝病则易传脾胃及肾，可见上述症候。

"肝脉搏坚而长，色不青，当病坠堕若搏，因血在胁下，令人喘逆。若奞而散，其色泽者，当病溢饮。溢饮者，渴暴多饮，而溢入肌皮肠胃之外也。肝脉沉之而急，浮之亦然，苦胁下痛，有气支满，引少腹而痛，时小便难，苦目眩头痛，腰背痛，足为逆寒，时癃，女人月使不来，时亡时有，得之少时有所坠堕。青，脉之至也，长而左右弹，诊曰：有积气在心下，支胠，名曰肝痹。得之寒湿，与疝同法。腰痛，足清，头痛。"通过四诊，描述了肝病的脉症，从中不难发现，其面色、脉象、证候部位、证候特点等等，均为肝的脏腑病机外在表现。

"肝中风者，头目瞤，两胁痛，行常伛，令人嗜甘如阻妇状。肝中寒者，其人洗洗恶寒，翕翕发热，面翕然赤，蛰蛰有汗，胸中烦热。肝中寒者，其人两臂不举，舌本燥，善太息，胸中痛，不得转侧，时盗汗，咳，食已吐其汁……"阐述了肝中风、中寒的证候。

"凡有所坠堕，恶血留内，若有所大怒，气上而不能下，则伤肝。肝伤者，其人脱肉，又卧口欲得张，时时手足青，目瞑，瞳仁痛，此为肝脏伤所致也。"从病因角度，阐述了肝伤之形成，并描述其症候。

"肝胀者，胁下满而痛引少腹。肝水者，其人腹大，不能自转侧，而胁下腹中痛，时时津液微生，小便续通。肺乘肝，即为痈肿；心乘肝，必吐利。肝著者，其病人常欲蹈其胸上，先未苦时，但欲饮热。肝之积，名曰肥气，在左胁下，如覆杯，有头足，如龟鳖状。久久不愈，发咳逆，痎疟，连岁月不已……"论述了肝胀、肝水、肝著、肝积等病证的证候，其中均蕴含肝的藏象、病机。

总之，《脉经》围绕五脏六腑，结合脏腑之阴阳属性、五行特性、藏象功能等，描述了脏腑阴阳失和后的病脉证，以脏腑病机为基础，进行脏腑辨证，从而对该脏腑的病证有清晰的认识。

2. 以虚实为目

通过脉诊，还可辨别脏腑特有脉象之虚实，继而进行脏腑虚实辨证。《脉经·平人迎神门气口前后脉第二》以脉为纲，分条列述各脏腑的虚实病证及脉症，如："心实，左手寸口人迎以前脉阴实者，手厥阴经也。病苦闭，大便不利，腹满，四肢重，身热，苦胃胀。刺三里。心虚，左手寸口人迎以前脉阴虚者，手厥阴经也。病苦悸恐不乐，心腹痛，难以言，心如寒，状恍惚……"虽是论脉，但以虚实为目，阐述了五脏六腑之病机及病证。

下面以脾为例，说明《脉经》的脏腑虚实辨证。《脉经·脾足太阴经病证第五》论述了脾的脏腑病机、脉证表现、脾病传变规律及治则预后等。其载："脾气虚，则四肢不用，五脏不安；实，则腹胀，泾溲不利。"从脾气虚、实两端展开论述。

"脾气虚，则梦饮食不足，得其时，则梦筑垣盖屋。脾气盛，则梦歌乐，体重，手足不举。厥气客于脾，则梦丘陵大泽，坏屋风雨。"脾属中土，在志为思，藏意，主运化，为后天之本，仍从脾气虚、盛两端，论述其相应证候。

"病在脾，日昳慧，平旦甚，日中持，下晡静。病先发于脾，闭塞不通，身痛体重；一日之胃，而腹胀；二日之肾，少腹腰脊痛，胫酸；三日之膀胱，背膂筋痛，小便闭……"阐明了脾病转归及传变。

"脾中风者，翕翕发热，形如醉人，腹中烦重，皮肉瞤瞤而短气也。凡有所击仆，若醉饱入房，汗出当风，则伤脾。脾伤则中气，阴阳离别，阳不从阴，故以三分候死生。"阐述脾中风实证之病因、症候及预后。

"脾气弱，病利，下白肠垢，大便坚，不能更衣，汗出不止，名曰脾气弱。或五液注下，青、黄、赤、白、黑……脾胀者，善哕，四肢急，体重不能衣。"本段继续论述脾气虚所致诸证候。

"脾水者，其人腹大，四肢苦重，津液不生，但苦少气，小便难……脾之积，名曰痞气，在胃管，覆大如盘。久久不愈，病四肢不收，黄瘅，食饮不为肌肤。以冬壬癸日得之，何也？肝病传脾，脾当传肾，肾适以冬王，王者不受邪，脾复欲退肝，肝不肯受，因留结为积，故知痞气以冬得之。"脾水、脾积、黄瘅等病证，多为脾之虚实夹杂所致。

"脾病者，必身重，苦饥，足痿不收。行善瘛，脚下痛。虚则腹胀，肠鸣，溏泄，食不化。取其经，足太阴、阳明、少阴血者。邪在脾胃，肌肉痛。阳气有余，阴气不足，则热中，善饥；阳气不足，阴气有余，则寒中，肠鸣腹痛；阴阳俱有余，若俱不足，则有寒有热。皆调其三里。"在此阐述了脾实证、脾虚证、脾虚实夹杂证的证候特点。

　　总之，王叔和将变化多端的脏腑疾病进行归纳，从脏腑虚、实两端，阐述了脏腑虚证、脏腑实证及脏腑虚实夹杂证，并论述了其各自的脉证，奠定了脏腑虚实辨证的基础。

　　《脉经》形成了以脏腑为纲、虚实为目的脏腑病机学说，并以之为基础进行脏腑辨证，较之以前的医著，无疑前进了一大步。王叔和的尝试虽然十分可取，但也存在不少问题，如证候的归类尚嫌条理不清，脏腑寒热辨证也未能有足够的反映等。尚需指出，署名华佗所著的《中藏经》中亦有脏腑病机学说的专题论述。华佗系三国时人，若此书确为华氏之作，当然要早于《脉经》。然而，关于《中藏经》是否为华佗手定之书，疑点颇大。就脏腑病机的内容而言，《中藏经》与《脉经》大抵属同一时期或相隔不久的作品。二书俱本于《黄帝内经》，以脏腑为中心，以虚实为纲，对病机进行归纳、总结。两相比较，王叔和撰写《脉经》十卷，确切无疑，是书《隋志》已载，唐代甘伯宗的《名医传》亦有王叔和纪事，可见在西晋时其脏腑病机说亦已问世。据史载华元化殁于东汉末（公元208年），王叔和则生活在魏、晋间，两者相差不过几十年。此外，《脉经》简而朴，《中藏经》则稍繁复，二书重复的地方极多。前所列举《脉经》肝病、脾病的论述，《中藏经》皆备，但又增加了寒热辨证。如"脾正热，则面黄目赤，季胁痛满也；寒则吐涎沫而不食，四肢痛，滑泄不已，手足厥，甚则颤慄如疟也"，其他脏腑辨证无不如此。可见，《中藏经》是在《脉经》论脏腑虚实病机的基础上，又补充了寒热辨证的内容，较之《脉经》又有所发展。

三、临证经验

（一）伤寒、杂病师法仲景，阐发新意

　　王叔和编次的《伤寒论》，撰著的《脉经》对伤寒、杂病的脉证治，师法仲景，条分缕析，完整地传承了张仲景运用六经辨证诊治伤寒病、运用脏腑辨证诊治杂病的经验，与现今所公认的张仲景原著内容的《伤寒论》《金匮要略》比较，王叔和不仅收录《伤寒论》全部113方、《金匮要略》205方中的绝大多数，而且从脉、证、治等方面，较之有一些新意阐发，兹举例如下。

　　如关于阴阳毒病的证治，《脉经·平阳毒阴毒百合狐惑脉证第三》载："阳毒为病，身重，腰背痛，烦闷不安，狂言，或走，或见鬼，或吐血下痢，其脉浮大数，面赤斑斑如锦文，喉咽痛，唾脓血。五日可治，至七日不可治也。有伤寒一、二日便成阳毒。或服药吐、下后变成阳毒，升麻汤主之。阴毒为病，身重背强，腹中绞痛，咽喉不利，毒气攻心，心下坚强，短气不得息，呕逆，唇青面黑，四肢厥冷，其脉沉细紧数，身如被打，五六日可治，至七日不可治也。或伤寒初病一二日，便结成阴毒；或服药六七日以上至十日，变成阴毒。甘草汤主之。"而《金匮要略》载为："阳毒之为病，面赤斑斑如锦文，咽喉痛，唾脓血，五日可治，七日不可治，升麻鳖甲汤主之。阴毒之为病，面目青，身痛如被杖，咽喉痛，五日可治，七日不可治，升麻鳖甲汤去雄黄、蜀椒主之。"二者比较，《脉经》所论，症候记载更详细，补充了脉象，还有部分病机阐述如"毒气

攻心"，论述了阴阳毒病发病缘由，所主之方也略有差别。显然，经《脉经》论述后，对阴阳毒病的脉、证、治，较之《金匮要略》，更清晰、更完备，显示王叔和虽继承于张仲景之学，但并不拘泥，时时或有自己的新知阐发。

再如《脉经·平三关病候并治宜第三》论述了寸、关、尺三部各种常见脉象所主的病候，及其所宜的治则、治法、方药、穴位等，此部分内容虽未见于张仲景，但其辨病候之脉、证、治，与张仲景所论体例相似，可谓深得其学。如以右手关脉为例，其载："关脉浮，腹满不欲食。浮为虚满，宜服平胃圆、茯苓汤、生姜前胡汤，针胃管，先泻后补之。关脉紧，心下苦满急痛。脉紧者为实，宜服茱萸当归汤，又大黄汤，两治之，良。针巨阙、下管，泻之。关脉微，胃中冷，心下拘急。宜服附子汤、生姜汤、附子圆，针巨阙，补之。关脉数，胃中有客热。宜服知母圆、除热汤，针巨阙、上管，泻之。关脉缓，其人不欲食，此胃气不调，脾气不足。宜服平胃圆、补脾汤，针章门，补之。关脉滑，胃中有热。滑为胃实，以气满故不欲食，食即吐逆。宜服紫菀汤下之，大平胃圆，针胃管，泻之。关脉弦，胃中有寒，心下厥逆，此以胃气虚故尔。宜服茱萸汤，温调饮食，针胃管，补之……关脉洪，胃中热，必烦满。宜服平胃圆，针胃管，先泻后补之。右中部关脉十八条。"左手关脉候肝胆，右手关脉候脾胃，此段列举右手关部十八种常见的脉象，脉、症合参，以辨脉为主，运用脏腑辨证，阐述病机，确立治则，选取方药，拟定针刺治法、穴位，逐条论述，清晰明了。三关脉所主病候多为杂病，其中所载方药，很多为张仲景所不载，因此极大地丰富了杂病脉证治的内容。

（二） 妇科病证， 治验独到

《脉经》卷九论述妇人病，其体例与《金匮要略》基本相同，仍依妇人妊娠病、产后病、杂病顺序，但其内容较之《金匮要略》，不仅将后者基本囊括其中，而且增加了很多有细致观察、独到认识的丰富内容。《金匮要略》妇人三篇可认为奠定了诊治妇科病证的基础，《脉经》则在此基础上有了重要发展。

1. 详解妊娠脉象

《脉经·平妊娠分别男女将产诸证第一》载："脉平而虚者，乳子法也。经云：阴搏阳别，谓之有子。此是血气和调，阳施阴化也。诊其手少阴脉动甚者，妊子也。少阴，心脉也，心主血脉。又肾名胞门子户，尺中肾脉也，尺中之脉按之不绝，法妊娠也。三部脉沉浮正等，按之无绝者，有娠也。妊娠初时，寸微小，呼吸五至。三月而尺数也。脉滑疾，重以手按之散者，胎已三月也。脉重手按之不散，但疾不滑者，五月也。"此段引用《内经》论妊娠脉象，然后着重阐述了妊娠初时、三月、五月不同阶段，可出现不同的脉象，此见解是非常符合实际的，与《金匮要略》所论"妇人得平脉，阴脉小弱……"与后世但凡妊娠即谓脉"滑"相较，显然更有临证价值。

2. 明确妊娠逐月分经养胎法

妊娠逐月分经养胎之说，可见于《金匮要略》，其说："妇人伤胎，怀身腹满，不得小便，从腰以下重，如有水气状，怀身七月，太阴当养不养，此心气实，当刺泻劳宫及关元……"文中仅提及妊娠七月，当养太阴。《脉经·平妊娠胎动血分水分吐下腹痛证第二》载："妇人怀胎，一月之时，足厥阴脉养。二月，足少阳脉养。三月，手心主脉养。四月，手少阳脉养。五月，足太阴脉养。六月，足阳明脉养。七月，手太阴脉养。八月，手阳明脉养。九月，足少阴脉养。十月，足太阳脉养。诸阴阳各养三十日活儿。手太阳、少阴不养者，下主月水，上为乳汁，活儿养母。怀娠者不可灸刺其经，必堕胎。"明确了妊娠一月至十月当养之经，还阐述了十二经中为何手太阳、少阴不养之理，并特别指明妊娠禁灸刺当月当养之经。经《脉经》论述后，妊娠逐月分经养胎之法渐趋完整，后世得以继承并发展，成为中医养胎安胎的重要内容之一。

3. 提出"激经""居经""避年"等名称

王叔和在《金匮要略》基础上，在探讨妇人病的脉证方治方面，有很多发挥，如观察到妇人出现激经、居经、避年等。

《脉经·平妊娠胎动血分水分吐下腹痛证第二》载："妇人经水下，但为微少。师脉之，反言有躯，其后审然，其脉何类？何以别之？师曰：寸口脉阴阳俱平，荣卫调和，按之滑，浮之则轻，阳明、少阴，各如经法，身反洒淅，不欲饮食，头痛心烦，呕哕欲吐……所以月见，阴见阳精，汁凝胞散，散者损堕。设复阳盛，双妊二胎。今阳不足，故令激经。"妇人症见经水少、身洒淅、不欲饮食、头痛心烦、呕哕欲吐等，脉按之滑、浮之轻，属阳气偏盛（原文阳不足，是与阳盛妊二胎比较），阴血有余，故虽"阴见阳精"，仍可"月见"，此现象随妊月而渐失，称之为"激经"。

同篇又说："师曰：有一妇人来诊，自道经断不来。师言：一月为衃，二月为血，三月为居经。是定作躯也，或为血积，譬如鸡乳子，热者为禄，寒者为浊，且当须后月复来，经当入月几日来……"首提经断三月不来为居经。《脉经·平带下绝产无子亡血居经证第四》载："师曰：寸口脉微而涩，微则卫气不足，涩则血气无余。卫不足其息短，其形燥；血不足其形逆，荣卫俱虚，言语谬误。趺阳脉浮而涩，涩则胃气虚，虚则短气，咽燥而口苦，胃气涩则失液。少阴脉微而迟，微则无精，迟则阴中寒，涩则血不来，此为居经，三月一来。"从寸口脉、趺阳脉、少阴脉三部脉象来看，居经之病机在于气血两虚，胃气亏虚，下焦虚冷。又说："问曰：妇人妊娠三月，师脉之，言此妇人非躯，今月经当下。其脉何类？何以别之？师曰：寸口脉，卫浮而大，荣反而弱，浮大则气强，反弱则少血，孤阳独呼，阴不能吸，二气不停，卫降荣竭，阴为积寒，阳为聚热，阳盛不润，经络不足，阴虚阳往，故令少血……故知非躯，畜烦满溎，月禀一经，三月一来，阴盛则泻，名曰居经。"再次说明居经因血少寒积所致，并将之与妊娠经断作了鉴别。

《脉经·平带下绝产无子亡血居经证第四》载："师曰：有一妇人将一女子年十五所来诊，言女年十四时经水自下，今经反断，其母言恐怖。师曰：此女为是夫人亲女，非耶？若亲者，当相为说之。妇人因答言：自是女尔。师曰：所以问者无他，夫人年十四时，亦以经水下，所以断，此为避年，勿怪，后当自下。"此案从遗传的角度，观察到特殊的月经现象，即月经初潮不久，后出现长期停经，如此处谓一年左右，后经水自行按时来潮，见于母，亦常见于其女，称之为"避年"。从"勿怪，后当自下"来看，认为避年尚不属病证，不必见疑。

4. 补充张仲景之未逮

王叔和诊治妇人病，以继承张仲景经验为主，但也不乏证治的补充。

如《脉经·平郁冒五崩漏下经闭不利腹中诸病证第五》"师曰：五崩何等类？师曰：白崩者形如涕，赤崩者形如绛津，黄崩者形如烂瓜，青崩者形如蓝色，黑崩者形如衃血也"，王叔和首次详述五崩症候，后世陈自明、张景岳、沈金鳌等在所著书中均有引载。

再如《脉经·平阴中寒转胞阴吹阴生疮脱下证第七》载："师曰：脉得浮紧，法当身躯疼痛，设不痛者，当射云何？因当射言。若肠中痛、腹中鸣、咳者，因失便，妇人得此脉者，法当阴吹。"描述了阴吹的脉、症。又说："趺阳脉浮而涩，浮则气满，涩则有寒，喜噫吞酸。其气而下，少腹则寒。少阴脉弱而微，微则少血，弱则生风，微弱相搏，阴中恶寒，胃气下泄，吹而正喧。"论述了阴吹的病机。然后说："师曰：胃气下泄，吹而正喧，此谷气之实也，膏发煎导之。"（亦见于《金匮要略》）提出了阴吹的治法、方药。与张仲景所论相比，《金匮要略》仅有阴吹的方治，无脉、症、病机的阐述，《脉经》补其未备。

又如同篇载："问曰：有一妇人病，饮食如故，烦热不得卧，而反倚息者，何也？师曰：得病转胞，不得溺也。何以故？师曰：此人故肌盛，头举身满，今反羸瘦，头举中空感。胞系了戾，故致此病，但利小便则愈，宜服肾气圆，以中有茯苓故也。"此案论妇人转胞，其中"师曰：此人故肌盛，头举身满，今反羸瘦，头举中空感"句，《金匮要略》不载，但《诸病源候论》却有"张仲景云：妇人本肥盛，头举身满，今反羸瘦，头举空减，胞系了戾，亦致胞转"，或可认为王叔和补充了《金匮要略》之遗漏。此外，案中"以中有茯苓故也"，明确肾气圆治转胞，因方中有茯苓可"利小便"，此亦是《金匮要略》所未明言之处。

（三）针药并用，善于用针

王叔和处方，往往针药并用，尤其善用针、灸。

针药并用。上已述及，《脉经》治疗寸、关、尺三部常见脉象所主的病候，均采用方药与针灸并施，而且施针的补、泻手法，均明确提出。可见，王叔和临证重视针灸、善于针灸。

循经取穴。《脉经》卷六论述十一脏腑经脉循行、脏腑经脉病证治，从选取针刺穴位来看，均遵循循经取穴的原则。如肺病，首选手太阴经穴位，或补或泻，辨证施治，其说："肺病，其色白，身体但寒无热，时时咳，其脉微迟，为可治。宜服五味子大补汤、泻肺散。春当刺少商，夏刺鱼际，皆泻之；季夏刺太渊，秋刺经渠，冬刺尺泽，皆补之。又当灸膻中百壮，背第三椎二十五壮。"所取腧穴少商、鱼际、太渊、经渠、尺泽皆属本经，膻中为气海，背第三椎位肺俞所在处，均与本脏腑、经脉相关。

按脏腑取经。《脉经·平三关阴阳二十四气脉第一》讨论两手寸、关、尺六部脉阴阳虚实的脉象及其主病，并针刺治疗。首先运用两手寸关尺六部脉分别候相应脏腑之气，然后根据六部脉阴阳虚实辨别相应主病，最后确立针刺治则、取经。如肺、大肠病，其说："右手关前寸口阳绝者，无大肠脉也……刺手太阴经，治阴。在鱼际间。右手关前寸口阳实者，大肠实也……刺手阳明经，治阳。在手腕中。右手关前寸口阴绝者，无肺脉也……刺手阳明经，治阳。右手关前寸口阴实者，肺实也……刺手太阴经，治阴。"右手寸口部，候肺、大肠之气，此部阴阳虚实，即候肺、大肠之虚实，故依据表里脏腑，分别选取相应的经脉治之，未言具体腧穴，可看作本经腧穴功效有部分共通之处，这样的取经方法，也可看作是继承了《内经》的观点。

针灸宜忌。《脉经》卷七有病不可灸证、病可灸证、病不可刺证、病可刺证四篇，专门论述不宜灸、刺的脉证及误治后的变证，以及可用灸、刺的脉证及针刺取穴，示人以章法，启迪了后学。

四、小结

王叔和编次《伤寒论》，撰著《脉经》，为传承张仲景之学立下千古奇功。其学术思想上注重伤寒病研究，倡时行疫气为病说，总结并发展脉学，推动脏腑辨证发展等，均既继承前贤之论，又创新发展，极大地促进了中医学术思想的进步。王叔和诊治伤寒、杂病等，师法张仲景，亦不乏新意阐发，尤其对妇人病的脉证治、针药并用方面，尤多创见，让人耳目一新。

第二章 庞安时 ▷▷▷▷
——精研伤寒，推论温病

【导　学】

内容概要：庞安时阐发广义伤寒论，强调寒毒致病说并提出了"天行温病"说，临证上提出了"阴生于寸动于尺""阳生于尺动于寸"的尺寸阴阳的互根理论。

学习要求：掌握广义伤寒论中的寒毒致病说内容；熟悉"天行温病"说和"阴生于寸动于尺""阳生于尺动于寸"的尺寸阴阳的互根理论；了解其生平、代表著作及其对后世的影响。

一、生平概述

庞安时（1042—1099），字安常，自号蕲水道人。北宋蕲州蕲水县麻桥（今湖北省浠水县麻桥）人，是我国北宋时期著名的伤寒学家之一。他家境富裕，"家富多后房，不出户而所欲得"，家庭环境造就了他"为气任侠，斗鸡走狗，蹴鞠击球，少年豪纵，事无所不为，博弈音技，一工所难而兼能之"的特点，他自幼颖慧，读书过目辄记。其父以医为业，在父亲的影响下，庞安时少时就喜爱医方，每问其父，其父也以《脉诀》授予之，但他看后认为《脉诀》"不足为也"，自己私下里又独取黄帝、扁鹊等脉书读之，不久就能"通其说，时出新意，辩诘不可屈"，其父知道后甚为惊叹。庞氏未满20岁即患病耳近半聋，遂专力于医学。凡医学中，自神农黄帝经方、扁鹊《八十一难经》、皇甫谧《针灸甲乙经》等书，以及经传百家之涉及医学道理的书籍，都通读之，并能够融会贯通，深得其中要领。后悬壶于世，治病十愈八九，尤以善治伤寒而名闻当世。

庞安时不但医术好，有奇功，而且性情和蔼近人，乐于施舍，对前来求治的患者，不仅仅为他们治疗疾病，而且还为远道来的患者"辟邸舍居之"，并亲自为其送去汤药、膳粥，病者愈后，方才送回，如果不能治愈的，也实话告之。有的病家为了感谢他的治疗，持重金来谢，庞安时都辞而不受，故苏东坡有"庞安常为医，不志于利"之语。

庞安时与苏东坡、张耒、黄庭坚等文人交往颇多，关系甚厚。庞安时在苏东坡谪居黄州时，常常互相访晤，同兴而游。苏东坡曾于黄州东南三十里的螺蛳店买田时，不幸患上疾病，听说麻桥人庞安时善医而治，于是前往求疗。庞安时以针刺治疗，不久疾病得愈。疾愈以后，他们二人同游清泉寺，寺中有东晋书法家王羲之的洗笔泉。泉水甘甜，下临蕲水县东之兰溪，苏庞于此吟诗剧饮，尽兴而归。苏东坡还曾有"余以手为口，君以眼为耳，皆一时异人也"的戏语，这是因为庞安时病耳聋无听，而苏东坡只能写字以示的缘故。苏东坡亦懂医，二人常论理医学，并多有书信往来。苏东坡曾赠予庞安时"圣散子"方，此方是他苦求而得之于眉山人巢君谷（蜀人巢谷），并以此方比作孙思邈的"三建散"，而传授给庞安时。这些都说明了他们二人之间关系的深厚。宋代大文学家张耒听庞安时讲述脉法后，曾发出"听其议博而不繁，妙而易晓"的赞语。张耒曾有诗赠庞安时："德公本自隐襄阳，治病翻成客满堂，懒把穷通求日者，试将多病问医王。一丸五色宁无药，两部《千金》合有方。他日倾河如石鼓，著书犹愿记柴桑。"

庞安时对张仲景《伤寒论》有很深的研究，其中有很多新见解和发挥，诚如马端临《文献通考》所载："安常能与伤寒说话。"其"用心三十余，广寻诸书，反复参合"，著有《伤寒总病论》一书，全书共六卷，前三卷论述伤寒六经证，后三卷载暑病等热病。"实能发仲景未尽之意，而补其未备之方"。庞安时的著作还有《难经辨》《主对集》《本草补遗》，可惜均已佚，现仅存《伤寒总病论》一书。

庞安时"年五十八而疾作"，时值门人弟子请他自己诊视其脉象，然而他却笑着说："吾察之审矣，且出入息亦脉也，今胃气已绝，死矣"，于是摒弃药饵而拒绝服用，后数日，与客谈笑间而逝于蕲水山中，时在1099年。同年，葬于蕲水龙门乡佛图村。

庞安时娶妻陈氏，育有二男三女。生前弟子60余人。

后世为了纪念他，将他的住处改建成"药王庙"，庙门额有"洞天福地"四个字，庙内设有庞安时与苏东坡二人对语的塑像，根据当地老人的回忆，每逢节假日，浠水人民都要到庙中烧香拜礼。1999年，中华中医药学会湖北省分会在庞安时的故乡浠水县，组织召开了"纪念庞安时逝世890周年学术研讨会"以示对这位名医的纪念。

二、学术思想和临证经验

（一）广义伤寒说

1. 寒毒致病说

庞安时在《伤寒论·伤寒例》的基础上，阐发广义伤寒病的病因、发病及病机。诚如他所说："《素问》云：冬三月是谓闭藏，水冰地裂，无扰乎阳。又云：彼春之暖，为夏之暑；彼秋之忿，为冬之怒。是以严寒冬令，为杀厉之气也。故君子善知摄生，当严寒之时，周密居室而不犯寒毒，其有奔驰荷重，劳房之人，皆辛苦之徒也。当阳气闭藏，反扰动之，令郁发腠理，津液强渍，为寒所搏，肤腠反密，寒毒与荣卫相浑。当是之时，勇者气行则已，怯者则著而成病矣。其即时成病者，头痛身疼，肌肤热而恶寒，名曰伤寒。其不即时成病，则寒毒藏于肌肤之间，至春夏阳气发生，则寒毒与阳气相搏于荣卫之间，其患与冬时即病候无异。因春温气而变，名曰温病也。因夏暑气而变，名曰热病也。因八节虚风而变，名曰中风也。因暑湿而变，名曰湿病也。因气运风热相搏而变，名曰风温也。其病本因冬时中寒，随时有变病之形态尔，故大医通谓之伤寒焉。"庞安时之文明确了如下几个问题：

（1）导致伤寒（狭义）、温病、热病、中风、湿病、风温等病发生的共同外因是"寒毒"。

（2）"寒毒"虽然侵及人体，但是否成病，则取决于正气的状态。"勇者气行则已"指正气强盛足以抵抗"寒毒"，"怯者则著而成病"指正气虚弱不能抵御"寒毒"即会发生疾病。

（3）提出了伏气温病的问题。他还进一步指出伏气有伏寒与伏热的不同，所谓伏寒即"非时有暴寒而中人，伏毒气于少阴经，始虽不病，旬月乃发，便脉微弱，法先喉痛似伤，次则下利、喉痛"；所谓伏热乃"冬月温暖之时，人感乖候之气，未即发病，至春或被积寒所折，毒气不得泄，至天气暄热，温毒乃发，则肌肉斑烂也"。

（4）"大医通谓之伤寒"即广义伤寒的概念，泛指外感病。

庞安时通过大量的临床观察，发现人们所处地域不同及素体差异往往决定着外感病的病机转变。他说："一州之内，有山居者为居积阴之所，盛夏冰雪，其气寒，腠理闭，难伤于邪，其人寿，其有病者多中风中寒之疾也。有平居者为居积阳之所，严冬生草，其气温，腠理疏，易伤于邪，其人夭，其有病者多中湿中暑之疾也。凡人禀气各有盛衰，宿病各有寒热，因伤寒蒸起宿疾，更不在感异气而变者。假令素有寒者，多变阳虚阴盛之疾，或变阴毒也。素有热者，多变阳盛阴虚之疾，或变阳毒也。"

2. 辨证论治，灵活化裁

庞安时对广义伤寒病的治疗，可谓学宗仲景，却又善于变化，往往因时因地因人而异。他特别指出："桂枝汤自西北二方居人，四时行之，无不应验。自江淮间地偏暖处，唯冬及春可行之。自春末及夏至以前，桂枝、麻黄、青龙内宜黄芩也。自夏至以后，桂枝内故须随证增知母、大青、石膏、升麻辈取汗也。若时行寒疫及病人素虚寒者，正用古方，不在加减矣。夏至以后，虽宜白虎，详白虎汤自非新中暍而变暑病，乃汗后解表药耳，以白虎未能驱逐表邪故也。或有冬及始春寒甚之时，人患斯疾，因汗下偶变狂躁不解，须当作内热治之，不拘于时令也。南方无霜雪之地，不因寒气中人，地气不藏，虫类泄毒，岚瘴间作，不在此法，治别有方也。"

庞安时虽然提出了广义伤寒的概念，但是他亦指出温病与伤寒的治疗迥然有别。其谓："四种温病败坏之候，自王叔和后，鲜有明然详辨者，故医家一例作伤寒行汗下……感异气复变四种温病，温病若作伤寒行汗下必死，伤寒汗下尚或错谬，又况昧于温病乎！天下枉死者过半，信不虚矣。"于此明确了温病的治疗不同于伤寒，由于暑病、湿温、风温等证与伤寒（狭义）的临床表现各异，治疗当另立别法，庞安时所论对明清温热理论的形成产生了一定的影响。

庞安时在治疗外感病方面，还积累了不少宝贵经验。他说："凡发汗，须如常覆腰以上，厚衣覆腰以下，以腰足难取汗故也。半身无汗，病终不解。凡发汗后，病证仍存，于三日内，可二三发汗，令腰脚周遍为度。若病不解，便可下之。设令下后不解，表里邪亦衰矣，足观脉证调治，七日内可期正汗为善也。发汗后不可再行汗者，始发热恶寒，今不恶寒，但倍发热而躁；始脉浮大，今洪实，或沉细数；始惺静，今狂语；此胃实阳盛，再行汗药即死，须当下之。有人始得病变阳盛之证，须便下之，不可拘日子浅深次第也。病三日以上，气浮上部，填塞胸膈，故头痛胸中满，或多痰涎，当吐之即愈。"

（二）天行温病论

庞安时在《伤寒总病论》中专设一卷，以论天行温病。他首先认为天行温病的病因系感异气而发，"异气"亦称"乖气""疫气"；其次明确指出该病的发病特点是"大则流毒天下，次则一方，次则一乡，次则偏着一家"；同时系统论述了四时自受乖气而成腑脏阴阳温毒证治，即"春有青筋牵，夏有赤脉，秋有白气狸，冬有黑骨温，四季有黄肉随，治亦别有法"，具体内容略如下述。

春三月，行青筋牵证，其源自少阴、少阳，因从足少阳发动及少阴，则脏腑受疠而生其病，其病在肝。可见颈背双筋牵急、先寒后热等主症。若腰强急，脚缩不伸，眼中生花，宜柴胡地黄汤；若眼黄，颈背强直，转动不能，宜石膏竹叶汤。

夏三月，行赤脉？证，其源自少阴、太阳，其病在心。其证身热，皮肉痛起，或口干舌破而咽塞，或战掉不定而惊动。宜石膏地黄汤。

四季月终余十八日，行黄肉随病，其源从太阴、阳明，其病在脾。或头重项直，皮肉强痹，或蕴而结核，起于颈下，布热毒于分肉之中，上散入发际，下贯颞颥，隐隐而热，不相断离，宜玄参寒水石汤。

秋三月，行白气狸证，其源从太阳系于太阴，其病在肺。或乍寒乍热，损肺伤气，暴嗽呕逆，宜石膏杏仁汤；或体热生斑，气喘引饮，宜石膏葱白汤。

冬三月，行黑骨温证，其源从太阳、少阴，其病在肾。或里热外寒，意欲守火而引饮，腰痛欲折；或胸胁切痛，类如刀刺，心腹膨胀，宜苦参石膏汤，或用知母解肌汤。

庞安时辨治温疫五大证，在继承《备急千金要方》所论基础上，又有所补充。在治疗中始终以"热"为核心，以"毒"为重点，处方中则以重用石膏为特色，确立的清热解毒、辛散温毒之法，为后世医家治疗温疫开辟了一条新的途径。

庞安时指出："凡温疫之家，自生臭秽之气，人闻其气……邪气入上元宫，遂散百脉而成斯病也。"可见当时已认识到温疫的传染，系经空气传布，由呼吸而入。庞安时还重视用药物预防疫气流行，诚如他所说："天地有斯害气，还以天地所生之物，以防备之，命曰贤人知方。"在《伤寒总病论》则列举了"疗疫气令人不相染"的方法，体现出其论温病而着重预防的思想。

（三）尺寸阴阳脉象论

庞安时在脉法上有自己的独到之处："察脉之要，莫急于人迎、寸口，是二脉阴阳相应，如两引绳，阴阳均，则绳之大小等，故定阴阳于喉、手，配覆溢于尺、寸，寓九候于浮沉。"所以在以脉象论"关格"时，体现了这种思想。

脉法上，庞安时以《灵枢·终始》和《难经·三难》的"人迎""寸口""尺""寸"诊法结合起来，在对"关格"之义进行论述时，他指出，"所谓关格者，覆溢是也"。提出了"阴生于寸动于尺""阳生于尺动于寸"的尺寸阴阳的互根理论，论述了寸口四倍于尺中，脉象自关以上溢于鱼际，而关后之脉伏行，乃阴盛乘阳，曰外关内格者，为阴拒阳而外出，此即所谓寸口倍于人迎为关阴之脉者也，尺中四倍于寸口，脉象自关以下覆入尺泽，而关前之脉伏行，乃阳亢乘阴，曰内关外格，为阳拒阴而内入者，此即所谓人迎四倍于寸口，为格阳之脉者也，这两种脉象均主死候。具体是，外关内格（溢）是寸口四倍于尺中，则上鱼而为溢者，寸倍尺极矣。溢之脉，一名（外）关，一名内格，一名阴乘之脉，曰外关者，自关以上外脉也，阴拒阳而（外）出也，故曰内格。尺寸阴阳互根，阴生于寸动于尺，脉象自关以上溢入鱼际而关以后之脉伏行，是为阴壮乘阳而阳竭，阳竭则死，脉有是者死矣，此所谓寸口四倍于人迎，为关阴之脉者也。内关外格（覆）是尺中倍于寸口至四倍，则入尺而为覆，故言覆者，尺倍寸极矣，覆之脉，一名内关，一名外格，一名乘阳之脉，内关者，关以下内脉也，外格者，阳拒阴而内入也。尺寸阴阳互根是阳生于尺动于寸，脉象自关以下覆入尺泽，而关以前之脉伏行，则为阳亢乘阴而阴竭，（阴竭）亦死，脉有是者死矣，此所谓人迎四倍于寸口，为格阳之脉（者）也。

三、小结

庞安时研究《伤寒论》的理论，并不被仲景所囿，结合自己的临床经验，着重探讨了广义伤寒病的病因病机，认为各种伤寒病的发生，是外因"寒毒"所致，内因人体正气（即卫阳之气）虚衰，所谓"勇者气行则已，怯者着而成病"。他把"冬受寒毒"作为广义伤寒的总病因，认为冬受寒毒之后，有即时发病者，有不即时发病者。同时指出天行温病是染受"异气"所致，这种"异气"具有流行性和传染性，它与感受"寒毒"之邪而发生的伤寒病，在病因上有根本的区分，故两者的治疗亦异，其根据《备急千金要方》所载治疗温疫的方剂，结合自己的临床经验，创制和化裁了许多治疗温疫的新方，大剂量地采用清热解毒之品，尤其善用石膏，为后世温病学派的医家（如余师愚等）所效法。庞安时在当时的社会历史条件下，能提出天行温病与伤寒病的鉴别，不仅避免了两类疾病的混淆，而且对后世温病学派的形成和发展也起到了先导作用。

第三章　李时珍 ▷▷▷

——求真务实，勇于创新

【导　学】

内容概要： 李时珍阐发脏腑病机为纲，强调脾胃元气为人身之本；临证用药遵循法度，发展了命门学说。

学习要求： 掌握其脏腑病机理论及脾胃理论；熟悉其临证用药特色；了解其生平、代表著作及其对后世的影响。

一、生平概述

李时珍（1518—1593），明武宗正德十三年农历五月二十六日（1518 年 7 月 3 日）生于湖北蕲春县蕲州镇东长街之瓦屑坝。其祖父是草药医生，父亲李言闻是当时名医，曾任职太医院。当时民间医生地位低下，生活艰苦，其父不愿李时珍再学医药，李时珍 14 岁时随父到黄州府应试，中秀才而归，李时珍出身于医生世家，自幼热爱医学，并不热衷于科举，其后曾三次赴武昌应试，均不第，故决心弃儒学医，钻研医学。23 岁随其父学医，医名日盛。明世宗嘉靖三十年（1551 年），李时珍因治好了富顺王朱厚焜儿子的病而医名大显，被武昌的楚王朱英裣聘为王府的"奉祠正"，兼管良医所事务。明嘉靖三十五年（1556 年）李时珍又被推荐到太医院工作，授"太医院判"职务。三年后，又被推荐上京任太医院判。任职一年，便辞职回乡。东璧堂是李时珍于明世宗嘉靖三十七年（1558 年）从太医院还乡后创立的堂号，辞官返乡后坐堂行医，致力于对药物的考察研究。

李时珍治学思想的最大特点是求真务实，勇于创新。李时珍在"渔猎群书，搜罗百氏"理论的基础上，十分注重实地观察研究。他跋山涉水，亲历湖北、湖南、广东、河南、河北、安徽、江苏、江西等地走访考查验证，诚心诚意地向药农、野老、樵夫、猎人、渔民等请教，从多方面获取知识。李时珍以"物以类聚，目随纲举"为宗旨，创立了"从微至巨""从贱至贵"的分类方法，将药物按照自然属性分为水、火、土、金石、草、谷、菜、果、木、服器、虫、鳞、介、禽、兽、人等 16 部，以此为纲，下属 60 类目，纲举目张，非常清晰，这是当时世界上最先进的药物分类法。后来英国生物学家达尔文创立生物进化论，在他的《物种起源》中引述了《本草纲目》的 9 个条目；

李时珍的分类方法亦比瑞典植物学家林奈的生物分类法早了将近二百年。李时珍在论述药物时，采用校正、释名、集解、正误、修治、气味、主治、发明、附录、附方等体例，对每味药物进行了详细的考证和阐述，书中引经据典，对药物的历史、形态、效能、方剂，叙述甚详。发明一项，尤为可贵，集中了李时珍的临证经验和实地考察结果，体现新发现、新经验、新见解。

李时珍的著作有《本草纲目》《濒湖脉学》《奇经八脉考》。

《本草纲目》为本草学、博物学巨著。李时珍在数十年行医以及阅读古典医籍的过程中，发现古代本草书中存在着不少错误，决心重新编纂一部本草书籍。35 岁开始编写《本草纲目》，以《证类本草》为蓝本，参考了 800 多部书籍，多次离家外出考察，过 27 年的长期努力，于明神宗万历六年（1578 年）完成《本草纲目》初稿，时年 61 岁。以后又经过 10 年做了三次修改，前后共计 40 年。万历二十五年（1596 年），即是李时珍逝世后的第三年，《本草纲目》正式刊行。《本草纲目》全书共 52 卷，载药 1892 种，其中植物药 1094 种，余为矿物及其他药。由李时珍新增 374 种药物，书中附有药图 1109 幅，方剂 11096 首，约有 8000 多首是李氏收集或拟定的。该书不仅总结了 16 世纪以前的药学理论，而且发掘出前人的很多真知灼见，将前贤的用药经验升华，而成为更重要的理论；提出了新的药物分类方法，系统记叙了各种药物知识，丰富了本草学内容。

《濒湖脉学》系脉学著作，一卷，撰于 1564 年。鉴于世传《脉诀》（五代高阳生著）中错误和缺漏较多，李时珍结合其父李言闻的《四诊发明》，参以诸家之说编成此书。书中前半部论述了 27 种脉的脉象、鉴别和主病，均编成七言歌诀；后一部分为脉诀，系李言闻根据宋代崔嘉言《崔氏脉诀》加以删补而成，比较全面地论述了有关脉学的多种问题。全书论脉简要，易学易用，故流传甚广。

《奇经八脉考》撰于 1572 年，一卷。书中李氏对前人有关奇经八脉的论述进行考证，对每条奇经的循行和主病等予以总结和说明，并提出自己的见解。李氏把阴维脉和阳维脉作为一身之纲维，订正奇经八脉所载穴位为 158 穴。

二、学术思想和临证特色

（一）学术思想

1. 发展脏腑辩证理论

自金元以来，由张元素开创的以研究脏腑病机及其辨证为中心的医学课题，经过几代人的不断充实和发展，到明代中后期已逐渐成为我国医学中的一个重要流派，即后人所称的易水学派。张氏提出"古今异轨，古方新病不相能"的独特见解，主张"自立家法"，创立新说。李时珍在《本草纲目》事例第一卷中，盛赞张元素的这个观点，称张氏"深阐轩、岐秘奥，参悟天人幽微，言古方新病不相能，自成家法。辨药性之气味、阴阳、厚薄、升降、浮沉、补泻、六气、十二经及随证用药之法，立为主治、秘诀、心法、要旨，谓之珍珠囊，大扬医理，《灵》《素》之下，一人而已"。李时珍不仅接受易水学派的学术观点和医学思想，并且还在自己的著作中充分发展这一学说。他在《本草纲目》凡例中指出："旧本序例重繁，今止取神农为正，而旁采别录诸家附于下，益以张、李诸家用药之例。"（《本草纲目·凡例》）接着在序例第一卷中，采用了相当的篇幅引述张元素以及门人李东垣、王好古等有关药物性味及药物功效的论述，其中大部分是药物性味与脏腑之间的联系以及药物升降浮沉的应用法则，整篇录用了张元素的脏腑虚实标本用药式，并扩充增补张元素的引经报使药，从而丰富了药物的归经学说，特别是李氏从辨证论治的角度出发以脏腑病理机制为依据，切合临床的实际运用对有关方剂进行释义阐述，从而充实了脏腑辨证用药的内容。如阐述轻剂时，李时珍释云："轻可去闭，有表闭里闭，上闭下闭。表闭者，风寒伤营，腠理闭密，阳气怫郁不能外出，而为发热、恶寒、头痛、脊强诸病，宜轻扬之剂发其汗，而表自解也。里闭者，火热郁抑津液不行，皮肤干闭，而为肌热、烦热、头痛、目肿、昏瞀、疮疡诸病，宜轻扬之剂，以解其肌，而火自散也。"（《本草纲目·序例第一卷·十剂》）接下去分析"上闭""下闭"等，体现了他以脏腑病机为中心，探讨疾病的发生发展和辨证用药的相互联系的学术思想。可以看出，李时珍的这种医学思想，源于张元素的脏腑病机学说。

李时珍遥承张元素的学术思想，还表现在他对"百病主治药"的研究上。李时珍以脏腑病机为依据，对常见内伤杂病中寒热虚实、气血盛衰诸证，做出了比较精辟的研究。在这一篇中，首冠以病名病证，其次分析病机、脏腑气血虚实、寒热盛衰，再示以治疗法则，后出以药物处方。如病证联系脏腑："咳血出于肺，嗽血出于脾，咯血出于心，唾血出于肾。"（《本草纲目·主治第三卷·百病主治药·咳嗽血》）病名联系病机："噎隔……主于气，有痰有积……病在隔膜……主于血，有夹积、夹饮、夹瘀血及虫者。"（《本草纲目·主治第三卷·百病主治药·噎隔》）有病证、病名、病机的辨别，如"心下痞满，痛者为结胸胸痹，不痛者为痞满。"（《本草纲目·主治第三卷·百病主治药·心下痞满》）还有综合的分析联系，如五官病证与内脏病机的联系："鼻渊，流浊涕，是脑受风热……流清涕，是脑受风寒……脑崩臭秽，是下虚，鼻窒，是阳明湿热，生息肉。"（《本草纲目·主治第四卷·百病主治药·鼻》）在各病证病机分析后，均出以治法、方药凡此种种，以病理为纲，以治法为目，以病统法，以法统药，进而以药带方，将理法方药有机地联系成一体，与张元素的脏腑病机学说的研究方式，是一脉相承的。李时珍通过自己长期的临床实践而摸索确定出来，对于充实发展易水之说，是有积极的作用。

2. 补充东垣脾胃学说

李时珍在论脏腑生理病理中，尤重脾胃在人体的后天作用。他钦服张元素之门人李东垣的脾胃学说，李时珍认为："土者万物之母，母得其养，则水火既济，木金交合，而诸邪自去，百病不生矣。"并进一步说明"土为万物之母"的理由："人之水谷入于胃，受中焦湿热熏蒸，游溢精气，日化为红散布脏腑经络，是为营血，此造化自然之微妙也。"（《本草纲目·谷部第二十五卷·谷之四·红曲》）这一论点和《内经》及东垣的脾胃生理作用的阐述是完全一致的。

李时珍十分强调脾胃在人体生理活动中的升降枢纽作用。他指出："脾者黄宫，所以交媾水火，会合木金者也。"（《本草纲目·果部第三十三卷·莲藕·发明》）人体气机升降运动正常，有赖于脾胃的功能协调。若脾胃的升降功能失常，尤其是脾的升发功能受到抑制，若饥饱劳逸，内伤元气，清阳阻遏，不能上升，就会进而影响到全身各部，即中气不足，清阳不升，则头为之倾，九窍为之不利。这种五官不利之病证，是由于中气不足，升发之机失常而导致，故应用升阳升气之品治之，使人"觉清气上行，胸膈爽快，手足和暖，头目精明，神采迅发，诸证如扫"。（《本草纲目·草部第十三卷·升麻·发明》）李时珍对脾胃升降枢机的认识和李东垣实属同出一辙，所以他高度称赞李东垣的脾胃学说，云："轩岐之后，能达此理者，东垣李杲一人而已。"（《本草纲目·木部第三十四卷·辛夷·发明》）

李时珍特别强调脾的另一特性："土爱暖而喜芳香。"（《本草纲目·草部第十四卷·肉豆蔻·发明》）"脾胃喜芳香，芳香可以养鼻是也。"（《本草纲目·草部第十四卷·熏草·发明》）以芳香之气，升助脾胃，使升发之气上达而通养九窍。"脾喜芳香肝宜辛散。脾气舒，则三焦通利而正气和；肝郁散，则营卫流行而病邪解。"（《本草纲目·草部第十四卷·泽兰·发明》）总之，芳香之气，助脾胃也。脾胃之腐熟水谷，有赖于肾阳之温煦。肾温土暖，生化健运正常，故"土喜暖"。若"肾气虚弱，则阳气衰劣，不能熏蒸脾胃。脾胃气寒，令人胸膈痞塞不进饮食，迟于运化，或腹胁虚胀，或呕吐痰涎，或肠鸣泄泻。譬如鼎釜中之物，无火力，虽终日不熟，何能消化？"在这里既强调了脾土喜暖的特性，又初步提出了脾肾之间的相互关系。

李时珍非常重视这种调节机能，强调脾胃用药的升发作用。如"升麻引阳明清气上行，柴胡引少阳清气上行，此乃禀赋素弱，元气虚馁，及劳役饥饱生冷内伤，脾胃引经最要药也。"（《本草纲目·草部第十三卷·升麻·发明》）通过前面所叙芳香温暖之品，升清降浊，芳香暖土，以生发中气，维持"清阳出上窍，浊阴出下窍；清阳发腠理，浊阴走五脏；清阳实四肢，浊阴归六腑"的正常升降运动。升和降，是运动法则中的两个方面。降而不升，中气下陷；若升而不降，也会造成气逆、气滞不能达到阴平阳秘的局面。

医案举例

一人素饮酒，因寒月哭母受冷，遂病寒中，食无姜、蒜，不能一啜。至夏酷暑，又多饮水，兼怀怫郁。因病右腰一点胀痛，牵引右胁，上至胸口，则必欲卧。发则大便里急后重，频欲登圊，小便长而数，或吞酸，或吐水，或作泻，或阳痿，或厥逆，或得酒少止，或得热稍止。但受寒食寒，或劳役，或入房，或怒或饥，及时举发。一止则诸证泯然，如无病人，甚则日发数次。服温脾胜湿滋补消导诸药，皆微止随发。时珍思之，此乃饥饱劳逸，内伤元气，清阳阻遏，不能上升所致也。遂用升麻葛根汤合四君子汤，加柴胡、苍术、黄芪煎服，服后仍饮酒一二杯助之。其药入腹，则觉清气上行，胸膈爽快，手足和暖，头目精明。神采迅发，诸证如扫。每发一服即止，神验无比。（《本草纲

目·草部第十三卷·升麻》)

综上所述，李时珍服膺东垣之学，脾胃详于补土，突出脾胃特性，强调升降运动的两个方面，指出脾胃升降枢机在人体生老病衰过程中的重要作用，对脾胃学说进行了充实和发展。

3．辨药别脉分阴阳

李时珍在《本草纲目》及《濒湖脉学》中对阴阳学说做了相当的发挥，有着精辟的论述，他论药先别阴阳，并认为某些药物阳中有阴，阴中有阳，还注重体用，除列述王好古、张元素、李杲所述外，并补入自己的看法，更将卦象、阴阳、五行结合起来。例如《本草纲目·水部目录》说"水者，坎之象也……其体纯阴，其用纯阳"，这里从八卦日为阳，月为阴，火为阳，水为阴的易学观点，认为水其体纯阴，又按八卦之坎卦为阳卦的易学观点，指明其用纯阳。他指出，细辛为气之厚者能发热，乃阳中之阳；丹砂生于炎方，禀离火之气而成，体阳而性阴，故外显丹色而内含真汞，其气不热而寒，离中有阴也；其味不苦而甘，乃因火中有土。

在治疗上也存在体现着阴阳对立相反相成的观点，例如他记载的一脱证患者，认为系"此阴亏阳绝之证也，予令急煎大料人参膏，仍与灸气海 1 壮，右手能动，再三壮，唇口微动，遂与膏服一盏，半夜后服再盏，眼能动，尽三斤，方能言而索粥，尽五斤而痢止，至十斤而全安，若作风治则误矣"。(《本草纲目·草部第十二卷·人参·附方》)

李时珍在脉学方面也以阴阳区分脉象，其《濒湖脉学》中将脉分为阴脉、阳脉。根据阴中有阳，阳中有阴之理，又将脉分为阴中阳、阳中阴等。既作为对比，又容易区别。其每一脉下皆有提要，借以归属性类。脉下标属"阳"的有浮、数、滑、寒、长、洪、紧、动、促、结、代等脉。脉下标属"阴"的有沉、迟、寒、虚、短、微、缓、濡、弱、散、细、伏 12 脉。标属"阳中阴"的有滑、乳、弦 3 脉；标属"阴中阳"的只有牢脉。另外他对于脉之主病亦多以阴阳来说明，例如浮脉为阳病居表，沉脉为沉潜水蓄阴经病，"迟"脉为阳不胜阴气血寒，"数"脉为阴微阳盛必狂烦。其他如滑脉为阳元气衰，实脉为阳火郁成……几乎 27 脉每一脉都以阴阳论病。

4．整体考察，辨证用药

人体脏腑经络整体相关，不能割裂，生病亦不能片面对待，必须整体考察，人体除内部密切相关外，与外在自然亦密切相关，必须把天地人三才作为一体统一思考。李时珍在这方面的思维可体现在两个方面。

首先是天人合一。李时珍继承了《内经》提出的"天人相应"的医学思想，他说："人乃地产，资察与山川之气相为流通，而美恶寿夭，亦相关涉。金石草木，尚随水土水性，而况万物之灵者乎……人赖水土以养生，可不慎所择乎？"(《本草纲目·水部第五卷·水之二》)强调了人与自然的关系，有月经生理方面，他以潮汐及月之盈亏作例解说，他说："女子，阴类也，以血为主，其血，上应太阴，下应海潮，月有盈亏，潮有朝夕，月事一月一行，与三相符，故谓之月信、月水、月经……女子之经，一月一行，其常也：或先或后，或通或塞其病也。"(《本草纲目·人部·妇人月水》)他也十分重视七情致病，强调："外因于天，内因于人。人有阴阳，风雨晦明：人喜怒忧，思悲恐惊。"（《濒湖脉诀·提纲》）他不仅重视内在之情志致病，对于一些疾病，也不忽略外感与内伤相结合，例如霍乱，他就认为有湿热，寒湿，并七情内伤，六气外感。这样就将内在因素与外在自然因素结合起来。

在用药方面，李氏提倡随时气规律，以顺应自然。他说："凡春月宜加辛温之药薄荷、荆芥之类，以顺春时之气；夏月宜加辛热之药香薷、生姜之类，以顺夏浮之气；长夏宜加甘苦辛温之药人参、白术、苍术、黄柏之类，以顺化成之气；秋月宜加酸温之药芍药、乌梅之类，以顺秋降之气；冬月宜加苦寒之药黄芩、知母之类，以顺冬沉之气，所谓顺时气而养天和也。"（《本草纲目·序例第一卷·四时用药例》）此一用药法象，从人身为一小宇宙，与自然界大宇宙相关相通着眼，透过气机升降以符合生长化收藏之自然生机。对于脉象，他认为天不足西北，阳南而阴北，故男子寸盛而尺弱，肖乎天也；地江满东南，阳北而阴南，故女子尺盛而寸弱，肖乎地也，这种说法也是以人与天地相通的观点出发的。

第二是得病情而中的。也就是说要四诊合参，全面地辨识病证，确立治法，因病处方。例如疗"泻"证，根据病情，分为肾泻、水泻、寒泻等，并举出病例，对于肾泻用骨碎补、猪腰以补肾止泻；水泻用小续命汤以升阳止泻；寒泻用巴豆丸以逐寒止泻。治健忘立足于心虚，治虚注意兼痰、兼火之辨。对于用药从全面出发，但又有其特点。例如治虚，中老年阳虚健忘用淫羊藿；思虑伤脾之健忘用龙眼；补肾健忘用玄参；养血安神定志用丹参、当归、地黄。此外治实，黄连降心火，令人不忘；牛黄是除痰热健忘；木通则是通利诸经脉壅塞寒热之气，令人不忘。

医案举例

予年二十时，因感冒咳嗽既久，且犯戒，遂病骨蒸发热，肤如火燎，每日吐痰碗许，暑月烦渴，寝食几废，六脉浮洪。遍服柴胡、麦门冬、荆沥诸药，月余益剧，皆以为必死矣。先君偶思李东垣治肺热如火燎，烦躁引饮而昼盛者，气分热也。宜一味黄芩汤，以泻肺经气分之火。遂按方用片芩一两，水二盏，煎一盏，顿服。次日身热尽退，而痰嗽皆愈。药中肯綮，如鼓应桴，医中之妙，有如此哉。（《本草纲目·草部第十三卷·黄芩》）

李时珍认为药物有七情，相反适足以相成，他说："药有七情……古方多有相恶相反者，盖相须相使同用者帝道也，相同相杀同用者王道也。相恶相反同用者霸道也。有经有权，有用者识悟尔。"（《本草纲目·序例第一卷·神农本经名例》）药性相须则起协同作用，药性相反则有拮抗作用，有的病正需要拮抗而产生广效，也就是相反适足以相成也。他在"泽泻"中即举例加以说明，他指出仲景地黄丸用茯苓、泽泻者，乃取其泄膀胱之邪气，非引接也。古人用补药必兼泻邪，邪去则补药得力，一辟一阖，此乃玄妙。补必兼泻，能邪去而补药得力，扼要地说明了相反相成对立统一的关系。

李时珍认为世界万物，都是在不断地运动变化着，绝对不能孤立静止地看待。他以水为例说："一年二十四节气，一节主半月，水之气味，随之变迁，此乃天地之气候相感。又非疆域之限也。"（《本草纲目·水部·节气水·释名》）他又认为随着自然界时间的推移、地域的变化，药物的性质也在不断改变。他非常赞佩李东垣的"随证用药"法则，认为诊治疾病妙在配合得宜，药病相对。他很佩服张元素之"古今异轨，古方新病不相能"的见解。盛赞张氏"乃深阐轩岐秘奥，参悟天人幽微，言古方新病不相能，自成家法"。

在使用药物过程中，李时珍认为用药要掌握分寸用量不可过，也不可及，要恰到好处，这就要有一定的法度。在用药方面必须严格掌握不同药物分量和比例，除前述随季节而有一定比例，随病情体质而有轻重外，也要注意物极必反及相互转化之理。

例如在"葶苈"条，李时珍指出"肺中水气满急者，非此不能除。但水去则止，不可过剂尔。既不久服，何至杀人？《淮南子》云大戟去水，葶苈愈胀，用之不节，乃反成病。亦在用之有节"。（《本草纲目·草部第十六卷草之五·葶苈·释名》）只要葶苈不与久服，就不至于杀人，重点在于用之有节。

其次，李时珍认为煎药亦有法度，合理煎药，是提高疗效的重要环节，他强调煎药时"如剂多水少则药味不出，剂少水多，又煎耗药力也。凡煎药并忌铜铁铁器，宜用银器瓦罐，洗净封固，令小心看守，须识火候，不可太过不及……若发汗药，必用紧火，热服。攻下药，亦有紧火煎熟，下硝黄而煎，温服。补中药，宜慢火，温服，阴寒急病，亦宜紧火急煎服之。又有阴寒烦躁及暑月伏阴在内者，宜水中沉冷服"。（《本草纲目·序例第一卷·陶隐居名医别录合药分剂法则》）不同功用药物要采用不同煎法，以发挥最佳效果，但总以合乎一定法度为要。

5. 发展命门学说

《内经》《难经》虽早有命门一词，但自宋明理学倡导太极学说以来，医家亦在人体寻找人身之阴阳，明代名医遂一一倡导新说，列命门学说另作新解，有些虽未明指命门即为人身之太极，但其所论亦与周易之太极模式相暗合。李时珍在对前贤医话的研究中，阐发了某些基础医学理论。其中最为突出的是在论述胡桃、补骨脂的治疗作用时，提出了其新的命门学说。

据王绍颜《续传信方》记载，唐郑相国为南海节度使时，湿伤于内外，众疾俱作，阳气衰绝。后诃陵舶主李摩诃献方，用补骨脂、胡桃瓤和蜜，酒调而服，神效。同时，洪迈《夷坚志》记载：洪氏有痰疾，以胡桃肉与生姜嚼服，痰消咳止；洪辑幼子病痰喘，以人参胡桃汤治愈。（《本草纲目·果部第三十卷·胡桃》）以上医话和医方，甚为李时珍所重视，通过研究李时珍指出胡桃"为命门三焦之药"（《本草纲目·果部第三十卷·胡桃》），人参定喘，胡桃连皮能敛肺。他认为胡桃"通命门，利三焦，益气养血，与破故纸同为补下焦肾命之药。夫命门气与肾通，藏精血而恶躁，若肾不燥，精气内充，则饮食自建，肌肤光泽，肠腑润而血脉通，此胡桃佐补药有令人肥健能食、润肌黑发、固精治燥调血之功。命门既通则三焦利，故上通于肺而虚寒咳嗽者宜之，下通于肾而腰脚虚痛者宜之"。（《本草纲目·果部第三十卷·胡桃》）李时珍不仅在理论上阐发了胡桃和补骨脂的药理作用，并且还结合了肾与命门的生理作用。

李氏还由之提出了自己的命门学说，认为"三焦者元气之别使，命门者三焦之本原，盖一原一委也。命门指所居之府而命名，为藏精系胞之物；三焦指分治之处，而名为出纳腐熟之司，盖一以体名，一以用名。其体非脂非肉，白膜包之，在七节之旁，两肾之间。二系著脊，下通二肾，上通心肺，贯属于脑，为生命之源，相火之主，精气之府，人物皆有之，生人生物，皆由此出"。（《本草纲目·果部第三十卷·胡桃》）李氏的命门学说将命门、三焦与脑三者结成一体，不同于《难经》"左肾右命"和三焦"有名无状"的观点，以为其不知原委体用之分。李氏谓命门"下通二肾，上通心肺，贯属于脑"以及肾、命门藏精血，"肾命不燥，精气内充"的论述，显然与明代诸家的命门学说有所不同。

命门的病理变化主要有命门火旺和命门火衰之证，前者李氏主张"法宜壮水以制火"，多用黄柏、知母、地骨皮、生地黄、牡丹皮、玄参等；后者则主张用"助阳退阴"之法，多用附子、乌头、肉桂、胡桃、仙茅、淫羊藿、补骨脂等。

6. 充实奇经八脉学说

自《内经》《难经》以来，历代医家对奇经八脉颇多收获，李时珍因感"八脉散在群书者，略而不悉"（《奇经八脉考·奇经八脉总论》），故对此详加考证，著成《奇经八脉考》。他尊经典之旨，采百家之长，参临证实践，对八脉的循行路线及腧穴，均作了详尽考证、整理和补充。

该书一反以往著作多以督、任二脉作为奇经八脉的纲领之说，而将阴维脉、阳维脉作为八脉之纲，这不仅可从书中的编排体例上看出来，而且在论述时也明确显示了这一点。"阳维脉起于诸阳之会，由外踝而上行于卫分；阴维脉起于诸阴之交，由内踝而上行于营分，所以为一身之纲维也。"（《奇经八脉考·八脉》）李氏的这一观点对奇经八脉理论作了阐发，亦形成了奇经八脉中关于何者为纲领的一家之见，并进一步强调："阳维主一身之表，阴维主一身之里。"（《奇经八脉考·八脉》）明确了阳维、阴维二维脉职司表里营卫，乃气血之维系。其说主要源于《难经·二十九难》之"阳维为病苦寒热，阴维为病苦心痛"及金代张元素阳维病即营卫病之说，又提出："洁古独以桂枝一证属之阳维，似未扩充。"

《奇经八脉考》在考证所载腧穴时，能详加订正或删其重复，另外还补充了一些腧穴。如滑寿在《十四经发挥》中共载奇经八脉穴 141 个，《奇经八脉考》经过认真考订和增删后达到 158 穴。《奇经八脉考》的另一特点在于末尾的释音部分，对人体解剖名称、疾病及症状名称等作了详细的解释，为初学者提供了较大的学习便利。

对于前人论述难于定论者，李氏往往采取客观的态度。如有关阴跷脉、阳跷脉"阳气盛则瞋目"之说，历来众说纷纭。《灵枢》载"寒则筋急目不合，热则筋纵目不开"；王叔和强调"脾之候在睑，睑动则知脾能消化也。脾病则睑涩嗜卧矣"；《诸病源候论》则谓"脾病困倦而嗜卧，胆病多烦而不能眠"；张子和却认为"思气所至为不眠，为嗜卧"。李氏在认真研究后指出："数说皆论目闭目不瞑，虽不言及二跷，盖亦不离乎阴阳营卫虚实之理。"故认为系后学"互可考者也"。

《奇经八脉考》集前人对奇经八脉的有关论述，详加考证，对每条奇经的循行和主治病证予以总结和阐述，旁征博引，丰富了奇经八脉理论，补充了经络学说。全书内容丰富，说理透彻，论证翔实，为后世医家所赞赏。

（二） 临证特色

1. 注重辨证，顾护元阳

在《本草纲目》第一卷中，李时珍采用了相当的篇幅引述张元素及其传人李东垣、王好古等对有关药物性味及药物功效的论述，其中大部分是药物与脏腑之间的联系，药物升降浮沉的用药法则，适应四时发病的治疗规律。整篇录用张元素的脏腑虚实标本用药式，把脏腑病机与治法和药物有机地联系起来，扩充增补张元素的引经报使药，从而丰富药物的归经学说，充实脏腑用药的内容。李时珍以脏腑病机为依据，对常见内伤杂病中寒热虚实、气血盛衰诸证，分条论治，做出比较精辟的研究，体现了他以脏腑病机为中心，探讨疾病的发生发展和辨证施治、立法用药的相互联系的学术思想。在这一篇中，首冠以病名病证，次分析其病机病理，脏腑气血虚实，寒热盛衰，再示以治疗法则，后出以药物处方。

对于一些内科重症，难治之症，李时珍认为多由脏腑气血功能失调，元气耗竭，阳气衰微所致，李时珍十分注重促使人体元气元阳的回复。

在《本草纲目》中，李时珍治疗元阳虚损，手足厥冷，六脉沉微者，即用"三建汤"治之，不仅能使其元阳恢复，更使病本悉除。（《本草纲目·草部第十七卷·天雄》）李时珍对回阳之要药人参的应用，十分独到，在人参条下，李时珍用"人参膏"治疗"阴虚阳绝"之症。（《本草纲目·草部第十二卷·人参》）同时，李时珍更是广泛地把人参用治"伤寒厥逆""喘急欲绝""痢久昏厥""吐血下血""伤寒坏症"等阳绝之症。李时珍还在该条下举有人参治疗"脾虚患痢，又犯房事，精亏益甚，气衰阳微，脉大无伦"患者的案例。李时珍利用"人参膏"这一"治本"之方，妙在固本强中，回阳救逆，其效如神。

李时珍认为"反胃"一病"主于虚"，并一针见血地指出反胃病的本质。同时据"食不能入"和"食入反出"的不同，来鉴别是"有火"还是"无火"。因而把治疗反胃之药分温中开结、和胃润燥之两类，分别治疗阳虚"无火"津亏、"有火"之反胃。李时珍还指出，反胃病究其本，常有"兼气、兼血、兼火、兼寒、兼痰、兼积者"（《本草纲目·主治第三卷·百病主治药·反胃》），这与现代中医内科治疗"反胃"如出一辙。

泄泻乃中医内科之常见病，李时珍对泄泻的治疗多从虚实着手。李时珍认为实证多属病邪，以湿为主，又视因风、寒、热、积、滞之不同，分别使用祛风、散寒、祛湿等以泻实；虚证多属内伤，伤久必阳虚，责之脾肾，治疗以健脾补肾、固涩等以治其虚，回其阳。李时珍不是仅仅从泄泻，以"止泻"为主，而是求其本因所在，再对症治之。李时珍这种治病求本之法，仍是现代临床内科医者治疗内科疾病的有效方法。

📖 **医案举例**

　　一老妇六十余，病溏泄已五年，肉食、油物、生冷犯之即作痛。服调脾、生提、止涩诸药，入腹则泄反甚。延与诊之，脉沉而滑，此脾胃久伤，冷积凝滞所致。王太仆所谓大寒凝内久利溏泄，愈而复发，绵历岁年者。法当以热下之，则寒去利止。遂用巴豆丸药五十九与服，二日大便不通亦不利，其泄遂愈。自是每用治泻痢积滞诸病，皆不泄而病愈者近百人。（《本草纲目·木部第三十卷·巴豆》）

2. 调理脾胃，升降有序

　　李时珍的内科学术思想的另一个重要特征，就是重视脾胃在后天的作用。脾胃为人体的元气之根，脏腑百骸有赖其煦养，脾胃健旺，元气充沛，则正气存内，邪不可干，百病不生。脾胃功能的盛衰，枢机作用的强弱，又直接影响和决定机体自身气机升降运动的规律，这一规律在人体的生理衰老过程中，发挥着重要的效应。"大抵人年五十以后，其气消者多，长者少，降者多，升者少，秋冬之令多，而春夏之令少。"（《本草纲目·草部第十三卷·升麻·发明》）李时珍在这里提出了人体衰老过程与脾胃功能，升降规律，枢机作用之盛衰、强弱和发挥的程度有着密切的关系。其指导意义，对抗老和老年疾病的治疗，以及老年的养生等是有重大现实意义的。脾胃之治，关键在于健运生发，以药物之升降浮沉，来调整脏腑气机运动，重建脏腑平衡。李时珍非常重视这种调节作用，强调了药物的升发作用。如"升麻引阳气清气上升；柴胡引少阳清气上行，此乃禀赋素弱，元气虚馁，乃劳役饥饱生冷内伤，脾胃引经最要药也。"（《本草纲目·草部第十三卷·升麻·发明》）"升麻葛根汤……时珍用治阳气郁遏，及元气下陷诸病，时行赤眼，每有殊效，神而明之。"（《本草纲目·草部第十三卷·升麻·发明》）通过这些升发之品，以升发脾气，清升浊降，维持清阳出上窍，浊阴归下窍，清阳发腠理，浊阴走五脏，清阳实四肢，浊阴归六腑的正常升降运动。人参、黄芪等培补元气，温养脾胃，有益于中上，然亦有赖于升发药的协助，使之发挥更大的作用，如李杲所谓"人参，芪，非此（升麻）引之不能上行"，说明两种药物，相须相使，相得益彰。升和降，是运动法则中的两个方面，降而不升，中气下陷，元气虚衰；若升而不降，同样会造成气逆气滞，也不能达到阴平阳秘的平衡。升与降两个方面，任何一方偏胜偏衰，造成不平衡的状态，都可以酿成疾病的发生，不适当地强调其中一个方面，而忽视另外的一个方面，都是有悖李时珍"升降有序"的脾胃理论。

3. 通关开窍，急则治标

　　李时珍对内科急症治疗也进行了精辟记述，为中医内科急症治疗发展起到了积极的推动作用。李时珍认为，昏厥猝死等危急症应认真察辨，若见微阳犹在，一息尚存者，譬如猝死五绝以及痰厥、热厥、酒厥、脱阳危证、诸药毒已死者等，皆是但心头温者，猝死脉动，股间温者，冻死者略有气者等。虽均系危在顷刻，但仍有一线生机，务必立即救治。并主张先通其关，而达到其人自苏的目的，因而在"卒厥"篇中，应用了一系列外用开窍方药，如菖蒲、白矾、细辛、皂荚、梁上尘等，为末以吹鼻通关开窍，（《本草纲目·主治第三卷·卒厥》）在"百草霜"条下载昏厥不醒，用百草霜和水灌下，同时针刺百会，足大趾中趾中侧，至苏醒方止。在"诸风"篇中，亦是首列中风闭症神昏的开窍方药。吹鼻开窍的，如用细辛末、皂荚末、梁上尘末、麝香等；擦牙开窍的，如用白矾、食盐研细等；搐鼻开窍的，如葱茎；熏鼻开窍的，如巴豆烟，蓖麻烟等，均可使其开窍。在"五绝"篇《本草纲目·主治第四卷·百病主治药》中，载方20余篇，亦均是开窍方药。如以半夏末，纳大豆一丸入鼻中；缢死，用梁上尘吹鼻孔；溺死以皂荚末吹鼻；压死亦用半夏末吹鼻，以取开窍；惊死者用醇酒灌之等，开窍苏醒，以促其神清。危急症伴口噤，牙关紧闭不能入药者，必须予以开噤。如中风闭证口噤者，用外治，以龙脑香、天南星等分为末，每取二三分，擦牙二三十遍，口即开；或用熟艾灸承浆与颊车穴各五壮等。用内治以藜芦一两，去苗头，在浓煎的防风汤中泡过，焙干切细炒成微褐色，研为末，每服半钱，温水调服灌下，以吐风痰为效，未吐再服；或用竹沥、姜汁各等分，每日频频饮服。这些方药均以开窍通关，急则治标为主，法精谨而灵活，味多单而力专，药平淡而功殊，方便而效速。这是李时珍治疗中医内科急症的学术思想之一。

医案举例

外甥柳乔，素多酒色。病下极胀痛，二便不通，不能坐卧，立哭呻吟者七昼夜。医用通利药不效。遣人叩予。予思此乃湿热之邪在精道，壅胀隧路，病在二阴之间，故前阻小便，后阻大便，病不在大肠、膀胱也。乃用楝实、茴香、穿山甲诸药，入牵牛加倍，水煎服。一服而减，三服而平。牵牛能达右肾命门，走精隧。人所不知，惟东垣明之知之。（《本草纲目·草部第十八卷·牵牛子》）

4. 治疗痼疾，通利为要

李时珍谙熟阴阳升降之理，善于使用升发之法，而且又善于使用降泄之法，每以通利二便之剂治疗痼疾，常获殊功。其法本于仲景、子和，而又有所变通。张子和曾指出："湿固冷，热客下焦，在下之病，可泄而出之。"李时珍每师其意，治疗肿胀、秘结、积聚、泄利诸证，在辨证精确的前提下，使用猛药峻剂，立竿见影。综其特点，大致有三：一是通因通用，二是注重利气，三是通上泄下。通因通用虽为古法，载于《内经》，然而善用者屈指可数。李时珍运用此法可谓得心应手，而尤以用泻药巴豆止泻为独到，积有丰富之临床经验。如治一老妇，病溏泄五载，每进生冷、油腻、肉食则作痛，服调脾、升提、止涩诸药，病反增剧，其脉沉而滑。李时珍认为："此乃脾胃久伤，冷积凝滞所致。王太仆所谓'大寒凝内，久利溏泄，愈而复发，绵历岁年'者，法当以热下之，则寒去利止。"（《本草纲目·木部第三十五卷·巴豆》）于是用巴豆丸药（如感应丸）五十丸与服，二日即愈。每用此法治疗泻痢积滞诸病，无不应手取效。通便必须利气，仲景承气汤中之用枳、朴可证。李时珍常用"走气分，通三焦"的牵牛子，实本此意。他认为这是一味良药，"东汉时此药未入本草，故仲景不知；假使知之，必有用法，不应捐弃"。常用来治疗"水气在脾，喘满肿胀，下焦郁遏，腰背胀肿，及大肠风秘、气秘，卓有殊功"。

医案举例

一宗室夫人，年几六十。平生苦结肠病，旬日而行，甚于生产。服养血润燥药则泥膈不快，服硝、黄通利药则若罔知，如此三十余年矣。时珍诊其人体肥膏粱而多忧郁，日吐酸痰碗许乃宽，又多火病。此乃三焦之气壅滞，有升无降，津液皆化为痰饮，不能下滋肠腑，非血燥比也。润剂留滞，硝、黄徒入血分，不能通气，具为痰阻，故无效也。乃用牵牛末皂荚膏丸与服，即便通利。自是但觉肠结，一服就顺，亦不妨食，且复精爽。盖牵牛能走气分，通三焦。气顺则痰逐饮消，上下通快矣。（《本草纲目·草部第十八卷·牵牛子》）

至于通上泄下之法，则每用于水肿，李时珍常用深师薷术丸，以其每奏良效之故。如治一妇，一身尽肿，腰以下为甚，喘急颇剧，不能伏枕，大便溏泄，小便短少，脉沉而大，证属风水。先予千金神秘汤加麻黄平其喘，继用胃苓汤吞深师薷术丸消其肿，二日小便长，肿退十之七，再调理数日而愈。香薷辛温香散，为夏月习用之解散表寒药，有宣散上焦之功，用于水肿，俾"上窍通，下窍泄""外疏通，内畅遂"，肺金清肃之令行，则水道自能通利，湿有去路，则其肿自消。（《本草纲目·草部第十四卷·香薷》）李时珍利用"通利"之医理，治疗内科常见病之法，值得今之医者学习。

5. 审视病情，内病外治

人体是一个有机的整体，外之皮毛与内之脏腑通过经络联系，息息相通，内服药可治疗体表的疾病，外用药亦可治疗内在疾病。因此，李时珍在内科疾病方面十分重视内病外治法，极为注重辨证用药，并积累了丰富的临床经验。在《本草纲目》中，把咳嗽分为风寒、痰湿、火热、虚劳等，不同的证候选择不同的药物和外治方法，如风寒咳嗽，则以佛耳草、款冬花、地黄烧烟吸之；痰湿咳嗽，用莨菪子、木香之熏黄烧烟吸；痰火咳嗽者，以灯笼草捣之外敷喉部；虚劳咳嗽，以木鳖子、款冬花烧烟，筒吸之。又如吐血衄血，认为有阳乘阴者，血热妄行；阴乘阳者，血不归经。治疗分逐瘀散滞、滋阴抑阳、理气导血、调中补虚、从治、外迎等，辨证求因，审其因，求其合理外治之法。

脐疗是我国民间沿用已久的外治方法之一。早在《内经》《五十二病方》《千金方》《外台秘要》等均有记载。李时珍对此也做了大量搜集、整理工作，并施治于内科临床。在大量的外治篇幅中，含有相当数量的脐疗治内科疾病的记载，如癃淋，以葱、盐、巴豆、黄连贴脐上，灸七壮取利；二便不通，以白矾捣细填脐中，滴冷水即效；周身黄疸，以百条根同糯米饭捣，罨脐上，黄自小便出；泄泻不止，用木鳖子、丁香、麝香贴脐上即愈；全身浮肿，小便不利，以车前草、大蒜、田螺贴脐则小便自出等。

除此之外，李时珍还大量应用熨帖法、针灸法、药浴法、药枕法等 30 余种外治之法治疗休克、中暑、中风、消渴、癫狂、腹痛等内科疾患。这些内科疾病的外治之法在民间广为流传，对今天的内科临床仍有重要的指导意义。

6. 提倡食疗，未病先防

李时珍在临证治学之时，参前人论述，悉心体验，精心思考，融食疗于内科疾病治疗之中，并多有创见。古人早有医食同源之论，说明饮食与医疗的关系十分密切，况食物也具有四气五味，各有所偏，可适食物疗法于人体复杂多变的内科疾患，因而李时珍更是匠心独运地将食物疗法用于内科疾病的治疗，把食疗作为重要的治病手段。

在《本草纲目》中记载有常用食物或可作食用的药食两用之品共计达 500 多种。李时珍承《内经》"食以随之""谷肉果菜，食养尽之"之说，在治疗消渴病的药物中，李时珍介绍有谷物 17 种、果类 11 种、蔬菜 8 种、肉食 46 种，共 82 种之多，占治疗消渴病药物 202 种中的 40.96%。这是李时珍治疗消渴病"补之以血肉有情之品，济之以五味充身之物"的一大卓见。

药粥疗法也是李时珍十分推崇的一大食疗方法之一。李时珍云："古方有用药物、粳、粟、粱米作粥，治病甚多。"（《本草纲目·谷部第二十五卷·粥·发明》）李时珍运用几十种药粥治疗近 100 多种内科疾病，足见李时珍用药粥治病高明之举。像李时珍这种食疗之法在《本草纲目》中蕴藏十分丰富，诸如药酒疗法、药茶疗法、药膳疗法等 20 多种，均为李时珍治疗内科常见疾病的简便快捷之法。李时珍尤为重视"未病先防""不治已病治未病"，李时珍深感未病先防之重要，对一些内科传染性疾病极为倡导采用多种预防措施，这充分说明李时珍对具有传染性流行性内科疾病的认识十分透彻。李时珍收集具有预防传染流行疾病的中草药有 100 多种，并科学地总结了煮沸消毒、烟熏避疫、汤浴除疫、内服防疫等多种多样预防措施，这是对祖国医学的伟大贡献。

三、小结

李时珍所著的《本草纲目》是一部内容丰富、影响深远的医药学巨著，总结了 16 世纪以前我国的药物学知识，纠正了以往一些本草书中的错误，提出了新的药物分类方法，系统论述了各种药物知识。

李时珍更是一位高明的医药学家，在他的著作之中载有很多医案，是其本人治病之记录，他把药物学上的成就，灵活运用到治疗学上。对医学理论的精研及大量的实践，使他在医疗活动中取得较好效果，也对中医学术的发展做出了贡献。

李时珍的《奇经八脉考》使奇经八脉理论得到了进一步发展，并为奇经八脉的辨证运用提供了借鉴。

17 世纪末，《本草纲目》被译成拉丁文传入欧洲，以后又被译成多国文字传播于世界，产生了重大影响。李时珍以卦喻药的方法被后世医家陈修园、唐宗海等继承发挥，其药物分类法也被后世本草编著者援用，其命门学说对张介宾、赵献可也有启发，为后世温补之法开阔了视野。

第四章　万　全 ▷▷▷▷
——承祖传家学，扬幼科精华，宣养生要旨

【导　学】

　　内容概要：万全阐发小儿生理病理特点及三因致病说，重视优生优育；提出"脾胃虚弱，百病蜂起"之说，临证注重调理脾胃，善用丸散膏丹。还详细论述了寡欲、慎动、法时、却疾养生方法及方药。

　　学习要求：掌握小儿生理病理特点、三因致病说、养生四要；熟悉优生优育观，临证用药特色；了解其生平、代表著作及其对后世的影响。

一、生平概述

　　万全（1499—1582），字全仁，号密斋，祖籍江西豫章，明代湖北罗田（今湖北省罗田县）人。明代著名儿科和养生学家，生活于明代嘉靖、万历年间（约 1499—1582）。祖籍豫章（今江西南昌），明代成化庚子年间（1480 年）迁居湖北罗田（今湖北省罗田县大河岸）。其祖先八代以儿科相传，并以妇科、儿科、痘疹而著称于世。祖父万杏坡、父亲万菊轩皆精通儿科，远近闻名。万全因不得志于八股，于是师承祖传，从事医学事业。

　　万氏治学善于总结经验，著书立说，撰写专著 10 本；临证主张以望色为先，问诊次之，主要问其好恶，曾服何药，脉症相参，做出诊断，而且处方时告诉其方药功效。万氏的著作是《万密斋医学全书》，其中儿科专著有《幼科发挥》《片玉新书》《育婴秘诀》《痘疹心法》《片玉痘疹》。

二、学术特色与临证经验

（一）小儿生理病理

　　万全师承家学，遥承钱乙，并结合临床实践经验，深入探讨小儿生理特点与病理变化特征，总结小儿疾病发病原因，为辨治儿科病打下基础。

　　1. 生理特点

　　形气未充，气血未定，易寒易热。因"儿之初生，语其皮肉，则未实也；语其筋

骨，则未坚也；语其肠胃，则谷气未充也；语其神智，则未发开也""有如水面之泡，草头之露。气血未定，易寒易热"，是说小儿的脏腑功能不完全，正气不足，外则易受外邪入侵，内则易受饮食所伤。加之爱子心切，生活调摄不得要领，往往是"看承太重，重绵厚褥，反助阳以耗阴。流歠放饭，总败脾而损胃"，殊不知"爱之愈深，害之愈切"之理。故告诫人们："若要小儿安，常受三分饥与寒。饥，谓节其饮食也；寒，谓适其寒温也。勿令太饱太暖之意，非不食不衣之谬主说也。"

2. 病理特点

万氏总结为心肝常有余，肺脾肾常不足。

（1）肝常有余：小儿生长发育迅速，如草木萌芽，生机勃勃，是由于肝主生发功能旺盛，这种功能状态在生理上称为"肝常有余"。若肝之生发之气太过，易致肝气横逆、肝阳上亢、肝火上炎等病理变化，临床多见高热动风等阳实证，这是病理状态下的有余之象。

（2）心常有余：心属火，旺于夏，所谓壮火之气也。临床上，小儿常因心肝风火同化实热动风之证多见。小儿乃"纯阳"之体，感邪后易从热化。同时神气怯弱，邪易内陷心包，导致心火上炎，心火与肝风交相煽动，耗伤真阴，筋脉失养而动风。它是儿科疾病向"易实"衍化的病理基础之一。

（3）肺常不足：小儿肺脏娇弱，藩篱不密，卫外功能较差，六淫疫疠之邪易从口鼻或皮毛而入，影响肺卫，出现咳、喘、痰、哮等小儿常见病。故万氏阐发说"天地之寒热伤人也，感则肺先受之""娇脏易遭伤""肺为娇脏，难调而易伤也"。

（4）脾常不足：小儿脏腑娇嫩，脾主运化功能尚未强壮，肠胃软脆，易饥易饱。兼之饮食失时失节，或寒温失调，或不恰当用药，则更易损伤脾胃，出现呕吐、腹胀、厌食或不食、泄泻、慢惊、疳证等脾胃症状。因而万氏总结说："况小儿脾常不足，非大人可比，幼小无知，口腹是贪，父母娇爱，纵其所欲，是以脾胃之病，视大人犹多也。"故提出"脾胃壮实，四肢安宁""脾胃虚弱，百病蜂起"。

（5）肾常不足：肾之精气是人体生命活动的根基，小儿处于生长发育时期，肾之精气相对不足，而无有余，发生病变也多以禀赋不足之病为特征。万全指出，"肾主虚无实""肾者，元气之主。肾虚则为禀赋不足之病"。

另外，万氏还论述了小儿为纯阳之体，生长发育旺盛，故而"阳常有余"，病则"易实"；同时，相对其纯阳之体，小儿也常阴不足，不能满足生长发育需要，易出现阴虚动风等。

（二） 三因致病说

万氏在陈无择三因基础上，也将小儿病因分为三大类：

1. 外感六淫

穿衣不慎或感受外邪致病者为外因。婴幼儿"衣太厚则热，太薄则冷，冷热之伤，此外因"。小儿"有因外感风寒暑湿之气得之者，谓之外因"。

2. 饮食不节

乳贵有时，食贵有节，小儿不能自制或家长失于调护，极易导致乳食失节，"乳多则饱，乳少则饥，饥饱之伤，此内因也"，也"有因饮食寒热之伤得之者，谓之内因"。

3. 客忤、跌仆及水火烫伤

此为不内外因，多由家长监护不力所致。

（三）　优生优育观

优生是优育的基础，而父母精血充沛又是优生的重要前提，因而万全撰写《广嗣纪要》总结种嗣注意事项，分析不孕无子的常见原因，保胎与胎教，妊娠疾病治疗，育儿方法等，对后世优生优育颇有启发。其谓："男女配匹，所以广胤嗣，续纲常也。厥系匪轻。求子之方，不可不讲。夫男子以精为主，女子以血为主，阳精溢泻而不竭，阴血时下而不愆，阴阳交畅，精血合凝，胚胎结而生育蕃矣。不然，阳衰不能下应乎阴，阴亏不能上从乎阳，阴阳抵牾，精血乖离，是以无子。"（《广嗣纪要·寡欲篇第二》）"今世无子者，多娶幼妾，或寒经而不调，或沸腾而多病，所以未成先伤，未结先坏，精血愈耗，神气愈怯，故无子，或生而多夭也。"

1. 优生准备

（1）婚配要求：万全引《褚氏遗书》云："合男女必当年，男虽十六而精通，必三十而娶，女虽十四而天癸至，必二十而嫁。皆欲阴阳气血完实而后交合，则交而孕，孕而育，育而为子，坚壮强寿。今未笄之女，天癸始至，已近男色，阴气早泄，未完而伤，未实而动，是以交而不孕，孕而不育，育而子厄不寿。"（《广嗣纪要·择配篇第三》）并补充说老夫配少女或老妇配少男虽也可生子，但不是最佳选择；反对同族结婚；指出女有螺、纹、鼓、角、脉五不宜，男有生、犍、变、半、妒五种病，均难结胎而有子。

（2）保精养血：万全认为种子之前，男子注重保精，女子贵在养血。保精应房事有节，不可纵欲，调神全形，使精盈而溢，而慎神荡形乐，勿令未满即泻，否则精竭阳痿；养血当交接有度，心情舒畅，豁达开朗，月事才能时下。因此惜精爱身，寡欲养神，忍性戒怒，"应期交接，妙合而凝，未有不成孕育者矣"。《广嗣纪要·寡欲篇第二》曰："故求子之道，男子贵清心寡欲以养其精，女子贵平心定气以养其血。何也？盖男子之形乐者气必盈，志乐者神必荡。不知安调则神易散，不知全形则盈易亏，其精常不足，不能至于溢而泻也。此男子所以贵清心寡欲，养其精也。女子之性偏急而难容，情媚悦而易感。难容则多怒而气逆，易感则多交而沥枯，气逆不行，血少不荣，则月事不以时也。此女子所以贵平心定气，养其血也。"《育婴家秘·预养以培其元一》也阐发说："必于平日，男子清心寡欲以养其精，女子忍性戒怒以养其血，至于交合之时，男悦其女，女悦其男，两情欣洽，自然精血混合而生子也。"而"弱男宜待壮而婚"，（《广嗣纪要·调元篇第四》）这实际上就是孕前调养之法。

（3）择时交会：男女交合种子不但要心情舒畅，情投意合，而且还应选择最佳的受孕时间与交合地点，则"男女情动，彼此神交，然后行之，则阴阳和畅，精血合凝，有子之道也。"否则"交而不孕，孕而不育，疾病日生"，或"不惟令人无子，且致夭也"。万氏总结交媾种子"三虚四忌"之禁，主要有忧怒悲恐，醉饱劳倦，风雨雷电，大寒大暑，恶劣环境，病体方愈，"其交勿频"，以及弱男弱女或少男少女等。还分析了富贵之人与贫苦百姓种子之不同，"但富贵之人，身安志乐，嗜欲纵而身体瘁，娇妻美妾，爱博而情不专，苟不立此种子之法，则纵恣无度，空劳神思，终不成胎孕也。郊野之民，形苦志苦，取乐不暇，一夫一妻，情爱不夺，至如交合之时，自然神思感动，情意绸缪，积久有余之气，交久未合之身，阳施阴受，此所以交则有孕而生育之多也。"（《广嗣纪要·协期篇第五》）

（4）调治疾病：月事不调，精血不旺，举而不坚，甚或阳痿，遗精早泄，均可影响种嗣，"虽交不孕，虽孕不成"。万氏主张男当益精节欲，女宜养血调经。对于月事不调因神思过度者用调元丸，因肥盛或恣于酒食宜服苍附导痰丸，怯瘦性急者四物加香附、柴胡、黄芩养血凉血，养阴降火；子宫虚寒无子者可用韩飞霞女金丹或杨仁斋艾附暖宫丸。男子举而不坚或早泄者用蟊斯丸；阳痿用壮阳丹；神不守舍，精关不固，梦交精出，则用镇神镇精丹；误服壮阳辛燥之剂，真水渐涸用补阴丸。赢男亏阳，精常不足，当用六味地黄汤或加五味子、附子补肾以益其精；弱女亏阴，血常不足，当用参苓白术散或加当归、川芎补脾以益其血。

2. 注重胎养

万氏在《育婴家秘》和《万氏女科》详述了孕期胎养与胎教方法。主张妊娠期间应戒房事，调喜怒，淡滋味，适起居，慎医药。其谓："自妊娠之后，则须行坐端严，性情和悦，常处静室，多听美言，令人讲读诗书，陈说礼乐，耳不闻非言，目不观恶事。"（《育婴家秘·胎养以保其真二》）"妇人受胎之后，常宜行动往来，使血气流通，百脉和畅，临产无难。""故古者妇人有娠，即居侧室，以养其胎气也……当此之时，胎教之法，不可不讲。故常使之听美言，见好事，闻诗书，操弓矢；淫声邪色，不可令其见闻也。"（《广嗣纪要·协期篇第五》）"孕妇有疾，必择其专门平日无失者用之。若未试之，医有毒之药，不可轻用，以贻后悔。又不可轻用针灸，导致堕胎。"

3. 细心护养

（1）生活调养：提倡母乳喂养，强调节乳食，勿使过饥过饱，做到"乳贵有时，食贵有节"。穿衣应随气候变化而增减，衣服宜薄而不宜厚。反对过分饱暖和溺爱，"要受三分饥与寒"，不能"深其居，简其出，过于周密"，多到户外活动。其谓："养子须调护，看成莫纵驰，乳多终损胃，食壅即伤脾。衾厚非为益，衣单正所宜，无风频见日，寒暑顺天时。"（《育婴家秘·鞠养以慎其疾四》）"天气和暖之时，宜抱向日中嬉戏，数见风日，则血凝易刚，肌肤坚实，可耐风寒，不致疾病。"

（2）早期教育：万全强调应对幼儿进行早期品德与礼貌教育，"遇物则教之，使其知之也"，培养好学精神。他说："小儿能言，必教以正言，如鄙俚之言勿语也。能食则教以恭敬，如亵慢之习勿作也……言语问答，教以诚实，勿使欺妄也。宾客往来，教以拜揖迎送，勿使退避也。"

（3）精神调摄：万氏不拘于前人"小儿无七情之伤"观点，明确提出，"儿性执拗，平日亲怒之人，玩弄之物，不可失也，失则心思，思则伤脾，昏睡不食，求人不得则怒，怒则伤肝，啼哭不止"。因此应注重精神调摄，防止大惊卒恐伤及神志。

（4）勿妄用药：小儿若无病，切忌服药；即使患病，亦忌乱投，否则危害甚大。因而告诫说："小儿周岁有病者，勿妄用药，调其乳母可也。不得已而用，必中病之药。病衰则已，勿过其则也。"更不能"信巫""求鬼"。

另外，万全主张以剪刀放火上烧后断脐，且脐带未落时，不可频浴，否则易患脐风。

（四）养生方法

万全十分重视养生，总结寡欲、慎动、法时、却疾养生四法，并列方 110 余首，载药 240 余种，为妊娠、婴幼儿至百岁老人提供了一套完整的防病治病、强身用药的措施。正如《养生四要·养生总论》所云："养生之道，只要不思声色，不思胜负，不思得失，不思荣辱，心无烦恼，形无劳倦，而兼之以导引，助之以服饵，未有不长生者也。"

1. 寡欲

万氏将其列入养生第一要义，寡乃节制之意，欲指食欲和性欲；寡欲并非绝谷休妻，而是顺应人性，节制食欲和性欲，以尽天年。故曰，"夫食、色，性也，故饮食、男女，人之大欲存焉，口腹之养，驱命所关""然则寡欲者，其延龄广嗣之大要乎"。

（1）节制饮食：万氏主张食不过饱，食必兼味，不宜偏食，不宜多饮；喜嗜之物，不可纵口；宜薄五味，因膏粱厚味，毒甚于鸩；不食香美、炙煿之品。还提出晨起早行，不可空腹，宜服糜粥，或饮少量醇酒，以有利于养生。对于酒伤用葛花醒酒汤，食后稍觉胸中不快用加味二陈汤，伤肉食与面食用三黄枳术丸，如伤瓜桃生冷冰水为冷积，用木香清积丸。

（2）节制性欲：即婚嫁不宜过早，房事要有节度，不可纵欲，不可乐极。并告诫说交接过多容易伤筋，导致阳痿不举，施泄过多易伤精而导致阴虚，阴阳俱虚则精液自出。因而《养生四要·寡欲第一》说："今之男子，方其少也，未及二八而御女，以通其精，则精未满而先泻，五脏有不满之处，他日有难形状之疾。至于半衰，其阴已痿，求女强合，则隐曲未得而精先泄矣。及其老也，其精益耗，复近女以竭之，则肾之精不足，取给于脏腑，脏腑之精不足，取给于骨髓。故脏腑之精竭，则小便淋痛，大便干涩，髓竭则头倾足软，腰脊酸痛。尸居于气，其能久乎。"对于男子伤精，出现小便淋痛，大便干涩者，用补肾利窍丸，补气则津液行而溺自长，补血则幽开通而便自润，主张男子常服八益丸补气固精，女子宜服七损丸抑气调血，但坚决反对"以御女为长生之术"。

2. 慎动

是指形神活动应动静适度，不可过极，才能有利于养生。否则暴喜、暴怒、暴恐、过哀、过思等可损伤心肝肾肺脾而影响情志，心神难静；久视、久卧、久坐、久立、久行等五劳可损伤血、气、肉、骨、筋而影响形体。故"心劳则神不安，神不安则精神皆危，便闭塞而不通，形乃大伤，以此养生则殃。"（《养生四要·慎动第二》）由于"人之好动者，多起于意"，因而万氏主张采用打坐、调息方法，并用四物平肝汤制肝，用黄连安神丸防治过喜，用加减二陈汤防治过思，用加味四君子汤制悲，定志丸制恐，安神定志，达到"慎动"境界，"以此养生则寿，殁世不殆"。

万氏所论的打坐方法与传统不同，是根据自身实践体会总结出来的，认为打坐不仅限于静坐，不应"如聋哑痴呆一样全然不思外界事理"，而是"将一件事，或解悟精义，或思索某首诗文"，亦能静下来，收到传统打坐而不能获得的益处。

3. 法时

根据气候季节变化，调整生活起居，以顺应天地四时变化，人体"阴阳和则气平，乖则生病"。其养生方法：春三月，夜卧早起，广步于庭，披发缓行，以使志生；夏三月，夜卧早起，无厌于日，使志无怒；秋三月，早卧早起，与鸡俱兴，使志安宁；冬三月，早卧晚起，必待日光，使志闲逸。"春夏养阳也，济之以阴，使阳气不至于偏胜也；秋冬养阴也，济之以阳，使阴气不至于偏胜也。"故春时宜食凉，夏时宜食寒，秋时宜食温，冬时宜食热；并"……节其饮食，适其寒温，热无灼灼，寒无沧沧也"。还告诫说，夏月不可多食瓜、桃、冰之类，冬月不可多食辛燥炙煿之物。

4. 却疾

万全主张养生应当积极防病治病，以"不治已病治未病"为宗旨，提倡"与其病后才服药，弗如药前能自防"，反对有病"不即求医，隐忍翼瘥，至于病深，犹且自讳，不以告人"。临证应根据病情，"虚则补之，实则泄之""中病即止，勿过其剂"，防止损伤正气。故而强调说，"凡养生祛邪之剂，必热无偏热，寒无偏寒。温无骤温，温多成热；凉无骤凉，凉多成寒……得其中和，此制方之大旨也"。（《养生四要·却疾第四》）故将早服滋阴大补丸填补肾精，昼服参苓白术丸补助脾胃，夜服天王补心丹补益心肾，作为养生延年之要方，坚持服用。

最后，万全告诫说："善养生者，当知五失。不知保身一失也，疾不早治二失也，治不择医三失也，喜峻药攻四失也，信巫不信医五失也。"

（五）临证用药特色

1. 注重调理脾胃

万全认为，人以脾胃为本，且小儿脾常不足，加之饮食不节，极易损伤脾胃，而"脾胃虚弱，百病蜂起"。因此治疗"小儿久病，只以补脾胃为主，补其正气，则病自愈"，并强调"调理脾胃者，医中之王道也"。临证常用白术散、肥儿丸、参苓白术散等方剂，常用人参、白术、山药、茯苓、陈皮、砂仁、甘草等药。如肥儿丸就用白术、茯苓、莲子、山楂、人参、山药健脾养胃；《广嗣纪要·调元篇第四》治疗弱男羸女的不孕与不育就采用"补羸女则养血壮脾，补弱男则养脾绝色"的调理脾胃法，充分体现了万氏重视脾胃的思想。同时指出"调理之法，不专在医，唯调乳母，节饮食，慎医药。使脾胃无伤，则根本常固矣"。

📖 医案举例

公子脾胃素弱，常伤食。一医枳术丸、保和丸，其意常用枳术丸补脾，至伤食则服保和丸，不效。公以问余，予曰：此法固好，但专用枳术丸则无消导之药，初不能制其饮食之伤；专服保和丸，则脾胃之虚不能胜其消导，而反损中和之气。当立一方，七分补养，三分消导，则脾胃自强，不能再伤矣。公曰：甚善，汝作一方来看。余乃制用人参、白术、青皮、陈皮、甘草、木香、缩砂仁、山药、莲肉、使君子、神曲、麦芽为末，荷叶煨饭，捣烂为丸，米饮下，名之曰养脾消食肥儿丸。服后精采顿异，饮食无伤。（《幼科发挥·泄泻》）

2. 善用丸散膏丹

万全根据小儿特点，处方以药味少、药量小，灵活变通，喜用丸散膏丹为特色，并配合小儿推拿治疗小儿疾病。他根据祖传经验和自己的临床实践，总结出了100多个家传经验方，寓神效于平凡之中，如安虫丸、玉枢丹、牛黄清心丸等一直受后世医家所喜爱。

3. 用药中正平和

因"初生小儿，内外脆薄，药石针灸，必不能耐也"，故无病不可服药；一旦患病，偏寒偏热之剂不可多服，用药贵在平和，勿犯小儿生生之气；即使是"温平凉平之药，亦不可以群聚久服也"；避免积温成热，积凉成寒，以"调理但取其平，补泻无过其剂"为原则，以药攻邪，以食养病。并告诫说"中病即已，救本为先""病衰其半，即止其药，以待其真气之发生，又以乳食之养，助其发生之气"。"病有攻者急攻之，不可喜补恶攻"，而"今之调脾胃药，不知中和之道，偏之为害，喜补而恶攻，害于攻者大，害于补者，岂小小哉"。

4. 反对滥用攻补

万全反对滥用攻伐，慎用金石之药。因为小儿脏腑娇嫩，形气未充，易为虚实，而攻伐之品多为苦寒药，可损阳败胃。金石之品辛热走气以耗阴，使小儿伤阴化热而滋生病端，亦当少用。故"慎勿用轻粉、巴豆之类，恐伤元气，损脾胃、误杀小儿""轻粉之去痰，硇砂之消积，硫黄之回阳，有毒之药，皆宜远之"。

📖 医案举例

一儿初生即吐，医欲用钱氏木瓜丸，予阻之曰：不可。小儿初生，胃气甚微，初饮乳或有乳多过饱而吐者，当令乳母缓缓与之，或因浴时客寒犯胃而吐者，当取其乳汁一杯，用姜葱同煎，少与服之。或因恶露涉水，停在腹中而吐者，宜以炙甘草煎汤而吐去之。如何敢用木瓜丸，以铁粉、槟榔之剂，重犯其胃中初生中和之气耶？故常语人曰：钱氏小儿方，非先生亲笔，乃门人附会说

也。(《幼科发挥·呕吐》)

三、小结

万全一生致力于小儿科的理论研究和临床实践，总结和积累了大量的理论和临床经验，为后世留下了许多宝贵的财富。在养生理论上，从寡欲、慎动、法时和却疾四个方面进行了简明扼要地论述，并结合自己丰富的临床经验和体会提出了自己独到的见解。从儿科理论中也发展了优生优育的理论。这些理论都深深地影响着现代的中医儿科、优生优育及现代养生，他被后世的康熙皇帝追赐为"医圣"。

第五章　梁学孟 ▷▷▷
——崇丹溪学说，立痰火新论，抒药性心得

【导　学】

内容概要：梁学孟阐发痰火理论，论述了药性理论。

学习要求：掌握其痰火理论；熟悉药性理论；了解其生平、代表著作及其对后世的影响。

一、生平概述

梁学孟，字仁甫，别号玄诣山人。约生于明代嘉靖至万历年间，湖北竟陵（今天门）人。

梁学孟初治儒学，专于经书，达到"耳不知有謷哗，目不知有形"的程度，在乡里小有名气。由于素体虚弱，再加读书废寝忘食，以致患痰火病卧床不起。后得同邑儒医鲁先生精心调治，时过年余方有起色。然而其体质仍差，稍涉寒暑旧病即发。这段经历，使他对医学产生浓厚的兴趣，即兼读轩岐医书，并向鲁先生请教。适逢邻居家有间即将坍塌的茅草屋，鲁先生喻曰："汝不观邻之圮屋乎？苟补辑之未周，绸缪之未固，偶罹风雨，即欲免于罅漏，曷可得焉。必覆以茅茨，涂以泥饰，既慎且固，而后疾风骤雨不足虑耳，唯子之病亦然。"意为要想不让旧病复发，必须平日就注意调养固摄身体。并授予一药方，嘱其按证加减服药，梁学孟归家后，即遵医嘱，依方对治，并单居一静室，澄心端坐，不摇神，"逍遥乎广漠之野，彷徨乎尘垢之外"。次年果痊愈，精神亦佳。此时他已懂得许多医学知识，但还未达到融会贯通的地步，用他本人的话来说，即"六经之虚实未审，药性之温凉未辨，仅仅株守《局方》，欲变而通之无由也"。在续谋求功名过程中，曾结识了既精儒学又通医学的两个人：余姚李学使及上海王庸。三人共同切磋学问，在医学上大有长进，尤其对痰火病有独特体会。然而梁学孟仕途不顺，始终未有大的建树，志向逐渐转为医学。不久，一位方士拜访他，说"子明于医而暗于脉，是令盲者辨色，聋者审音，所称隔靴搔痒者也"，于是面授方脉机宜。从此梁学孟放弃了求取功名的念头，专心学医。

经过若干年的实践，梁学孟对内科杂症，特别是痰火病的治疗，颇有心得。病家用他的方药，每试辄效，很快闻名遐迩，"四方之士，风闻辏集，赖其而活者甚彩"。万

历三十年，瘟疫大行。一人患疾病，医生以泻药大下之，结果泻泄不已，饮食不下，垂危之甚。其舅着手准备后事，来询于梁学孟。因其随身携带所服中药，梁学孟顺便捡看，乃五苓散。即在药内加防风一钱，羌活五分，嘱仍继服。服药一剂泻即止，次日清晨即进稀粥，渐渐痊愈。几日后，一位友人来访梁学孟，经询问乃知即前医者。其曰："前某依方用五苓散，服药不效。旋得公药，一服而瘳，愿购其方。"梁学孟直言相告曰："即前药内加防风、羌活耳"。那医生踌躇不信。梁学孟解释说："子不观奥室之湿地乎，天日未见何由得干，必开户启户牖，令风入而始干。羌活、防风乃风药也，《内经》所谓风胜湿者此也。五苓散只能渗湿耳。"听后友人茅塞顿开，再三叹服梁学孟的高超医术。

梁学孟以"火"立论，尝谓十二经之病，火居大半，人道暴亡多为火证。其积20余年经验所编撰而成的《痰火颧门》为痰火证治专书，颇具影响。全书共4卷：卷一论痰火宜忌、死症、调理、病因病机、脉理运气及证治大法等，计四十九篇。卷二、卷三各论则分述诸气、失血、咳嗽、发热骨蒸、子午热、传尸、自汗、盗汗、惊悸怔忡、梦遗、赤白浊、五淋、胁痛、咽喉痛、泄泻等病证治。卷四辑录了梁学孟三十余篇医论，致力于阐发脉诊、岁时气运、亢害承制、病机十九条、六经传变、五脏虚实补泻、病治逆从反佐、杂诊用药节略等有关医理，并附历代名医治验，及其本人临证有效病案，以备后学者研究揣摩。

全书中有关药性认识，特别是归经、引经诸药性，分散于各卷、各节之后。卷一有火病各经药性主治；卷二有诸气主治药性、失血各经药性主治、失血分经引用便览、咳嗽分经便览、发热各经药性主治、骨蒸虚实五脏六腑并十二经药性主治；卷三有汗症药性主治、梦遗赤白浊淋症药性主治；卷四有按脉用药脉理简易指南、杂诊用药节略。各节又分若干条，分列若干单味药，供组方、加减使用。多为经验之谈，包括引经之药，亦非悉遵前人。研究归经、引经理论尤应参看。

明代陆世科氏得到此书，细阅之后大加赞赏。认为其论不专痰火，就火一症而贯穿十二经之病，若通此法，则足以瘳天下厥疾，故再次刻印时更其名曰《国医宗旨》。可见该书切合临床实际，对后世医家多有裨益。本书论痰火专著比明代龚居中《痰火点雪》早问世二十余年。

二、学术思想和临证经验

（一）　痰火证理论

梁学孟宗《内经》大旨，撷取东垣、丹溪诸家精要，提出人之病，以痰火为患居多。其深入剖析痰火成因，着意发挥十二经痰火病状，指出各经皆有火，而相火为害尤烈。痰火为病，弗泥一脏。反复申明"淡味养阴"之理，详列调理脾胃诸法。梁学孟认为痰火之治，宜谨守其法。若痰火动者，先治其火，却治其痰；若痰急者，则始治其痰，复治其火。治不离脾胃，攻不伤正气，诸病论治，不落窠臼。阐述痰火证治，颇有独到之处，于诸病中博采众方，参合己验，融会贯通，推陈致新。

（二） 阐发药性理论

梁学孟对药性理论也颇有心得，且多独立见解，如凡例所称："主治、药性，谨遵本草，取性之温平者入之，一切大燥、大寒、有毒之味，即偶奏捷效，终属劫剂，并不增添一味，以簧鼓后学。""迩来好奇者鄙《局方》之滥觞，妄以己见，为支蔓无据之言，以骇人耳目。如论三黄，性本大寒，乃曰：黄连性热，而令人心闷，黄柏性燥，而铄人真阴；黄芩寒中有热，令人肺痿：附子性本大热，乃曰：其性温中有寒，能峻发五脏之阴，殊失本草原旨。"又如二陈汤用法所称，"凡加减：如君以一钱为率，臣以八分为率，佐以五分为率，使、引经以三分为率"，都颇具参考价值。

（三） 痰证变幻多端， 理脾顺气为要

梁学孟认为痰属湿，乃津液所化，是津液败浊之产物，痰之为物，无处不到。因此，十分重视痰的辨证与治疗。关于痰的辨证，梁学孟远较前人系统详明，他据自己临床探讨之心得，发现了痰游溢各经，为病不一，千状万态，不可枚举的病证特点。如谓痰"或夺于脾之大络之气，则倏然仆地，而为痰厥；升入肺，则喘急咳嗽；溢于心，则怔忡忧惚；走于肝，则眩晕，麻木不仁，胁肋胀痛；渗于肾，不咯而多痰唾；留于胃脘，则恶心呕泻而作寒热；注于胸，则咽膈不利，眉棱骨痛；入于肠，辘辘有声；散于胸背，则时作一点疼痛，或寒如冰，或背痹一边。散则有声，聚则不利"等。梁学孟并从脉色上指明了痰病证候的共同特点。如他说，"凡杂证类乎外感内伤，不能辨状，胸膈不利，饮食减常，肤色如故，其脉沉弦细滑，大小不匀，当用行痰气之药""凡有痰者，眼皮及目下必有烟灰色，举目便知"。因梁学孟之言，颇符临床实际，是以很快受到医家重视，和他同时的明代医学名家龚廷贤，著《寿世保元》，即节取之。

治痰重视理脾、顺气，是梁学孟治疗痰病的主要思想。他认为痰之动，湿也，主于脾，故脾胃为痰之总司；周流一身以为生者，气也，善导痰者，必先顺气。因此，治痰常用丹溪法，以二陈汤为主，并针对痰病病因的风、寒、热、食、郁、虚等予以加减。如二陈汤内减半夏，恐耗血作渴也；火痰加天门冬、麦门冬、桔梗、天花粉、白术；顺气用大腹皮、青皮、香附、莱菔子等，都体现了他善于针对痰病起因选药治痰之本，防止伤脾，耗气与助火的用药特色，甚具治疗深义。

（四） 发择火之含义， 补虚泻实护中

火有生理与病理、外火和内火之分，又有君火、相火及脏腑之火之别。梁学孟认为"十二经之病，火居大半"。因此，致力于火的研究。在丹溪"相火论"、东垣"阴火论"等学术思想的启迪下，对内火颇多发挥：一是补充了丹溪相火发源于肝肾，是人身之动气，相火妄动为贼邪的论点，强调了君相二火之间的关系，他改称君火为"天火"，相火为"人火"（丹溪称君火为"人火"，相火为"天火"），认为"肝肾之阴，悉具相火，是人而通乎天者"，如"人心听命，彼五火将寂然不动，而相火惟有裨补造化，以为生生不息之运用"，若上焦天君失职，心火蔓延，相火猖獗，二火相煽，则出

于脏腑，而为贼邪；二是较详尽地阐明了火与气血的关系，认为"人之正气，与血相配，血行脉中，气行脉外；灌溉百骸，循环无端，此为生生不息之妙用也，人惟诸所动乱劳伤，乃为阳火之化，神狂气乱，五志厥阳之火起焉"，并提出了"诸气皆属火""诸血俱作热"的论点，从而完善了脏腑阴阳气血失调导致内火病变的机理，并为临床诊治另辟了蹊径。

对于内火病变的辨证与治疗，梁学孟除指出脏腑火病各异，治宜对症酌方，选药如黄连泻心火，黄芩泻肺火，石膏泻胃火，柴胡泻肝火，知母泻肾火外，并十分重视内火的虚实辨治。他说，"凡治火病，宜究虚实，虚者补之，实者泻之"，其饮食内伤，七情六欲，气盛似火，此为有余中不足，当以甘苦之剂，凉而和之；阴虚火动，骨蒸潮热，此为不足中有余，当以甘苦之剂，滋阴降火；若饮食劳倦，内伤元气，真气下陷，内生虚热，此为不足之火，宜用甘温补剂，其热自退。此外，更值得提出的是梁学孟治疗内火之证，反对纯用苦寒泻火之剂，提倡用甘草缓其力，他认为，"脾胃者土也，乃人身之所以为本者也，今火病而泻其土，火固未尝除，而土已病矣！"故其强调说："治火病，以理脾为主，此真诀也"。这不仅是体现了梁学孟时时注意顾护脾胃的思想，也是他治疗火病的心得所在。

（五）　痰火主论痨瘵，调治颇有心法

关于痰火之名义，梁学孟之前，殊少论及。梁学孟说："相火寄于肝肾之内，附于肺脾之间，虚无定位，触经而发……主于脾，谓之痰火。"首先对痰火进行了说明，但细析所论，则重在论述痨瘵一病。因此，其后明代龚居中氏《红炉点雪》曰："夫痨者劳也，以共劳伤精气血液，遂致阳盛阴亏，火炎痰聚，因其有痰有火，病名酷厉可畏者，故今人讳之曰痰火也。"

痰火的成因，梁学孟认为是多方面的，如人饮食有节，起居有常，不为七情所伤，不为色欲所迷，则津循其轨，火调于适，则不患病。反之，将息失宜，调摄无术，则发病。而其中又以二十以内少年之士、茂年苦读之人及淫欲无度者多见。故其发挥痰火病机说："痰火之热……甚且为痨瘵传尸，不死何待，何则？瘵疾有虫，此虫生于骨蒸劳热。"梁学孟认为痰火与阴虚火旺、五脏相互影响、瘵虫传染有关，但就病位重点来说，则认为在肺肾二脏，故其强调指出：肺肾亏虚，下无根本，阳气轻浮，必有盗汗发热咳嗽之病。于痨瘵病机，可谓具体而微。

梁学孟认为"失血、咳嗽二症，乃痰火之吃紧处"。因此，对痨瘵十分重视失血、咳嗽的辨治。除详列辨证、广选良方外，并阐发了他的治疗心得。如痰火初作，不可用参芪，肺热沙参代之；退子午热用黄芩、秦艽，退骨蒸热用地骨皮、知母、黄柏，忌用柴胡；痰甚用南星、半夏，宜用天门冬、天花粉、贝母；久咳方可用五味子收敛，但莫若天门冬、百部、百合更稳等。而其自制的"痰火咳嗽吐血胃弱者煎方"，药用当归、生地黄、白芍、陈皮、天门冬、桑白皮、白茯苓、白术、桔梗、黄芩、麦门冬、天花粉、知母、黄柏、贝母、紫苑、阿胶等，则较全面地体现了他主张用滋阴降火，补肾清肺，理脾养胃法治疗痨瘵的观点。其法切于实用，可供吾侪借鉴。

在痰火的调理方面，梁学孟也有丰富的经验，他据自己的心得体会，提出了脉宜洪实，气宜壮胜，宜善饭，情性宜缓，宜静坐养神，宜缄默自持，宜起居有常，宜饮食有节，宜调理无间，宜药饵和平的"十宜"，以及忌房劳好色，忌嗜酒，忌暴怒，忌大喜大悲，忌多言，忌妄动，忌妄想，忌煎炒、生冷物，忌辛辣热物，忌油腻，夜飧过饱等"十忌"，并在此基础上，重点阐发了"淡味养阴""安养心神"之理。他认为淡具有自然中和之味，有养阴补胃之功；心生凝滞，七情不安，易致阴火炽盛。故其强调指出，"调和脾胃，使心无凝滞，或生欢欣，或逢喜事，或天气暄和，或食滋味，或见可欲事，则爽然无病矣！盖胃中元气得舒展故也"，其论不仅对痨瘵调理，多有发挥，且于临床，有指导意义。

三、小结

梁学孟早年修习儒学，后放弃功名，潜心研究岐黄之术，经过若干年的临床实践，对内科杂症的治疗颇有心得。梁学孟素来信奉金元医家诸学说，他宗《内经》大旨，撷取东垣、丹溪诸家精要，创造性地提出从痰火为病的论治方法。其撰写的内科著作《痰火颛门》，对后世影响颇深。此外，梁学孟对药性理论也颇有研究，他不是一味继承前人对药性的论述，而是结合实践经验，提出自己的独立见解。总的说来，梁学孟一生淡泊名利，勤奋务实，将实践和理论结合，注重继承和创新，是我辈学习的楷模。

第六章 刘若金 ▷▷▷
——精研药理，至精至简

【导　学】

内容概要：刘若金取《本草纲目》之精粹，深入义理，结合临床，精选临床常用药物，指导临床合理用药。

学习要求：掌握其论述药理的特点；熟悉其研究药物的思路；了解其生平、代表著作及其对后世的影响。

一、生平概述

刘若金（约1585—1665），字用汝，号云密，晚号蠡园逸叟，时人称为云密先生，明末清初著名医药学家，湖北潜江人。

云密先生以名进士官至司寇，值明季丧乱，杜门高尚，以至殁身，而其后半生所以销岁月而葆天真者，精力皆萃于《本草述》一书，以为救济苍生之助。

竟陵人吴骥在《本草述·原序》中评价说"故司寇潜江云密刘公，道德洽闻，以刚肠直节名于海内"。天启五年（1625年）进士，官至刑部尚书，明亡后隐居不仕。"自云不佞壮而多病，以医药自辅，看题处方，良用娱慰""生平于书无所不读，而尤笃好轩岐之学"（《本草述·原序》），明亡后以轩岐之学自娱，在潜江城西之玛昌湖畔的别墅蠡园书室"喟然轩"中，杜门谢客，竭三十年之力撰成了《本草述》一书。

《本草述》32卷，载药490种，80余万字，是继李时珍《本草纲目》之后又一部本草学专著。甘鹏云评价《本草述》云："乡先生治本草学者，明代凡二家：一为蕲州李东璧氏，一则公也。"将云密先生与东璧先生同论。又指出，"李氏《本草纲目》取材至博，论者或议其未能精深"，而"公之《本草述》……从其善而纠其违，遂成一家之言，则精之至矣"。（《潜江旧闻录》）《本草述》一书以《本草纲目》为基础，取其精粹，深入义理，对后世本草学的发展做出了重要贡献，后人张奇辑《本草述录》，杨时泰辑《本草述钩元》均节录本书而成。

先生治学可谓专于岐黄，至精至简。

后人将潜江云密先生与浠水庞安时、罗田万密斋、蕲春李时珍合称为"湖北四大名医"。

二、学术特色与临证经验

(一) 删繁就简， 切于临床

吴宁澜在为《本草述》所作序言中云："至明李东璧著《本草纲目》，采药一千八百九十二种，世称集大成焉。然论者犹病其择焉不精，语焉不详。惟潜江刘云密先生所著《本草述》，竭三十年心力而成，为卷三十有二，药不过四百九十种，洋洋乎八十余万言，别具体裁，自成一于。其书宗乎《本经》，旁及名论，折衷古今同异之说而曲畅之。辨百物禀气之原，推脏腑病气之变，气以生物，物以制气，精深微妙，一一参契于《灵》《素》而详说焉。"指出了《本草述》一书在《本草纲目》基础上删繁就简，选药490种，对每味药物详加考订论述，更切于临床实际运用。

现代《中药学》教材中的药物几乎全都收录在《本草述》一书中，现代常用药材与《本草述》相吻合，说明《本草述》一书中对药材的选择是临床所习用者，对一些生僻或荒诞不经的内容较少收录，这与当时一些卷帙浩繁的本草书明显不同；且每药之下所列气味、主治、附方、修治等项，对临床均有直接指导作用，方便实用。如山草部所收录药物甘草、黄芪、人参、沙参、桔梗、荠苨、葳蕤、知母、肉苁蓉、锁阳、天麻、苍术、白术、狗脊、巴戟天、远志、淫羊藿、玄参、地榆、丹参、紫参、黄连、黄芩、秦艽、柴胡、前胡、防风、羌活、独活、苦参、升麻、延胡索、贝母、白茅、龙胆草、细辛、白前、白鲜皮、贯众、白头翁、紫草、白薇、胡黄连、仙茅、白及共计45种，基本都是临床所常用者。

(二) 排序创新， 进退得宜

历代本草专著对药物的编排，有按功效分类者，有按药物自然属性分类者。但是就分类的合理性与排序的科学性而言，即使是李时珍的《本草纲目》，也未能做到尽如人意。在《本草述》中，刘若金采用了按药物自然属性分类的方法，同时对于李时珍及前人突出的疏漏误排之处，在一定程度上做出了调整。比如果之味部，《本草纲目》列胡椒于吴茱萸、食茱萸之前。刘若金考虑吴茱萸、食茱萸皆属椒类而产于中土，胡椒则来自舶上，属番产，将番产者列于土产者之前，不能显示我华夏本草的本色，遂将果之味部的顺序变更为蜀椒—吴茱萸—胡椒。同时将食茱萸附于吴茱萸之后，秦椒（即花椒）附于蜀椒之后。经此调整后，同一部类药品的主从关系、等次关系、土产与舶产关系均有章法可循，检索功能与实用价值也能在不增加篇幅的情况下得以增强。

类似的例子很多，虽只是重新排列药品前后次第，却能反映刘若金对药物分类的问题做了深入的思考，对后世学者创立更新的药物分类法不无启迪。

(三) 医案举隅， 体用结合

为了使后学者更好领会药物性质功效，云密先生会选取适当的医案来举例说明。如为了说明信石乃大热之药，能针对阴凝寒湿痰浊而获效，在信石的"愚按"部分云密先生云："故以此味（信石）治痰、如痰喘齁鼾，诚为的对，第皆因于寒湿，固非火热之痰也。思昔年曾治一小子，大获奇效。盖既为大热大毒之药，则宜以救偏至之疾，如寒痰湿痰是也……盖溃阴凝之坚，非必藉阳毒之厚者不可也。"举了过去曾经治验的案例来说明，以使后学者能更好体会信石之去寒痰湿痰之功效。

　　除了用其亲历案例来说明药物的特性，云密先生也常选前代医家的案例来说明。为了说明黄土"本其味之甘者入脾胃而和他味之偏，本其气之平者入脾胃而散异气之厉""万物生于土，更化于土""解毒之药……首归之无情黄土"，选取了钱乙医案："元丰中，皇子仪国公病瘈疭，国医未能治，长公主举乙入，进黄土汤而愈。神宗召见，问黄土愈疾之状。乙对曰：以土胜水，水得其平则风自退尔。"以示万物生于土更化于土，以土来化水。又举张锐医案："吴少师得疾数月，消瘦，每饮食入咽如万虫攒攻，且痒且病，皆以为劳瘵，迎明医张锐诊之。锐令明旦勿食，遣卒诣十里外取行路黄土至，以温酒二升搅之，投药百粒饮之，觉痛几不堪……下马蝗千余宛转，其半已困死，吴亦惫甚，调理三日乃安。"以示土化万物及解毒之功。

　　这种医案举隅以示药物功效的方法，直观、深刻，切于临床，使后学者对药物之功效认识更深刻，更能体会临床之应用，为临床立法、处方用药提供思路。

（四）探究药理，匠心独具

　　毛际可在给《本草述》的序言中指出，本草"考汉末不过三百六十五种，至有明李东璧，搜葺至一千八百九十二种，可谓明备，蔑以加矣。然或阴中之阳，阳中之阴，以及气味之升降，物理之疑似，不无毫厘千里者，先生一一举而订定之。阅岁者三十，属笔者八十余万言，变通于意象之中，神明于言诠之表，令初学引申触类，了若指掌焉，允矣！神农氏之功臣，东垣、丹溪诸子之益友也哉！"指出云密先生之于本草学药理研究，实旁征博引，匠心独具。

　　如论石膏，首宗丹溪翁对药物命名之论，又结合石膏之功效，指出世人将方解石做石膏之误，辨析药材；引《别录》、张洁古、李东垣三家之言论石膏之气味；借诸本草、方书论石膏之主治；历数诸家在临床中对石膏的运用来阐发石膏之功效；又以"愚按"指出："乃石膏即石之脂，萃清寒之精气，不有合于三焦元气根于至阴者乎？而味兼乎甘辛，辛甘发散为阳，是有不合于三焦元气由至阴而彻于至阳者乎？然则石膏之致其清寒于肺胃者，固犹是元气之上布，但阴胜于阳耳。其举清寒之气钟为甘辛，阴得随阳而入胃以至于肺，以际于天；举甘辛之冲味致其清寒，阳得阴而由肺以降于胃，以极于地。若然，其所疗种种诸证似以三焦为体，肺胃为用，而三焦为元气别使者，亦自完其阴中达阳之用。"其"所主治诸证多由足阳明胃经邪热炽盛所致。""用此味全要认定是气分除热之药，与血分全无涉，其且能退脉数者，虽以清寒胜热，然以甘为血生化之原，更有辛以达之，而气为血主矣。有合于心为火主，而却主血，脉乃血之舍，血固原于水而成于火者，正合于《内经》化原之义，此苦寒之所以不能奏绩，而必藉力于兹味也"。不但分析了石膏之特性功效，且通过分析明确指出了其适应范围。

三、小结

刘若金被后人誉为湖北四大名医之一，与其所著《本草述》一书对本草学的重要贡献密不可分。其所著《本草述》以《本草纲目》为基础，从临床实际出发，精研药理，选取其中切合临床实用药物择优成书，其内容简约、精专，实乃由博返约、切于临床之佳作。《本草述》在药物排序上的创新，对药性药理的论述，结合临床医案的方式，实乃匠心独具，对后世本草学的发展、后人学习药物学知识做出了重要的学术贡献，是药物学发展史上一部重要的著作，在药物学发展史上占有重要地位。

第七章　叶志诜 ▷▷▷
——立中医之本，走宦官之道，积泽民之德

【导　学】

内容概要： 叶志诜不仅精于诗文、书法、金石收藏，还精于养生，通针灸，所辑的医学书籍颇多，对医学发展贡献很大。

学习要求： 掌握叶志诜的医学思想和理论；熟悉叶志诜所撰著作以及对医学的贡献；了解其生平、代表著作及其对后世的影响。

一、生平概述

叶志诜（1778—1863），字仲寅，号东卿，晚自号遂翁、淡翁，湖北汉阳人，清代中晚期著名的学者、藏书家、金石学家，也是"叶开泰"的第六代传人。

叶氏原籍徽州府黟县，于明初迁往江苏溧水塔山渡。在明代中后期，因湖北汉口镇逐渐成为豫、鄂二省的集散地，叶家看到了其中的商机，于1637年，精通医术的"叶神仙"带着儿子叶文机前往汉口，而后恰逢长江流域瘟疫盛行，叶文机竭力医治，救人无数，深得老百姓的尊敬，并受到了驻军简亲王的资助，后在汉口镇鲍家巷口租赁一店屋（今称"叶开泰"药店），悬壶应诊。

在过去，叶氏乃当地的名门望族，自叶志诜之祖父叶廷芳（叶文机之曾孙）开始，世代为官。叶廷芳，官至诰授中宪大夫，晋赠光禄大夫、建威将军。叶廷芳之子叶继雯，字云素，世人称之为"云素先生"，清乾隆年间进士，官至给事中。乾隆年间，与陈诗、喻文鏊并称文坛"汉上三杰"。而叶志诜之子叶名琛、叶名沛均科举入仕，以叶名琛更为出名，叶名琛曾担任过广东巡抚、两广总督、封疆大吏等重要的职位，在第二次鸦片战争时期，叶名琛被英军俘虏，幽禁在印度的加尔各答，因爱国情结绝食而客死异国。

叶志诜在家族的影响下，从小就展现出不同于常人的风采。《同治汉阳县志》中的《叶志诜传》曾对叶志诜有过以下的描述"叶志诜……生有殊恣，素称显业。侍其父给谏公，京师朝夕承庭训，于书无所不窥。阅览博闻，人罕测其涯"充分显示了叶志诜的聪慧过人。后来，叶志诜还师从翁方纲、刘墉等学者，学习金石文字，但其入仕做官之路却充满了坎坷，叶志诜多次参加科举考试却屡不中第，最后在嘉庆九年（1804年）

以贡生身份入翰林院，历任国子监典簿，主掌印章、监务、章奏文书等，兼署监丞、博士典籍，充国子监则例馆提调，后充国史馆分校、治河分校，仕至兵部武选司郎中。在其任职期间，常被人称赞为"清识秉正""两袖清风"，受到老百姓广泛的尊敬和爱戴，后在花甲之年返乡。

道光二十八年（1847年），叶志诜已经年近古稀，他来到其子叶名琛任职的地方——广东，在此养老。虽然已经到了暮年，叶志诜仍然笔耕不辍，没有一丝的懈怠，《汉阳叶氏医学从刻医集二种》就是在这个时期开始，陆陆续续地被刊刻，后来因为广东变乱，叶志诜仓皇逃回故里汉阳。他生平所收藏的文字古器因无法带走而荡然无存，叶志诜又重新回到了家乡，在1863年（同治二年）卒于家中，年享八十五岁。由于其子叶名琛为国家忠臣，叶志诜被晋封为光禄大夫，建威将军，体仁阁大学士，两广总督。

叶志诜博闻强识，不仅在诗文方面小有成就，还精通书法，并凭借家世，成为著名的金石收藏家，著有《平安馆藏器目》一卷、《平安馆碑目》八卷、《高丽碑全文》八卷。除此之外，叶志诜还精于养生，亦通针灸，所辑的医学书籍颇多，如《神农本草经赞》《观身集》《颐身集》《绛囊撮要》《信验方录》《五种经验方》和《咽喉脉证通论》等。

二、学术思想与临床特色

（一）　医学渊源

叶志诜虽然不是因医学而闻名，却与医药有着千丝万缕的联系。他出身于世医之家，通晓医理。其先祖创立的"叶开泰"药店，本着开万世之太平的宗旨，严格按照炮制要求，研制出了无数的优良药方，如参桂鹿茸丸、虎骨追风酒，在湖南、江西、陕西各省颇受欢迎，也远销港、澳以及海外。叶志诜乃叶氏第六代传人，虽然大部分的精力都投入到了仕途之上，但是对于"叶开泰"药店的重大事宜还是会参与过问，如《汉口夏志》中记载："汉阳祖遗药店，司会计者干没至巨万，志诜为弥缝而善遣之。"所以叶志诜与医药间冥冥之中就有着很多联系。

叶志诜曾在《咽喉脉证通论》这本书籍的序言之中提到："余试其方屡效，并制牛黄丸授病者，已二十余年。"这其中就提到了叶志诜曾经为患者诊治疾病，并且取得了很好的疗效。根据相关史料记载，叶志诜暮年时期到广东养老时，其子叶名琛为他修建了长春仙馆，馆内供奉着吕洞宾、李太白二仙，为其父修道扶乩，还在仙馆旁边修建了药圃以供他种植一些药物，从这里就可以看出叶志诜对于医药的浓厚兴趣，否则他的儿子也不用大费周折地修建药圃。

在叶志诜晚年时期，他所编撰的《汉阳叶氏医学从刻》开始被刊刻，主要包括了《神农本草经赞》《观身集》《颐身集》《绛囊撮要》《信验方录》《五种经验方》和《咽喉脉证通论》。其中《神农本草经赞》为叶志诜所著，《观身集》和《颐身集》为叶志诜编选，合编为《汉阳叶氏从刻医集二种》，此外还重刊了《绛囊撮要》《信验方录》《五种经验方》和《咽喉脉证通论》四种书籍。

1. 撰写《神农本草经赞》

《神农本草经赞》在 1850 年（道光三十年）发行，为叶志诜编写的一本本草学专著。后王楚才在为《神农本草经赞》作序言时，对这本书的大致内容做了介绍并且给予了很高的评价，其中描述道："汉阳叶大中丞封翁东卿先生，就养于粤东节署，老而好学，考古不衰，因取孙氏所编《神农本草经》，物物而为之赞。赞各四言四韵，音节之古，不可名言。又为之注，简而且明，使读本草者，浏览讽诵，不能释手。而其药之本性治用，了然于目，自有会心，不尤为神农功臣乎？"这段话说的就是《神农本草经赞》是以清代学者孙星衍所著的《神农本草经》为依据，将它的全部内容收录进来，然后对其中所提到的每一种药物都给出四字一句的赞语，并且自引诗赋本草释出其典，赞、注内容涉及药物的释名、性味、效用，对阅读本草之人来说简洁明了，使之爱不释手。

此书将药物分为了上药、中药、下药，其中上药为君，主养命以应天，无毒，多服久服不伤人，欲轻身益气不老延年者，本上经；中药为臣，主养性以应人，无毒有毒，斟酌其宜，欲遏病补羸者，本中经；下药为佐使，主治病以应地，多毒，不可久服，欲除寒热邪气破积聚愈疾者，本下经。"叶开泰"药店研制的成药大都来自于此书的上经和中经，所以有关"叶开泰"药店研制成药中的一些具有特色而功效显著的药物介绍见后附注。

民国年间，著名的医家裘庆元编著《珍本医书集成》时，就将《神农本草经赞》收录其中，还给予了诸多的赞语，言道："《神农本草经》原本甚少，叶氏别出心裁，用古博文字，每首撰成四字赞文。尤恐后人费解，又自如诠注，令读其书者，别饶异趣，于古经自然熟记不忘焉矣。"对叶志诜的新颖尝试做了正面的褒扬。

叶志诜在编撰本草书籍方面的成就的确功不可没，为后人理解本草提供了很好的帮助；此外，在其管理"叶开泰"药店时，充分地将其了解的本草运用在成药研制之中，如制成了参桂鹿茸丸、八宝光明散等著名的药方。

另外，古语有道"以史为鉴"，"叶开泰"的后身"健民制药厂"很好地诠释了这一句话。"健民制药厂"一直秉承着"健天下，民为贵"的堂训，积极研制中成药，为广大人民谋福利，其中以"龙牡壮骨颗粒"的研制最为轰动，获得了"全国儿童生活用品新产品金鹿奖"。"龙牡壮骨颗粒"由黄芪、党参、白术、茯苓、山药、麦冬、龟甲、五味子、龙骨、牡蛎、鸡内金、大枣、甘草等药物组成，具有健脾和胃的功效，对于小儿多汗、夜惊、食欲不振、消化不良、发育迟缓具有治疗作用。

龙牡壮骨颗粒上市以来畅销近三十年，临床上运用广泛，可用于治疗和预防小儿佝偻病、软骨病、儿童反复呼吸道感染、原发性骨质疏松症、功能性消化不良、小儿汗证等，为治疗全国儿童消化和骨关节疾病做出了巨大的贡献。

2. 编选《观身集》和《颐身集》

《观身集》和《颐身集》两本著作均是叶志诜将一些医家的医学文献综合而成，《观身集》是以"观"为主，所选取的文献主要与穴位、经络、脉象和骨骼相关；而

《颐身集》则以"颐"为主，主要选录的是颐养身心的气功和导引一类的文献。

《观身集》刊刻于咸丰三年（1853年），主要收录的是明清时期关于人体生理解剖方面的四本医学著作，其中包含了陈会的《全体百穴歌》、沈金鳌的《脉象统类》、沈绂的《十二经脉络》和沈彤的《释骨》。

其中《全体百穴歌》记载了十二正经和任脉、督脉的腧穴，如任脉的穴位歌"任脉中行正居腹，关元脐下三寸录。气海脐下一寸半，神阙脐中随所欲。水分脐上一寸求，中脘脐上四寸取。膻中两乳中间索，承浆宛宛唇下搜"。这些穴位歌诀不仅给出了腧穴的位置，还朗朗上口，易于理解记忆。但是其中记载的十二正经和任脉、督脉上的腧穴大多是位于上肢和下肢，只有少数的经脉上记载了位于躯干的腧穴，例如足太阳膀胱经中提到了位于腰背部的肺俞、肝俞、肾俞，足厥阴肝经中位于胸胁部位的章门、期门以及任脉中位于前腹部的关元、气海、神阙、中脘、膻中、水分。虽然与现代《经络腧穴学》中记载的穴位相比，有许多的遗漏之处，但是这本著作概括了大部分常用的腧穴，并且用"歌体"的形式展现，便于人们记忆。

同时《脉象统类》中关于很多脉象的记载也具有一些临床意义，如在文章的开篇，就将脉象总归为"浮、沉、迟、数、滑、涩"，根据这些脉象就可以分辨表里阴阳、冷热虚实、风寒燥湿、脏腑气血。并对相应的脉象做出了高度凝练的解释，例如文中提到："盖浮为阳为表；沉为阴为里；迟为在脏，为冷、为虚、为寒；数为在腑，为热、为燥、为实；滑为血有余；涩为气独滞。"这就将脉象与阴阳、脏腑、寒热、虚实结合起来，使得在临床诊脉时有一个大致的方向，不至于将阴阳和寒热混淆而谈。

《颐身集》最早由两广总督署于咸丰二年（1852年）刊刻，后来光绪三年又有萧山华莲峰重刊本，人民卫生出版社曾经于1982年9月将《颐身集》与他书合集出版，书名为《颐身集》，但是并未署叶志诜之名，也没有提到两者之间的关系。

《颐身集》包括了三本书和两篇论文，即《摄生消息论》《修龄要指》《勿药元铨》《寿人经》《延年九转法》。《摄生消息论》，不分卷，元朝邱处机撰，其内容按照春、夏、秋、冬四季，以天时季节，结合五行生克、脏腑学说讲述生活起居、摄身保健，以达到防病治病的目的；《修龄要指》由明朝冷谦启编撰，内容讲述四时调摄、起居调摄、延年、却病、长生以及八段锦、十六段锦医疗体育和导引等，其中有论有歌，简易明了；《勿药元铨》由清代汪昂所著，先讲述养生总论，再介绍调息之法、小周天、一秤星决等，后针对诸伤、风寒伤、湿伤、饮食伤、色欲伤等病症指出相应的保健养生法；《寿人经》也是由清代汪昂所著，内容包括了调理脾、肺、肾、肝、心的五脏决，以及望功决、长揖决、导引决，每个歌诀只有百字左右，简单而容易理解；《延年九转法》这是由清代方开所创的一种养生术，方开本人坚持此法练习，使得身体强壮，年过百岁，后人描述其"多力声如钟，七尺挺坚，撼志若铁"这充分显示了此类功法具有很好的强身健体功效。所以当时有很多人都效仿方开，练习"延年九转法"，都收到了良好的效果。这种功法主要是通过按摩胸腹部相应的腧穴，起到刺激经脉，促进气血运行的作用，适用于脾胃虚弱的老年人，比如平时出现食欲不振、腹部胀满、便秘等症状。

在明清时期，涌现了许多医家和著作。只有阅读过许多医药书籍，对医学充分了解并且有个人独特的医学理念，才能在千千万万本医学著作中选择出几篇优秀而又具有特色的文献，这也间接地显示了叶志诜博学多识，精通医理。

3. 重刊四本医书

叶志诜还对四本医书进行了重新刊刻，包括了《绛囊撮要》《咽喉脉证通论》《信验方录》和《五种经验方》。在这四本医书当中，《五种经验方》实则由叶志诜的祖父叶廷芳所编选并刊刻。

《绛囊撮要》刊刻于咸丰三年（1853 年），主要介绍了 405 种中药和 473 个方剂（其中包括附方 177 个），主要摘取的是医家的已验之方，分为发表、清热、泻下、利水、止汗、理气、止痛、温里、补益、安神等二十七类。

该书署名为清代的云川道人所著，根据其中的自序推断，该书成书于乾隆九年（1744 年）。叶志诜对这本书进行了刊刻，并且在此书的结尾记载到："此册相传得自江南，甘肃岷州学署有刊板。诸方皆经前人试验有效。然须选择真药，修合如法，无不痊者。"其中"选择真药""修合如法"与"叶开泰"药店的经营理念不谋而合。"叶开泰"药店在甄选原材料时十分地考究，例如选用鹿茸时，只挑选东北梅花鹿的关茸；酿制虎骨追风酒时，其虎骨一定要选购前有凤眼后有帮骨的腿来炖制虎胶，并要配以高度汾酒；制造参桂鹿茸丸时，要选购一等石柱参、正安桂和马鹿茸，铺以高丽参；制造八宝光明散时，所选用的麝香必须选购杜盛兴的，冰片则一定要求选用百草堂的。此外，在炮制的时候也要严格按照配方和操作规程，如制药酒，必须浸泡两年以上；每年入冬 3 熬胶，时间长达两个月，除了每种胶都要用上等的原料之外，其中的龟甲浸泡透以后，要一块刨去黑壳皮，又经日晒夜露，消除腥味。这些都充分地体现了"叶开泰"药店制作药材的过程十分地严格细致，而这些经营的理念与"叶开泰"的管理者也是密不可分的。叶志诜作为"叶开泰"的第六代传人，在其刊刻的医书中也充分地体现了重视药材质量和炮制的观念，在其管理药店时也将之付诸实践过程之中。

《咽喉脉证通论》分别于道光三十年（1850 年）、咸丰四年（1854 年）刊刻两次。这本书内容主要围绕喉科疾病，相传为宋代时异僧所传。本书总论咽喉诸证的诊断要领和治疗大法，并且记载了锁喉、重舌、气痛、乳蛾等十八种咽喉疾病的诊治、用药以及丸散验方。根据叶志诜的序言所述，他所依据的是该书道光七年（1828 年）在广州的重刊本，即仁和许乃济刻本。叶志诜自己道此书之方屡有效验，但是他来到广州之后，发现"广州书肆竟无知者，刊版散失久矣"。为了让更多人了解这本医书，叶志诜趁着刊刻《五种经验方》之际，重刻此书。

《信验方录》（附续信验方录）系咸丰四年（1854 年）由两广总督署刊刻，作者署名为请卢荫长。该书大约成书于 1804 年，是一本颇具有实用价值的方书，二书共收载了临床各科民间验方和成方约 200 首。此书在清代流传颇为广泛，版本也较多，其中粤东抚署于道光十年（1830 年）便曾刊刻。由于叶志诜未有相关的文字记述，所以其刊刻的原委及依据版本不详。

对于《五种经验方》这本医书的刊刻，有一些学者认为是由叶志诜来完成的，实则不然，这本书后来被证实是由叶志诜的祖父叶廷芳所编选并刊刻的。《五种经验方》主要是《痢疾诸方》《疟疾诸方》《全创花蕊石散方》《疔疮诸方》和《喉科诸方》五种医书的汇编，于乾隆四十三年（1778 年）编选而成。叶志诜分别于道光三十年（1850 年）粤东抚署与咸丰三年（1853 年）两广总督署先后刊刻两次。书前有叶廷芳自序，称这五种经验方"或切于人生所易犯，或拯人于不及防，或挽回于至危且急而至于死，俱不必诊脉案病，便可投药，其方虽出于古本，皆屡试屡验而无误者"。明确表明了这些验方疗效显著，能够救人于危及之时，并提出在遇到危及至生命的疾病时，不必细细诊其脉、辨其证，直接用验方急救其命，而后再辨证审因，慢慢调治，也就体现了"急则治其标，缓则治其本"的治病原则。

这些医书的撰写也反映了叶志诜身在京城心在"叶开泰"的那种难舍的情节。在《同治汉阳志》中直接提及了叶志诜对"叶开泰"药号的管理："汉镇祖遗药店（叶开泰药号），司会计者乾没至巨万，志诜为弥缝而善遣之。"即使对于贪污钱财的叶开泰药店员工，叶开泰也只是"善遣之"，并不狠狠报复。这是一种将贪污视为病态的救治观点。叶志诜当时是朝廷五品京官（郎中），但也在公务之余遥控店务。

（二）　叶志诜的浩大收藏

叶氏家族因"叶开泰"药店的巨额收入和子孙世代为官获取了丰富的资产，成为当地的名门望族，但是却不拘泥于此。由于席丰履厚，叶氏家族贾而好儒，纷纷地将商业资本转化为文化资本。叶志诜之父叶继雯，号云素，家藏图书八万卷，他与当时迁来北京朝贡的朝鲜燕行使者多有交往。而叶志诜本人也继承了其父收藏的爱好，酷爱藏书，搜罗古今图书甚富，其藏书楼名为"平安馆"，撰有《平安馆书目》。藏书印有"叶志诜即见记""居汉之阳""东卿校读""师竹斋图书""淡翁印""叶印志诜""淡翁""东卿过眼"等。

众多的收藏作品之中，以孤本方书《自在壶天》最具特色。"自在"是一种佛家用语，"壶天"典出《后汉书·方术传》之费长房故事，颇有医释道合流之意。通过考证方书中的钤印，本书除了被叶志诜收藏过，还被汪启淑、泰州官氏和邓之诚等名家收藏过，足以证明其收藏价值。

其收藏的图书中有《自在壶天》五卷，此书为中医方书类著作，清康熙孙继朔抄本，半页九行，行二十字，白口。此书抄于清康熙年间，而成书年代应该更早，此其"历史文物性"。根据《中国中医古籍总目》和文献调查，该书目前仅存此孤本，现藏于天津中医药大学图书馆。《自在壶天》的著者佚名，抄录者孙继朔，字亦倩，新安人，生平不详。根据孙氏序，其寓居广陵（今江苏扬州），"偶于友人秘笈中得见《自在壶天》一书，惜乎篇残简断，余检而读之，喜其博取而精备""因借录成帙，置列几案，以为救人之针筏可耳，但不识集此书者为何时人，且姓字里居俱湮没而无传，想亦家世相传而善精岐黄之学哉"。元代戴良作《丹溪翁传》，记其师朱丹溪所言："士苟精一艺，以推及物之仁，虽不仕于时，尤仕也。"这句话是指治病救人所立之功，等同于居于庙堂为国效力之功，即"医以活人为务，与吾儒道最切近"也。而《自在壶天》

记载了一千二百多首方药，其作用也是十分显著的。此书的价值体现在如下四个方面。

1. 博取众方，剂型完备

孙氏在《自在壶天》中提到该书"博取而精备，内外大小以及怪疾兽病无一不登，有古方，有秘方，有今古同参方，又有煎剂方，丸散方，并针灸膏酒等方"，诸方首于"阴症伤寒方""伤寒发狂方""伤寒结胸方""发散伤寒方"等伤寒类方，止于"猫病""驴马疮""六畜病"等兽病类方。并且其剂型多样，例如有煎红丸、解毒丸、乌鸡丸等丸剂，回生散、温肾散、香附散等散剂，太真五红膏、暖脐膏、固精膏等膏方，如圣丹、五仙丹、至宝丹等丹剂，蕲蛇酒、桑椹酒、固本酒等酒剂，各种剂型几乎是一应既全。而叶志诜作为《自在壶天》的收藏者，加之其本身在医学方面就小有成就，所以在经营"叶开泰"药店时，成药的形式也是多种多样的，譬如有虎骨追风酒、参桂鹿茸丸、八宝光明散等。

2. 以症统方，一症多方

《自在壶天》中卷一以伤寒温病内科方为主，卷二以妇儿为主，卷三以补益养生方为主，卷四以五官疗疮外科方为主，卷五以解毒怪疾兽病方为主。虽然内容诸多，但是编排有序，均体现了"以症统方"的原则。《自在壶天》中孙氏也道："病惟问症而授药，如某病用某方而得宜，某方用某药而得当。且某病类于某症，不可一例，而医某症大不同于某病，实可触类而通，则世之疾痛沉疴，未必无补也。"这就体现了《自在壶天》这本方书是以症为主，统领诸方的。

除了以症统方之外，《自在壶天》还体现了一症多方的特点，并且大多是单方，便捷易行。其中不乏简便精当的单方验方，例如阴证伤寒，一症便有八方。

真麝（一钱）饭研成块，置脐内。将鸡蛋七个煮熟留滚汤内，现取一个去空，罩脐上令麝气入腹，冷再将热蛋换。罩五六个，其人必回阳发狂，力大不可言，着四人守其手足，令蛋冷，其人自定。用七个，其人自活无恙矣。

又方，白蜜（半盏）、黄酒（一盅）煎热服即时出汗。

又方，绿豆（一两）、麻黄（八钱）为末，每用一钱，新汲水下，即汗。

又方，松节捣碎，好酒煎服，立刻回生，小便自出效。

又方（治手足俱黑），黑料豆（三合，炒熟），好酒一斤，烹熟热服，神效。

又方，醋炒麦麸，包熨脐上，被盖出汗愈。

又方，白面（七合）、石灰（三合），水调，打成锅饼，贴紧脐上即好。

又方，大葱（连根一勋），捣炒熟，分两绢包，频换熨脐立愈。

3. 注重养生之法

道家以"壶天"谓仙境、胜境；医家以"悬壶"谓行医卖药。《自在壶天》中的"壶天"之典，乃出自于《后汉书·方术传下·费长房》。

费长房者，汝南人也，曾为市掾。市中有老翁卖药，悬一壶于肆头，及市罢，辄跳入壶中。市人莫之见，唯长房于楼上睹之，异焉，因往再拜奉酒脯。翁知长房之意其神也，谓之曰："子明日可更来。"长房旦旦复诣翁，翁乃与俱入壶中。唯见玉堂严丽，旨酒甘肴盈衍其中，共饮毕而出。翁约不听与人言之，后乃就楼上候长房曰："我神仙之人，以过见责，今事毕当去，子宁能相随乎？楼下有少酒，与卿为别。"

佛教以心离烦恼之系缚，通达无碍为"自在"。《自在壶天》中的"自在"即是此意，所以此书中也记载了颇多道家炼丹神仙增寿之法和养生之术。于中医内外妇儿分类选方及怪疾兽医方分作一类外，第三卷又将养生补益单列一类。其方如"仙经炼服不老丹法""参苓造化糕方""神仙增寿丹方""周王百子丹服之固精明目种子神良""补养身龙方""固定真引子""益寿地仙丹方""移刺相公神仙保命金丹方"等，与道家的炼丹如出一辙。

4. 药名俗写，贴紧临床

《自在壶天》中有大量药名俗写之处，例如将"石膏"写作"石羔"，"槟榔"写作"梹榔"，"僵蚕"写作"姜蚕"等。此处，药名俗写并非指的是药物异名，药物异名是指同一种药物在不同本草书籍中可能有不同的名称。药名俗写则多系医家临证习用之名，多数为同音或者音近关系。足见著者撰此书为临床实用，为救人之针筏。而叶志诜曾经收藏了这本医书，对其中中草药的俗称、功效、临床运用也相当地了解，所以对其撰写《神农本草经赞》提供了很好的理论来源。

当然，叶志诜的收藏远远不止这一本医书，还包括了各种各样的书籍、古董、字画。叶志诜文化深厚，曾获皇上嘉奖，在《同治汉阳志》中这样描述："十六年（1811年）恭值仁宗巡幸五寨，以军机子弟不与，召诜进献画册、颂册，特拜文琦之，赐奉旨人文颖馆行走。二十四年（1819年），恭逢六旬万寿，编写千字文诗祝禧，并邀宸赏。"这些浩大的收藏品就寄放在其藏书馆内，即"平安馆"，而关于"平安馆"的由来和改修还有一段丰富的历史：叶志诜之父叶继雯，在宣南最早居住于孙公园内，后来迁居于不远处的虎坊桥。这是一处较大的宅院，曾经在此居住过的名人不计其数，例如有清代名臣监察御史张惟寅和大学士刘权之、王杰等人，后来此处归叶继雯。著名的叶氏家族藏书地"平安馆"指的即是此处，后来此宅传与其子孙叶志诜、叶名沛、叶名琛等人，而最终叶氏后人将此邸宅的大部分捐为会馆，后又在曾国藩的主持下经过一番修整，就成为如今非常有名的"湖广会馆"，位于北京市宣武区（现西城区）虎坊桥3号。由于有许多清代名人在此处居住过，所以"平安馆"周围的人文氛围特别地浓厚，也与其收藏的众多文物是遥相呼应的，都具有很深的文化意蕴。

（三）叶志诜的文学情结

1. 叶志诜的书法成就

叶志诜学识渊博，不仅在医学、金石、收藏方面颇有成就，还精通于书法。叶志诜书法工隶、楷，其隶书法度严谨，结字安和，用笔工稳，其波磔笔画较温润，笔意浑厚，气象拙朴，汉隶韵意甚浓，但是突破意识不明确，故自我面貌不明显。其小楷清逸娟秀，不失神韵。应该说叶开泰有了如此精通中华文化者的领航指导，自然会成为中国一流的名企。

在《同治汉阳志》中记载道："善书法，湖北黄州东坡赤壁有其85岁（虚岁，去世前当年）时所书的'一笔寿'字石刻嵌于左壁。其书法作品甚多，主要有《简学斋文集》《平安馆诗文集》《金山鼎考》《稽古录》《识字录》等。"

2. 叶志诜的金石成就

"金"即"铜"，指铜器，其上有铭文；"石"多半指"石刻"，即有文字的石刻。金石学是指中国古代传统文化中的一类考古学，主要研究的是前朝的铜器和碑石，特别是其上的文字铭刻和拓片。金石学早在汉朝就已出现，宋朝和清朝发展到高峰，距今已有一千多年的历史。

《同治汉阳县志》中《叶志诜传》曰："絜师翁覃溪学士刘石奄栩国，肆力金石文字。凡三代彝器及古篆籀源，流漆以图。籍贯穿六书，搜剔辩证，剖释无滞。虽郑夹际、赵明诚未能过也。"说明叶志诜是师从翁方纲和刘墉等著名的金石学家，对于金石的研究和剖释十分地深入，能辨其源流，剖析毫芒，其成就也是有目共睹的，并著有《湖北金石录》《平安馆金石文字》《金山鼎考》等金石类书籍。

叶志诜有关金石的种种经历，以及其本人对于一些古物的研究和相关著作，无不体现了此人在金石方面的天赋和造诣。这也证明了叶氏虽然世代为商，经营管理着"叶开泰"药店，同时也充分培养叶氏子孙在医学、文学、收藏、考古、入仕等方面的能力，使其为商却不拘泥于商，更好地使叶氏家族发扬光大、垂名青史。

（四） 叶志诜的乐善好施

古语有云："不为良相，便为良医。"而"叶开泰"药店"医而仕则优"，从第四代开始，每一代叶氏传人皆为官，饱读诗书，才华横溢，与民为善，造福社会，缔造了"即为良医，又为良相"的传奇。

叶志诜身为"叶开泰"的第六代传人，自然从小就被严格要求，对这些优良的中国传统美德耳濡目染，在其做官时将造福社会发挥到了极致。《同治汉阳县志》中《叶志诜传》曾描述道："戊申（1800 年）、乙酉（1825 年），楚大水，汉阳西北乡堤卑且薄，闸堰皆废。城东南濒江田庐，恒苦涨缮堤则无力。志诜坐绅者筹议，首行捐资。事乃毕，举既成闾邑，始获奠安。"此段主要讲述的是：汉阳发大水时，叶志诜和其他官员商议如何筹集款项来救灾济民，"在其位，谋其政"；叶志诜作为父母官，无时无刻都心系着老百姓，体现了他崇高的品德。叶志诜的善举还广施于人，曾经居住在京城的一个宦官家，因家境衰败，只好卖女给别人家做童养媳，叶志诜知道后，花重金将该女子赎回，并视为自己的孙女一般，待该女长大后，叶志诜亲自为她择亲婚配。

此外，《叶志诜传》中还提到："黄州郡郭西南青云塔，形家谓今楚人文所系，岁久颓圮，志诜自诸大府筹费重修科目，于是大振汉阳。城西石榴花塔重葺，亦捐资助成，以表清芬。又约都人士首捐资，采访节孝，凡辟壤无不循得，千余人为之请题，旌表建坊他济贫孤，救饥困，施殆不胜计。"可见，叶志诜除了在天灾降临于汉阳时救百姓于水深火热之中，还通过召集各路人士来筹集资金，以便修缮青云塔、石榴花塔，使汉阳的人文古迹得以完好地保存下来，不至于消失殆尽。如今，汉阳因"古琴台""晴川阁""归元禅寺"等名胜古迹和历史名地而吸引了大批的游客，促进了当地的经济发展。以此推之，当时叶志诜筹资修缮各种古老的城塔，也会在一定程度上推动当地的经济和文化发展，这些无不体现了叶志诜的恪尽职守和乐善好施的高尚品德。

三、小结

回首叶志诜的一生，少年时就被称作"生有殊姿，夙称慧业"，又师从一流学者翁方纲和刘墉，后又科举入仕，任国子监典簿，为百姓父母官而尽职尽责。在其暮年之时，没有丝毫懈怠，忙于编撰各种医书，并研究金石，勤练书法，收藏了众多珍贵的书籍、古董和书画，虽然已到古稀之年，仍然广交诗友，诵明月之诗，歌窈窕之章。他这一生虽忙碌，但却成就了他，完成了一幅伟大而璀璨的画卷。

第八章　王和安 ▷▷▷
——主中西汇通，重扶助阳气，倡扶正祛邪

【导　学】

内容概要：王和安倡导中西医结合，重视阳气在人体内的重要作用。

学习要求：掌握其中西医汇通思想；熟悉阳气在人体内的作用；了解其生平、代表著作及其对后世的影响。

一、生平概述

王和安，字秉钧，民国时期湖北省郧西县人，生卒年及生平事迹多无从考证。

王氏潜心于仲景之学，且精于临床。民国初年在武汉从医，在汉口设有医寓，是当时著名的经方派大家，享有较高盛誉。1929 年 2 月，余云岫提议废止中医中药，激起了全国中医药界的抗议，王和安积极参加到维护中医的队伍中。迫于多方压力，南京国民政府最终放弃了废止中医中药的提案。为了自强，也为了中医药的继续发展，中医界又向国民政府请愿，希望能成立"国医国药特别管理局"和"国医国药整理委员会"。1930 年 5 月，最终获准成立了"中央国医馆"，作为湖北省汉口市代表的中医王和安，担任了国医馆的理事。1933 年 4 月，湖北省成立了国医分管，同年 7 月，王和安受湖北省国医馆的推举，着手筹办汉口中医医院，与冉雪峰等筹办湖北中医学校，他们共同为湖北中医的生存与发展做出了重要贡献，并成为当地中医界的中流砥柱。

王和安一生精研仲景学说，主要著作有《伤寒论新注》与《金匮要略新注》（1929年 9 月汉口武汉印书馆出版）。王氏中医经典功底深厚，精熟传统伤寒注疏，广征博采，在他的《伤寒论新注》中，共引用四十多位医家之言，近 250 处之多，主要集中于唐容川、吴谦、程应旄、程知、陈修园等医家或著作。曹炳章在《历代伤寒书目考》谓《伤寒论新注》为"用科学论理发明"，张锡纯在《医学衷中参西录》中引用王氏对《伤寒论》的见解不下十处，其后，范中林等医家亦有引用。王氏对于《伤寒论》学说的整理与探索，也成为民国时期中西医汇通思想中的重要篇章，在当时颇具影响力。

二、学术特色与临证经验

王和安的主要学术观点与唐容川一脉相承，以中西汇通的观点和方法来注释《伤寒

论》。他提倡中医科学化，即要以科学的方法来整理发展中医学。在民国时期这场轰轰烈烈的中医抗争求存的运动中，王和安不但为维护中医事业的发展做出了贡献，同时也在发扬和整理国医学术上卓有建树。然而他的著作与学术几乎被历史的尘埃所湮没，《全国中医图书联合目录》与《中医文献辞典》等多无收载，但是他的许多学术思想值得我们学习和研究。

（一）　主张中西医汇通

王和安身处民国时期，当时西方医学在中国大地已经逐渐传播开来，王和安虽然立足于中国传统文化与中医学，但是他并不故步自封，并不排斥西方文化与西医学，相反，他主张吸取西医的精华来补充中医的不足。

1. 主张中西医互通互补

王氏认为仲景重气化而略形质有其历史原因，而后世医家因循守旧走入歧途，借用哲学理论穿凿附会，乃至精义晦而不显，成为玄学。他认为中医重气化，西医重形质，中西医是同一事物的两个方面，二者是可以互相沟通的，如："谈中医者重气化，谈西医者重形质……气化即形质之气化，形质即气化之形质，形上形下为物不二。西医之精者必进言气化，中医之神者何尝离乎形质耶？"他明确表示，中西医只是观察角度和研究重点不同，不存在对立，可以沟通并互补，在较高的层面上更需要这样的互补。他认为，中医《伤寒论》后世的注家脱离人体形态结构，存在穿凿附会之弊端，而西医对人体的功能变化的认识存在不深不透之弊端。因此，他认为，医者一方面应"由器识道"，力求运用西医解剖、生理、病理等基础学科知识阐明仲景伤寒学说之机理；另一方面应"因道识器"，应尝试运用仲景伤寒学说推演补充西医生理、病理机制，乃至解剖结构。

2. 借助近代西方医学的解剖、生理、病理知识来解释《伤寒论》的六经各证

他在《伤寒论新注》中说："阳明主津液，津液之纯粹者为淋巴液，起于肥肉层之淋巴结，含热内返，蕴于膏油，为太阳气之所由阖。外邪侵及肥肉，微恶寒或背恶寒、身痒、呕不能食、下利，为阳明虚寒症。郁正阳于肥肉以内，积盛而外发为热蒸自汗；内蒸为口渴目痛鼻干。热灼油燥，为潮热、谵语、胃家实、大便硬，即化为阳明实热症。"这就是以西医淋巴液回流受阻一说来阐释伤寒阳明经证、腑实证，郁而化热等的病机。

3. 从中西医汇通的角度来分析六经的实质和传变

他认为六经是十二经络中同名的手经和足经，在《伤寒论新注》中，他不仅于六经要义各篇首叙同名经络之循行络属，还努力将经络落实到人体解剖结构，并以此来解释六经的生理和病理现象。例如，他认为经络是"膜丝管"、阳明经是淋巴干管，认为"脉外附以平滑之膜丝管，所以通气，气行脉外，以膜丝管为气道。凡气道之所汇萃，膜丝管之比合较为疏松、道路较为宽大者，统名为经。经者，径也，谓真气流行之径路也"。对于六经传变，他亦以解剖部位的深浅来解释，如他在本书中说："一二日在太阳，即皮肤；二三日在阳明，即肌肉；三四日在少阳，即膜膈；四五日在太阴，即腹；

五六日及少阴，即胞脏；六七日终于厥阴，即筋骨……"

（二）重视扶助机体的阳气

寒温之争在中医发展史上一直方兴未艾，对此，王和安无论在理论上还是在临床上均持重阳气的思想。

1. 强调阳气对人体生命活动的重要性

他认为元阳决定人的寿命。他说："人身元阳受自先天，合元神元气蕴蓄于命官，为人身寿命之根。"他还认为水谷精微的吸收利用必须依赖阳气的作用。他说："水谷津液必经物理的变化输入膀胱后，再受元阳与胞血中天阳起化学的变化，化气上腾于口为津，方能止渴，漤水不能润肤，反以为害也。"

2. 他认为阳气与疾病的病因、病机和治疗息息相关，甚至是取决于阳气

他认为疾病的产生始于阳气虚弱。他说："病象万端，无不始于正虚，成于邪郁。正即本身阳气……大率因风夹寒，足以杀正阳卫外御邪之抵抗力，破藩篱而进攻。"他指出杂病绝大部分属于寒湿，在《伤寒论新注》一书中说："故杂病为寒湿者占大多数，间有营卫被郁，化燥、化热、化火者，或在外，或在上，而其内、其下仍属寒湿。施治者多从在内在下之寒湿立法，不纯以在外、在上之假热、假火、假风、假燥为的。"病情轻重亦由阳气盛衰来决定，他说："邪轻病浅，正阳犹能积盛为热，透围而出者，病速而易愈。邪重病深，正阳不能积盛为热与邪竞胜者，病缓而愈迟。"因此，在治疗中，他擅于以温热之法来治疗疾病，并好用大剂量的附子来扭转病机。王和安虽重视阳气，但是并非偏执，他非常重视阴阳互根互用的关系。他在《伤寒论新注》中说："津液非阳热不能运化，阳热非津液无所潜藏。欲泻郁热必顾津液，津液足则化气多，而余热可泄……阴虚者益以伤阴，阳虚者益以伤阳，阴伤则阳无所附，上浮外越，阳伤则阴无以化，上燥下水，或外燥内寒，而成阴阳乖离之坏症。"他的这种重阳理论与用药风格对当时的中医界产生了一定的影响，如其后擅用大剂附子的医家范中林在"太阴证泄泻"医案中就引用了他的论述，可见王和安对范中林的学术思想及临床用药风格也产生了很大的影响。

（三）重视扶助正气，激发人体自愈力

重视固护正气，这是中医学说中的一个重要内容和特征。这一点在王和安的学术思想里有充分体现。

1. 王和安认为张仲景的辨证处方均以正气为着眼点

他认为桂枝汤即是以扶正托邪为立方目的。他说："总之，除邪以正，扶正之法视正气独强独弱之所在，量为补泻，使适于托邪而止。如太阳病，发热汗出者，此为营气较弱，而被邪风抑郁，故发热，卫气疾行，较营为强，强卫并入弱营之外部，依其热蒸，挟液外泄，故使汗出。欲救营分所受邪风者，宜桂枝汤。扶营弱以合卫强，营卫和合，邪风自除。此扶正适于托邪之一例也。"

2. 以正气学说来解释中医对生理、疾病及治病愈病过程的认识

他认为疾病能否痊愈，取决于人体自愈能力，药物的主要作用是扶助人体自愈能力，医生也应当根据人体自愈能力的强弱确定治则。他指出："用药治病，非药力果能愈病也，凡人身有病，各以性灵作用，正与邪搏，具有自愈能力，此能力各依另因而有强弱，施治者即以药力扶助自愈之能力以胜邪，其用法之先后缓急，治本治标，全视乎正气可能胜邪之程度，所谓审机也。如此节外症治里，以不扶里阳，不能胜外病也。仲景论难治死症，皆以正气胜邪之程度为准。解此义乃可读圣书。"在民国中医近代化与科学化的进程中，王和安对正气学说的这种凝练和总结，对中医学术发展具有重要贡献。

三、小结

王氏一生潜心研究仲景之学，并且精于临床，是近代著名的经方派大家，享有盛誉。为了捍卫中医，参与反对废止中医案的抗议活动，其与名医冉雪峰筹办湖北中医学校，为湖北中医的生存与发展做出了巨大贡献，并成为当地中医界的中流砥柱。其立足于传统中医学，并不故步自封，不排斥西方文化与西医学，主张吸取西医之精华来补充中医的不足。重视固护阳气，认为疾病的产生始于阳气虚弱，这种重阳理论与用药风格对当时的中医界产生了一定的影响。重视扶助正气以驱除邪气，认为张仲景的辨证处方以正气为着眼点，疾病能否痊愈，取决于人体自愈能力，药物的主要作用是扶助人体自愈能力，医生应当根据人体自愈能力的强弱确定治则，这个内容已经成为中医学说中的一个重要组成部分。

（文章引自王致谱、龙汉才点校《王和安伤寒论新注》）

第九章 蒋玉伯 ▷▷▷▷
——倡参合病机，主病证结合

【导　学】

内容概要：蒋玉伯致力于中医教育，言传身教，为中医药一代楷模。临床治疗审机与审病结合，辨病与辨证结合。

学习要求：掌握其临床治疗特色；熟悉其教书育人的理念；了解其生平、代表著作及其对后世的影响。

一、生平概述

蒋玉伯（1891—1965），字成瑞，湖北省枣阳县（现枣阳市）人。

蒋氏自幼随父学医，同时接受新式学堂的教育。1906 年毕业于本县高等小学堂，继而赴武昌求学。1921 年 3 月，经友人介绍至北京图书馆从事编辑工作，颇受新文化运动的影响。1923 年他在北京考取中医开业执照，1927 年迁回武昌专业从事中医。1933 年秋，湖北国医专科学校迁武昌北城角，蒋玉伯任该校教务长兼内科和药物学教授。1938 年 8 月，湖北国医专科学校停办，他携全家返枣阳县，创办了私立复兴中学，任该校董事长。1939 年 12 月，日寇迫近枣阳，他激于民族义愤，经旧友介绍随军看病，曾任伪均县和竹山县县长，共一年。他深感当时军政官员相互倾轧，派系斗争激烈，非一般人所能为，遂于 1941 年 7 月辞职，迁家至郧阳，专行中医业。1945 年抗日战争胜利后，迁回武昌行医至全国解放。1951 年起，蒋玉伯曾先后担任武汉市卫生局中医考试委员会委员、武汉市中医学会主任委员、中南卫生部中医委员会委员、中央卫生部中央卫生研究院专门委员、湖北省政协委员、湖北省人大代表，并被特邀参加第三届全国政协，列席了全国第三届人民代表大会。1955 年 1 月任湖北省中医进修学校第一副校长。1960 年 9 月起任湖北中医学院（现湖北中医药大学）副院长。蒋玉伯著述颇丰。

主要著作有《中国药学集成》《针灸疗法经穴证治备考》《内科学讲义》《妇科学讲义》等。

二、学术特色与临证经验

(一) 学术特色

1. 束发立志，白首不渝

蒋玉伯幼年受其父蒋鹏程（系县粮行经纪人兼业中医）的影响，立有学习中医之志。他在《中国药物学集成》自序中写道："余自束发读书，鉴于国医之衰微，即在志于斯道，每于课余之暇，辄读医书，不忍释手。"在北京图书馆任编辑期间，蒋玉伯如鱼得水，如饥似渴地涉猎很多医学著作，并做了大量的读书笔记，为他日后成为著名的中医学家奠定了深厚的理论基础。

他任竹山县长时，正值当地瘟疫流行。他一边为官断案，一边为民治病，求治者络绎不绝。尔后，他根据疫情处了两方：一方用以预防，一方用以治疗，让人抄成"布告"，张贴于城门，深受当地百姓的欢迎。因此，他辞官离竹山县时，送行者长达一里多路。蒋玉伯为自己立下"出门看病，进门看书，治病救人，其乐无穷"的不渝之规，他不畏严寒酷暑，潜心攻读医学著作，刻苦钻研医学理论，精心为人治病。广罗博采，善取各家之长，触类旁通。他历经十余寒暑，四易其稿，所著的《中国药物学集成》一书，三十五万余言，不仅引用了古今中外医学著作及参考资料达96种之多，而且记述了个人的临床体会。1935年，该书由国医研究社出版后，受到当时中医药界的盛赞。上海市国医公会负责人盛心如为其作序曰，"《中国药物学集成》一洗旧时流弊""可谓博而约，简而赅，浅而显，用而切，诚为将兵之韬略也……医者可备为肘后""年令有志学无志""健在不休死后休"。蒋玉伯为中医事业终身勤奋，就是在逝世前不久，他还在孜孜不倦地读书、整理、撰写个人医案，以留给后人。

2. 兴办教育，桃李芬芳

蒋玉伯从切身的经历中认识到："一个国家，一种事业之兴旺，必须致力于人才的培养。"他为中医人才的培养做出了卓越贡献。

1933年，他在担任湖北国医专科学校教务长期间，充分发挥了办学之才干。他治校强调一个"严"字，狠抓一个"管"字，并极力提倡艰苦创业的精神。他经常勉励学生："要珍惜学习机会，学好本领，为继承和光大中医事业，为四万万同胞服务。"

他十分重视临床教学，强调理论联系实际。他要求教师授课时，尽量运用典型病例进行直观教学，以帮助学生巩固所学的理论知识。他在学校里开设了1个门诊室，由教师轮流带学生临床见习，并要求学生做到眼到、口到、耳到。门诊室每天接诊患者三五十例不等，既是临床教学的课堂，又是为社会服务的场所，深受学生和患者的欢迎。

为了扩大学生的视野和知识面，他在办学经费十分困难的情况下，重视学校图书馆的建设。据曾在该校就读的武汉同济医科大学的夏幼舟老师回忆："当时该校的医学著作齐全，参考资料丰富，可说是应有尽有。"

湖北国医专科学校自创办至1937年共招收学生七届，193人，这在当时来说是一个很可观的数目，为湖北省中医事业的发展做出了不可磨灭的贡献。

　　蒋玉伯担任湖北省中医进修学校第一副校长和湖北中医学院副院长期间，已年逾花甲。他除担负大量的临床任务外，还经常深入学生之中，指导他们的业务学习。他一生培养了成百上千名学生，这些学生继承了蒋先生为中医事业献身的精神，发展了蒋先生的学术思想，在各自不同的岗位上为中医事业做出了贡献。

　　湖北中医学院已故教授黄绳武，是全国著名的中医妇科专家，当年就读于湖北国医专科学校。黄教授曾说过："我之所以能在中医妇科学方面有所造诣，应感谢先师蒋老的指点。"象黄绳武这样的事例不胜枚举。

3. 博采众长，卓有见地

　　蒋玉伯善于取古今中外各家之长，融会贯通，取其精华，弃其糟粕。他在《从中医阴阳学说探讨人生理病理和诊治规律》论文中指出："阴阳学说涵义甚广，义理幽深，变化无穷，既为人之根蒂，又可以指导临床实践，掌握治疗规律。"并告诫医者："必须穷究此中奥妙之理。"

　　在临床实践中，蒋玉伯不存在门户之见，不持骑墙之说。对待前人经验，他既择其善者而从之，又有个人创见。他重视中西医双重诊断，主张辨证与辨病相结合，按中医的理法方药进行治疗，这在当时是难能可贵的，他常说："治病之法，有虚实寒热，气血上下之分，透得其情，按脉审证，依法立方，则治一病之法，可以旁通治诸疾，故方贵简约则熟练而力专，繁多而散漫而力薄矣！"

　　蒋玉伯不仅擅长内科、妇科，而且擅长针灸，治疗中，他常"针药相济"，速取奇效。蒋先生还根据前人的经验和个人长期的临床实践，探索出一些带规律性的针灸疗法。如胃痛病者取足三里、梁丘，心脏病者取神门、通里，咳喘、胸痛者取太渊、鱼际、孔最，肝区痛者取行间，配阳陵泉，脾区胀痛者取阴陵泉，大肠病腹中切痛者取巨虚、上廉，小肠痛者取巨虚、下廉。膀胱病，小腹偏肿而痛，以手按之即欲小便而不得者取委中，肾脏绞痛者取涌泉配肾俞等。上述疗法应用于临床，均能取得较好的疗效。

　　蒋玉伯不仅精通医理，而且对药物学的研究颇深。他说："医知病理，而不知深究药物，不能收十全之功，古人之用药如用兵，则药物之重要可知矣！"因此，他主张方与药，似合而实离，常于临诊自立处方。他又说："若夫按病用药，药虽切中，而立方无法，谓之有药无方，或宁一方以治病，方虽良善，而其药有一二味与药不相关者，谓之有方无药。""故善医者临证，必先审证求因，辨证论治，法定方来""凡立一方，分观之而无药弗切于病情，合观之而无方不本于古法，然后用而不效，则病之故也，非医之罪也"。

　　临床治疗中，蒋先生常以单方单药取效。如他用白蔹以治疗妇女阴中肿痛，赤白带下；用慈菇以治恶疮肿块，内服外敷均可；木鳖子煎水熏洗内外痔、脱肛、痔漏、红肿流脓，收效颇捷；玉簪花根捣汁敷治乳痛等，用之颇验。

4. 医德高尚，死而后已

　　蒋玉伯继承和发扬了中国历代名医家的高尚医德思想，用毕生的精力留下了许多动人的医德医风的范例。蒋玉伯一生接诊的患者成千上万，其中有孙中山、董必武、王任重等重要人物，更多的是一般老百姓，有国内各阶层人士，也有国际友人，他都能做到一视同仁，"普同一等"。

他在 1925 年 2 月 25 日的《顺天时报》上发表"对孙中山病状之研究"一文中写道："余告中医应诊者，宜考察精确，审慎处方，标本兼治，勿养痈贻患，以误病者，而贬损中医之价值。"他对前人的经验，注重在批判的基础上继承，做到既继承，又有创新。如在药物研究方面，他认真查阅了从《神农本草经》到历代本草著述，从汉代张仲景的《伤寒论》到清代徐灵胎医书十六种，从祖国医学著作到日本汉医经验方，以及《俚俗药方集》《国书集成》《汉法医典》《汉药实验谈》《动物学》《植物学》《矿物学》《万国药方》，乃至《满蒙杂志》等，著成《中国药物学集成》一书。他在该书自序中写道："吾国之药，始于神农本草，历汉唐宋，代有著述，至明之李时珍集本草大成。而本草一书，系乏善本，考各家所论药性，非简而寡要，即广博而庞杂，臆说附会，衅瑕百端，或偏于五色脏，或杂用腐败秽物。既不明化学之原理，复不合卫生之主旨。"蒋玉伯为民治病，终身勤奋，哪怕是在重病垂危之际，也不懈怠。

1965 年初，蒋玉伯因长期积劳成疾，患重病在家休养。当时的湖北省卫生厅为此写了一张"布告"，张贴于他家院门首，以谢绝前来求治的患者。但患者仍不断求诊，蒋老来者不拒，带病工作直至生命之最后一息。蒋玉伯将毕生精力都奉献给了他所热爱的中医事业，医德高尚，死而后已，因此倍受人们的崇敬。

（二）临证经验

1. 审机与审病结合

对内伤杂病的治疗，蒋玉伯根据各种疾病的病机特点，强调紧扣病机，因病施治。

如对咳嗽的分析，蒋玉伯指出："治表者，宜辛温以散邪；药不宜凉，凉则病气留连不解，变生他病，故忌寒凉收敛；治里者，宜甘寒以生津，甘润以养肺；药不宜燥，燥则热邪愈炽，咳嗽反甚，故忌用辛温燥热；表病固当发散以驱邪，若病人体虚者，又当补中气而佐以和解，若专于发散，肺气愈弱而病反增；治里虽宜滋润以养阴，但亦有因命门火衰，气不归元，或脾胃虚寒之症，则参芪桂附在所必用；如咳因于热者宜清之降之，因于湿者宜渗之利之，因于食者消之，因于气者化之，随症施治；至于老年虚人，又当以温养脾胃为主，兼治标病，若急攻其邪，必生它变。"

📖 医案举例

陈姓小孩，年三岁，患咳嗽、发烧、呕吐、泻泄，骨瘦如柴，脉弦细滑数，指纹色微紫，予曰："此系外感风寒，伏热停积所致，最可虑者，脾胃已败，正气甚微，既不能解表，复不能清里，甚为棘手。"遂用疏风化滞之剂，如葛根、秦艽、桔梗、鸡内金、川连等药。服一剂热稍退，但咳嗽呕吐泻泄仍未缓减，复就前方加冬术、法夏。服一剂呕吐渐稀，身热渐退，但仍咳嗽、泻泄不止，头部发高热，病势甚危，病家仓皇失措，就余决断生死。余静视良久曰："此儿胃气尚存，不过脾阳衰败，不能落药，本属上绝下脱，最为难治之症，欲脾胃健运，非先固脱不可，但若固脱，咳嗽必剧，此时不得不避重就轻，识用西洋参、漂冬术、五味子、鸡内金等药补中固脱，肚脐上贴五倍子末。方既拟就，复延一医诊视，某医谓其脾胃虚塞，非用桂附大剂温补不可。病家处此，尤无主张。复求余，余曰："如以桂附温补，则误人不浅。"遂用前药煎服二次，翌晨吐泻俱止，而咳嗽果然益剧，复用前方加桔梗、尖贝，连服三剂痊愈。

而针对肺痈，蒋玉伯指出："肺痈之病，脉数而实，盖以风中于卫，呼气不入，热过于荣，吸而不出，风热凝滞，蓄结为痈；其证见恶寒口干，胸中隐隐痛，咳而胸满，时出腥唾者是也。宜速治之，久则吐脓如米粥，始萌可救，脓成难治。"

📖 医案举例

妇人，年三十岁，色白肌瘦，咳唾脓血，有时便脓，胸中隐痛，脉象滑数，舌苔淡黄，知患肺痈，用苇茎汤加人参、杭芍、苡苌、甘草，服二剂，咳嗽渐稀，便脓亦少。因久病气血大亏，法当先补气血，兼用行血化脓之剂，拟黄芪、当归、杭芍、薏苡仁、人参、知母、苡苌、甘草等药加减，连服十余剂，稠理月余而愈。

对肺痿，蒋玉伯指出："《脉经》谓热在上焦，因咳为肺痿，其病之所得，或因汗出，或因呕吐，或因消渴，小便利数；或因便难，或被快药下利，重亡津液，故得之；诊其寸口脉数而虚，其人胸烦多唾，唇燥小便难，或欲叹得叹，咳则出涎沫，胸中隐隐痛者是也。"

📖 医案举例

刘姓小孩，年十岁。

患肺痿，发热咳嗽，唾涎沫如米粥，小便不利，脉浮滑而数，知由外感与内饮射肺所致，法当祛风清热除痰，方用前胡、荆芥、桔梗、云苓、杏仁、法夏、陈皮、炒淡芩。服一剂，身热已退，但咳仍不止，呕吐涎沫，小便不利，脉浮象已减，滑数仍在，为水饮末除。乃用涤饮化痰之剂，方拟桔梗、茯苓、杏仁、通草、薏苡仁等药，连服五剂，咳已略减，但咳急则呛血，吐涎沫如蛋清状，胶粘牵引如丝，此燥伤肺经，呼吸迫促，法宜甘寒清肺，淡渗除欲，用炒沙参、炒杏仁、炒知母、茅根、丹皮、云苓等药，又连服七剂，咳已渐稀，呛血已止，但不思饮食，呼吸仍觉迫促，此水饮未清，胃气受伤所致，用炒沙参三钱、淮山药五钱、葶苈一钱，另用大枣十枚，煮水（去枣）煎药，连服三剂痊愈。

2. 辨病与辨证结合

蒋玉伯临证治疗疾病，常辨病与辨证结合。

如温病热结阳明之府，久热耗津，其结成实，法当急下以救阴。师云："温病下之不厌早，伤寒下之不厌迟。"医者辨证用药，庶不致误。

医案举例

石某之子，年九岁。

患春温病，发热腹痛，饮食不进，骨瘦如柴，中西医治不效，日见危笃。余诊其脉浮数，舌苔黄，知表邪仍在，热郁于里，病已月余，精神疲惫，表里均急，遂用秦艽、青蒿、酒芩、鳖甲、杭芍、丹皮之属，服后表热略减而腹痛如故，月余未能合目成寐终日喊叫不已，余审视良久，热已内蕴肠胃，痛而拒按，虽肌肉瘦脱，精神疲惫，法犹当下，遂用大黄三钱、玄明粉二钱、生甘草二钱。方拟后，病家要求留宿其家，余遂亲视其灌药，并嘱煎西洋参一钱配用。余曰："服此药后，腹当大痛，勿以为惊，便泻即止。"夜半，腹果大痛，泻下半盂，随进参汤一二口，腹痛渐止，沉沉昏睡，余曰，此气微神倦，故懒言语，可听其睡去，休养元神，切勿惊扰。次日醒来，即索米汤，热退痛止。遂再拟养阴救液之剂，如生地黄、麦冬、玄参、杭芍、银花、甘草等药，三剂痊愈。

再如对于妇科绒毛膜上皮癌，蒋玉伯认为多属于气血两亏、瘀血恶毒停滞，证候为虚实夹杂，因此治疗上"先消其支邪继扶其正气，再直捣其巢穴"，辨证施治。

医案举例

曹某，女性，23岁。

患者1958年曾因葡萄胎行刮宫术，病理检查提示为子宫内膜炎。于12月21日发生右侧血性胸腔积液，患者消瘦，贫血，血色素4.5克，红细胞计数为24万。阴道时有流血，子宫前倾稍大，质软、无压痛，附件、宫颈及阴道壁未见异常。经湖北医学院附属第二医院诊断为绒毛膜上皮癌并发肺转移。因病情属晚期，不适于手术及化学疗法，转请蒋先生会诊。

初诊：1958年12月23日，患者身体消瘦，脸色苍白，阴道流血淋漓不断，头晕心慌，右侧有血性胸腔积液，瘀血不散、右胸剧痛。诊得脉象沉涩，为气血两亏、瘀血恶毒停滞。虚者当补，实者当泻，病实于里者攻而去之，此正治也，兼虚则补而行之，此奇治也。拟以"利肺消水，去瘀生新，佐以止痛"。

处方：薏苡仁、云茯神、茯苓、西党参、川郁金、炒阿胶、当归身、香附子、血余炭、蒲黄（生炒各半）、生甘草、炒五灵脂。日服一剂。

二诊：1959 年 2 月 28 日，服上方 50 余剂，有显著疗效。经 X 线照片四次，病灶逐次缩小，血色素增至 13.5 克，红细胞计数增至 425 万，患者精神气色好转，阴道仍有少量瘀血，诊得脉象沉细，为气血不足，瘀血未净，改用"调养气血，保肺行瘀"之法。处方如下：薏苡仁、山药、云茯神、西党参、白术、白芍药、当归身、苍术、鸡内金、炒阿胶、百合、乌贼骨、制首乌、白芨、生甘草。

三诊：4 月 22 日。肺内转够病灶及右侧血性胸腔积液已逐渐转为阴性。患者自诉经水一连三月部是半月一次，来时腰及少腹胀痛，量少色黑。诊得脉象弦细，为气血不足，内有瘀血停滞，病在阴分。但比初诊之时，精神气色均有好转，改用攻补兼施之法以拔病根，拟以养血行淤、消除余毒。处方：丹参、炒阿胶、当归、赤芍、金银花、桃仁、红花、山慈菇、没药、熟地黄、泽兰叶、甘草。继以楮实子、蒲公英加入上方，十倍量，用蜜、红糖熬成膏每服一茶匙，一日三次，饭前服。服上药二料，于 6 月及 8 月在湖北医学院附属第二医院门诊复查二次胸片阴性。妇科检查：子宫硬度、大小正常无异常发现。血色素 13.5 克，红细胞计数 450 万。体重增加 4 斤，患者无自觉症状，月经正常。1962 年秋生一子，母子均安 1964 年 12 月间随访，未再复发。

三、小结

蒋玉伯是一位德艺双馨、桃李遍天下的中医药界楷模。其重视中医教育，致力于中医教育事业，培养了大批中医药人才，为全国中医事业的发展做出了重要贡献。重视临床，一生致力于为病患服务，精与内科、妇科，临床治疗主张针药并用，对针灸、药理都有深入研究。其临床经验丰富，从其留下的医案分析可以看出，蒋玉伯对临床疾病的诊治主张审机与审病结合，对同一种疾病，因病机不同而治疗不同；辨病与辨证结合，结合病、证，给予合理治疗。

第十章　张梦侬 ▷▷▷▷
——治法不拘一格，倡导中西医结合

> 【导　学】
>
> 内容概要：张梦侬在理论上勤求古训，博采众长，勇于创新；临床上针药并用，屡收奇效；倡导中西医结合。
>
> 学习要求：掌握其临床治疗特色；熟悉其临床用药特点；了解其生平、代表著作及其对后世的影响。

一、生平概述

张梦侬（1896—1977），原名炳丞，字宏彪，别名正一，著名中医临床家，湖北现代名医。

1896 年 9 月 6 日，张梦侬出生于湖北省汉川县（现汉川市）汈东，他六岁至十五岁在私塾读书时，"经过邓、魏、彭、李、金、夏等六位老师指导，其中四位会中医"。经学馆塾师的九年熏陶，他打下了坚实的古文基础，因而有助于他广泛阅读历代医学家的著作，业医信念弥坚。

1922 年，16 岁的张梦侬师从当地名医安林士，学习抓药、抄方，随师侍诊，并在老师的指导下，先后研读了《针灸甲乙经》《针灸大成》《医宗金鉴》和《针灸心法要诀》等，6 年后学有所成。1929 年，张梦侬来到湖北的大商埠汉口，一边访友拜师，一边为患者诊病疗伤，遍访当地名医。1932 年，张梦侬又开始北上，他来到河南郑州，除学习当地名医的经验之外，还通过考试，获得当时官方颁发的开业执照，并改名为"梦侬"。1932 年，张梦侬被《郑州通俗日报·民众顾问版》聘为中医顾问，并任郑州国医公会理事。"七七事变"后，张梦侬赴西安并在当地组织义务施诊所，为广大难民治病。1948 年，张梦侬应陕西省私立国粹中医学校穆少卿校长之聘，任该校讲师。因当时缺少正规教材，他根据自己的行医经验，并广泛搜集资料，编有《诊断学纲要》一书。1949 年，家乡父老多次敦请张梦侬回来，以造福乡梓。张梦侬遂携家眷返回乡里，继续行医报答乡亲。1955 年，湖北省人民政府专门抽调张梦侬到湖北省血吸虫病防治所，任主治医师，同年被聘为湖北省血吸虫病防治委员会暨研究会委员。1958 年，湖北省卫生厅又抽调张梦侬至湖北省中医进修学校任教（1959 年该校升级改名为湖北

中医学院）。张梦侬为该校"中医进修班""师资班""西医离职学习中医研究班"以及本科生讲授《内经》《难经》《中医儿科》等课程，并任《内经》教研组组长。当时中医教材不足，张梦侬又编撰了《儿科辑要》《四诊八纲》《产后临证医案》等教材和辅导资料。

张梦侬注重临床资料的积累，坚持记录病案。留下的医案有 40 余本。从 1972 年至 1974 年经再三修改斟酌，写成《临证会要》一书，于 1975 年由湖北省卫生局作为"卫生丛书"出版。1978 年由湖北中医学院科研处组织人力重新修订此书。2007 年 6 月，张梦侬的文献研究课题组，在张梦侬家人及弟子手中，获得张梦侬未曾公开发表的遗稿 3 本，其中有两本为张梦侬的手迹：一本名《肠痈验案自述》，记录了肠痈病案 20 余则；另一本张梦侬未题名，课题组将之暂命名为《张梦侬临证拾遗》，记录了结胸、脏躁、哮喘、水肿等病案 50 余则。还有一本为张梦侬孙辈抄录他的遗稿《论咳嗽》和《诊治纲要》，是张梦侬对中医理论基础的系统认识和整理。这些宝贵的文献资料现均珍藏于湖北中医药大学校史馆。

在临床上，张梦侬善于将古代名医经典之方与民间单方、验方合用，治疗各种疑难病；还擅长针药并用，快速解除病痛；在理论上，他敢于突破经典的束缚，中西合参，辨病与辨证相结合；他还熟谙本草，通达药理，随证创制新方；用药独辟蹊径，救危急起沉疴，屡见奇效。

二、学术思想和临证经验

（一）治学方法

1. 勤求古训，博采众方，自成一家

张梦侬学医之初，乃私塾老师引进门，并通过博览群书之际对中医整体观、阴阳五行学说及辨证施治理论有了一定了解。由于他知识渊博，做人踏实，深谙"学海无涯""天外有天，人外有人"的道理，所以，他认为作为一个医生，要不断地学习，不耻下问，博采众长，还要善于动脑筋，继承创新。他学医不被所谓经典或正统与否所束缚，他认为："中医典籍，汗牛充栋，然重复者多，有所发明或独树一帜者较少，故既要广读又要会读，善取人之长，补己之短。"他刻苦钻研中医古籍，熟读先贤名著，《黄帝内经》《难经》《伤寒论》《金匮要略》等均能背诵如流；《温病条辨》《医宗金鉴》《济阴纲目》《外科正宗》《肘后方》《和剂局方》等，均能析解其奥秘。翻开他生前藏书，但见圈点密密麻麻，眉批比比皆是。剖析考证、演绎笺注者有之，申述新义、对古人"不苟同"亦有之。张梦侬认为，中医的很多绝技、灵丹妙药都流传于民间，外行人之所以觉得中医很神奇，是因为中医能治疗很多疑难疾病，而且看起来微不足道的中草药、针砭之术，起死回生后让人不可思议。要确实掌握这门医术，不仅要会读书，还要会在实践中学习总结。所以他既熟读中医经典，学习于各地名医；同时也广泛求教于民间草医，更注意搜集各种单方验方、土方土法，汲取精华，融为己用，逐渐形成自己独特的医疗风格。张梦侬习惯收录自己诊疗的各种病案，并将心得和分析附后，文字生

动，记录详细，读之如身临其境，对后学者十分有裨益。以上病案均记录在他散佚在民间的遗著《张梦侬临证拾遗》《肠痈验案自述》中，世人尚未得见，今如实录出，一则可展示他临证处方的精妙；再则可从中分析他的学术思想；三则让世人得见一代中医大师的真迹，从而旁证他独特的诊疗技术和不同凡响的医学思想。

张梦侬不仅好学，而且会学。求学拜师，从来不问老师的出身贵贱，只要有一技之长，就虚心拜师求学。学会之后并不是死搬硬套，而是琢磨其中的窍门，再与自己的经验相结合，创造出更新的方法和理论，形成自己独特的理、法、方、药思想。

他求知欲望很高，更爱与同道交流各自经验。他十分痛恨以往医生"同行相轻"的陋习，对医者各藏秘方绝技不相外传也非常抱憾，他认为这是造成中医许多宝贵经验失传的根本原因。他本人对于任何求教者，从不隐讳，还热心地手把手地教于人。他曾说：我教会他使之能起沉疴、救夭折，这是"胜造七级浮屠"的好事，何乐而不为！

经过多年的求学和临证经验积累，张梦侬形成了自己独特的医疗风格，被人誉为"名医""神医"。但即使医名鼎盛，求医者无数，他仍然认为学无止境。只要有时间，他就会不倦地阅读各种医籍，凡有民间单方验方，均收录验证，乐此不疲。他在晚年的教学中，不仅对学生言传身教，还十分注重学生自学能力的培养，力图将自己的学习理念教给学生。他常说："我们不是铁喉咙，迟早要谢世，你们要以书为师，常读会看；以能者为师，不耻下问，这样才能集众人之长为己用。"并注重理论与临床相结合，他教育学生："学习医理，贵在能用，不要搞花架子，只练嘴巴，要把它变成治疗病人的本领。"

张梦侬的临床治疗方法也不拘一格，只要用之有效，他从不分古方、时方，名家之法他用，民间单方、验方他也用，甚至针法、灸法和方药同时使用。如他治肠痈之方，曾仿仲景之法。他自述："在初步治疗本病，投以大黄牡丹汤和苡仁附子败酱汤两方，斟酌其宜小心谨慎地试用，结果疗效显著。"对中医精粹的失传，他十分痛惜！他在《肠痈验案自述》中写道："临证有所感悟，方开始笔录，传一得之愚，不致散佚……未能将治法推广，其原因有二，一因将验案向同道介绍时，闻者疑信参半，有的讽刺为故意炫耀，因不敢多谈；二因略具科学常识的医家和病家认为，只有西医手术切除其盲肠（阑尾，下同），才算根治，如用中药不能收效，小则贻误病机，大则妨害生命，因之使良法良方见弃，实为遗憾！"

2. 继承创新，古法新用，汇通中西

张梦侬研探学问，主张百家争鸣，摒弃门户之见，并认为中西医各有所长，应互补长短，共同发展。鸦片战争以后，近代西方医学进一步传入中国。与明末清初西方医学刚进入中国，中西医学交流情况有所不同，此时已经走上实验医学的西方近代医学，作为一门崭新科学技术，对中国传统医学产生了极大的冲击。医学界对中医药学的发展前途、中医药学与近代医学的关系有着不同的主张与见解。他认为，祖国医学需要倾力发展，才能发挥其优势，同时认为西医亦有其长处，故主张在继承发展中医药之同时还应与近代医学的学者合作，积极促进中西医学相互交流，共同发展。因而 20 世纪 30 年代末，张梦侬与西安名医沈反白、顾惺天及牛润泉等中西医同仁组织了"医余自由座谈会"，共同研究中西医之结合点取长补短，以提高临床疗效。

1949 年后，张梦侬调至湖北中医学院工作。有时临床带教，他除讲中医外也讲西医，而且与西医临床医生合作关系十分融洽。在湖北中医学院任教期间，他主动担任了西学中班的教学和指导工作。他身体力行，系统地学习了西医知识，直到古稀之年，仍能背诵西医生理、解剖知识，连随他学习中医的西医专家也惊叹地说："张老师的西医基础知识记得比我们学西医的都熟。"临床上，他常运用西医的检查方法诊察疾病，如实验室诊断、超声波诊断等，各种检查方法所得结果，均作为诊病参考。他的著作《临证会要》以及《肠痛验案自述》和《张梦侬临证拾遗》中的诊断病名，凡经西医明确者，均用西医病名或中西医名并用。

张梦侬在临床教学中也善于将古人的诊疗方法与现代医学知识融会贯通，他认为老师要把真本领交给学生，不仅要讲理论，更要教给学生实用的本领。所以他讲课形象生动，广征博引，饫闻新知，从不"照本宣科"。他在教授学生时，为了让学生真正学到自己的经验，他甚至把自己当作学生实习的标本。如他老年时患有心脏病，不顾年迈体弱，在讲"诊法"课中的"结""代"脉时，他特地走下讲台，让学生轮流摸他的脉搏，再解释什么叫"结"，什么叫"代"。在讲到"慢脾风""百日咳"（顿咳）时，他结合临床，一一仿效患儿的体态，把慢脾风患儿"睡眠半开半合、似醒非醒，手时一摆，头时一摇，脚时一掷"的种种表现模拟得惟妙惟肖，又将顿咳模仿得"绘声绘色"，直咳得"面红耳赤，颈脉青紫怒张，气不得续接而突然发出类似鹭鸶叫的换气声"，方才罢休，让学生有了贴切感性认识，然后才是理论上的总结。

（二）临证经验特色

1. 针药并用治疗疑难、危重病证

20 世纪 20 年代，南方农村流行一种"痧胀"病，系暑湿秽浊、恶毒邪气侵入人体，使气血瘀滞。患者出现肢厥、面青、脉伏等。许多医生误诊为"阴寒症"，投以理中汤、四逆汤之类，十治十死。张梦侬获悉某乡下老人会用瓷片、针刺放血治疗本病，便虚心求教，及时学会了"刮痧""揪痧""掐痧"等民间治疗方法。然后，他又参阅古人医著，与民间疗法综合，研究出"针刺舌下两青筋""针刺两肘弯青筋"等急救技术。不久，张梦侬即用这种方法为一对中年夫妇治愈"急痧胀"。当时患者猝然昏倒，牙关紧闭。他立即紧束患者肘关节上部，针刺肘窝内静脉，放出紫乌血如注，患者立时苏醒。通过长期临证实践、摸索，他又将这种方法发展成针刺曲泽、委中放血疗法，凡遇类似急重症患者，先用此法急救，待患者清醒后，再用药物调理。张梦侬用这种针药并用的方法救活了不少疑难重症患者。

📖 医案举例

曾某，男，三十岁。

患者午饭后即觉脘中剧痛如裂，咬牙切齿，扬手掷足，苦楚万分，莫可名

状，约半小时，忽大叫一声，猝然倒地，口噤目闭，不吐不泻，窍阻不语，然躁扰不停，满地乱滚，举家惶恐，莫知所措，适余应乃叔整堂之诊到村，即邀往诊视。询得患者入伏以后至处暑以前，性极畏热，纳谷较少，食瓜特多，每日总以糖醋化凉水代茶。诊见患者眉头紧敛，面色潮红，撬开牙关，视舌苔白厚。令按捺其手足，诊得两手上部有脉下部无脉。以手按其脘，患者双手力推拒，但觉脘连脐腹，板硬如石，四肢仍躁扰不安。诊断为寒饮顽痰结聚于先，食物停滞于后，本属食厥，俗名"干霍乱"。宜先用砭法再投吐法。经言："上部有脉、下部无脉。其人当吐，不吐则死。"治法：①针刺曲泽、委中放血，疏通经络，畅行血脉。②烧盐探吐法。三饮而三吐之。立时痛止神清。（摘自《张梦侬临证拾遗》）

医案举例

刘某，男。

因暑热贪凉露宿，次日饭后发生腹痛吐泻，经用单方治疗，吐泻虽止，唯腹痛如绞，懊恼烦乱，苦难名状，延至夜半，即窍闭不语，神识如蒙。视面色苦闷，视舌苔，中干边白而腻厚，诊脉两寸沉弦，两尺皆伏，脘中板实拒按。此热伏于里，寒客于胃，食填于中，虽经吐泻排去有形之物，而无形之寒热仍错杂其间，中宫痞塞失其升降。治法：先用砭法，使经脉循环畅通，继以烧盐探吐法，泄其郁伏，后以汤剂宣通三焦，清除余邪。处方：①三棱针砭两肘内曲泽，两腘弯委中放出瘀血；②烧盐二两、淬水三碗，兑入童便一盅，三饮三吐；③藿香梗三钱、厚朴三钱、法半夏（研末）三钱、陈皮三钱、白茯苓五钱、川椒炭三钱、炒川连四钱、淡吴萸三钱、香薷三钱、神曲三钱。水煎分三次服，每次滴入生姜汁少许。针后立时痛减，再经吐后，懊恼烦乱也除，遂用调理脾胃之法善后。（摘自《张梦侬临证拾遗》）

编者按：现在的中医医生，开处方用药的很少会用针灸之法，而针灸推拿的医生则鲜有善用方药者。但以往名老中医，既擅长针灸之术，又精通组方遣药，更绝妙的是常将针药并用，临床可见奇效。张梦侬在临证中就善于将针药并用，《张梦侬临证拾遗》和《肠痛验案自述》中几则病案，可以说明其医术专长之一面。

医案举例

张某，女，33岁。

患者不病则一切如常，病发则突然大叫一声，全身震颤动摇，肢体痉挛，颈项强急，甚则咬牙切齿，妄言鬼神。有时两眼圆睁，呼吸迫促，气粗似喘，家人与之问答，所言皆稀奇怪异，荒诞无凭之事，每夜梦与鬼交，但从未告人。

　　患者于1948年冬，因其所住之布店，夜遭土匪抢劫，死一学徒，由是则神志恍惚，若有所思。半年以后，忽如神灵所作，妄言为已死之学徒归来，道其生前他人未知之事（如某人借他之钱，他借某人之物）。询问当事人，率皆不爽，因此人都信以为真，并索食酒肉，大饮大嚼，一夜变更，到后一切正常。经过半载，复发如前，妄言为已死其亲属附体，并述其生前琐事凿凿可据。历时半日方醒，又两月余发作如前，从此渐发渐密，由月余一发渐至数日一发及一日数次发作，发时必大叫一声，症状概如上述，其夫迷信巫神，经常焚烧纸马、锡箔、香楮，以冀病愈，病经年余，愈发愈剧。1949年后，政府领导人动员病家破除迷信，劝其就医治疗。

　　诊见：脉象弦滑，不浮不沉，但时疾时徐舌色如常，大便燥结数日一通。在诊查时正当病发，症状一如前述。患者对我张目怒视，厉声呵问我将何为。我以笑容回答将用艾炷烧你，如是更用激发鼓励之语说，你要真是硬汉，可一切听我指挥不加抗拒，患者复厉声曰："可"。

　　臆断：本病乃典型脏躁，西医称为癔病。全由精神过度兴奋，加以心多疑虑，兼之所欲不遂而发。窃思鬼神之说，乃封建统治者用以愚弄人民的工具。今患者妄言乃其前生丈夫到此索命，更令病家恐惧万分，至所言已死学徒及其亲属以往之事，系患者独知其隐秘，故在病发神情恍惚之际，于不自觉中一一说出，非真是已死之人能附其身而言其事。

　　治法：先用灸，次用针，继用药物以宁其神志，滋其阴液，潜其浮物。在当时患者厉声曰："可"时，将其两手大拇指和两足大蹈趾爪甲向上分别用带相并缚定，各以豆大艾炷置手足大拇指（趾）爪甲后韭叶许骑缝处（不隔姜蒜片）同时着火，烧至于手足指（趾）作痛时，即惊呼"我走我走"，随即痛哭号。其夫在旁未经我同意，骤将艾炷吹走。立时清醒，呼儿乳哺。此当日午后四时初次治疗之大概。

　　二诊：其病发后，声色俱厉，家人骇异非常，再往诊疗，为之针"十三鬼穴"，按照《千金要方》中次序：人中、少商、隐白、大陵、申脉、风府、颊车、承浆、劳宫、上星、屏翳（会阴）、曲池、舌下中缝。针到第八穴承浆时，患者要求不针，即云"我走"。病家要求再针，迨针两手心劳宫时，病者痛哭流涕。勉针上星，更号淘痛楚。留针十五分钟，依次取针。继为处方用药，处方：制首乌八钱、酸枣仁（炒打）五钱、制龟板研二两、制鳖甲（研）二两、东阿胶（另烊分冲）一两、煅磁石（研）一两、云茯神（朱砂拌）五钱、黑豆皮三钱、生白芍五钱、粉甘草三钱、石决明（生研）五钱、生龙齿研五钱、钗石斛（细切另煎分冲），另用小麦十两熬水去麦，再加大枣十枚掣破，用小麦汤煎上药二小时分三次服。每日一剂，连服三日。

张梦侬附记：病者经针灸后，连续三日服药，病未发作，再邀诊视，一切正常，唯见目光时有凝视，若有所思之状。知其尚有隐秘，因避开其夫，询以梦与鬼交否？患者当觉面红耳赤，俯首啮唇，半晌方低声反问我缘何得知？因告之诊其有时疾时徐之怪脉，现有凝神静思之状态，故知其所以然。患者答以实有其事，因再询其人之年龄面貌，亦详细答复。如是即告之此乃尔以往印象较深，抑或相识之人？朝夕思慕，构成心疾，再加遭受匪劫，学徒丧命，心神恐怖，病因发作，并告以已死学徒之往事，亦系尔所深知。一面揭穿其隐秘，一面破除其迷信，并引用医话故事一则，证实其病之所由来。迄今十有五载，不但无病，而且生育子女几胎，身体健康异常。

📚 医案举例

张某，女，37岁。

初诊：经闭二年，少腹有形，初起以为有孕，日久大如怀子之状，按之坚硬，日以益大，继则认为是病非胎。诊脉结涩而沉，腹中常痛，形体日瘦。为拟温经汤，并刺中极、子户。处方：野党参五钱、当归三钱、桂枝二钱、东阿胶五钱、淡吴萸三钱、川芎二钱、白芍三钱、粉丹皮三钱、法半夏三钱、寸冬三钱、生姜三钱、炙甘草二钱。二剂。

二诊：服药一剂，病无动静。服药二剂，腹痛如搅，举家惶惑，天未明往诊。患者下身排出一物，色洁白，大如盘，径盈尺，厚三寸许，沿边皆有细孔，状如泡开鱼肚，上下皆有皱襞，均莫知其为何物，然腹痛已止。以手按少腹，当有大如鹅卵之块状物。因思经文："大积大聚，其可犯也，衰其大半而止，过者死。因投当归建中汤。"处方：当归三钱、炒白芍五钱、桂枝一钱半、川芎二钱、熟地黄三钱、炙甘草三钱、生姜三片、大枣三枚、饴糖四两另烊。先煎药兑服饴糖。

再如治杨某，男，52岁。

早饭后1小时，腹中暴痛，随即呕吐。经4小时，愈痛愈烈。诊脉弦滑，舌苔白滑，底绛。腹部膨胀，脐右偏下，有肿块，坚硬拒按，右腿卷屈，大便未行。

脉证合参，乃大肠生痈，即今称"急性盲肠炎"。拟针药并施：针足三里、上巨虚、条口、下巨虚。均双侧留针；天枢双侧，梅花针浅刺激。金银花二两，活血藤、地丁、蒲公英各一两，桔梗、枳壳、赤芍、桃仁、丹皮各三钱，丝瓜子、冬瓜子、大黄（另煎）、芒硝（另冲）各五钱。二剂。

针上各穴后，其痛立止。服药一剂，大便已行。

二诊：腹痛又作，拟再针上穴，留针；原方继续。

三诊：述第二次针后，痛止，至今未发，大便三次，腹痛大减，肿块亦平。原方去大黄，芒硝二味，加浙贝三钱，薏苡八钱。再服三剂。

四诊：各恙皆平，拟清理余邪，顾护脾胃善后。

张梦侬收录病案中所提及"十三鬼穴"，首见于唐代医家孙思邈《千金要方》，是指水沟、少商、隐白、大陵、甲脉、风府、颊车、承浆、劳宫、上星、会阴、曲池、舌下中缝十三个经验穴处方，常用于治疗精神神志病症。由于古人认识局限，常将此类病证归咎为鬼作祟，把能治疗此类疾病的有效穴称为"鬼穴"。孙思邈在《备急千金要方·卷十四·小肠府》中指出：无论何种原因所致精神异常之症，皆可先取大陵（鬼心）、人中（鬼宫）二穴，针之皆效应如神。其中劳宫、大陵、分别为心包经的荥、输、原穴，以清心宁神泄心包络之火邪而宁心益志。取手、足阳明经之曲池、颊车，以疏导阳明之经气而通腹泄热；取手、足太阴经之井穴少商、隐白，以清肺健脾（舌者心之苗），以泄心经而开窍清神，风府、人中、上星均长于通督醒脑，会阴承浆通任开窍，申脉为足太阳膀胱经之八脉交会穴、通五脏六腑之气，舌下中缝开窍醒神。男子先针左起，女子先针右起。单日为阳，双日为阴。阳日、阳时针右转；阴日阴时针左转。十三鬼穴的具体针刺操作方法，基本上成形于明代医学杨继洲《针灸大成》，书中详细列举出各穴的穴名、针刺顺序、使用阵法和针刺深度，如首针水沟、左入右出，次针少商，刺入三分，三针隐白，刺二分，四针大陵入五分，五针深脉、火针三下，六针风府，刺入一寸，七针颊车温针刺，八针承浆横针刺，继针间使、上星、会阴，十二针曲池火针刺，十三刺舌下中缝（海泉），单穴单取，双侧有穴者同时取时用针刺。古有"左边下针右出针"之说，目的在于加大刺激量。如此诸穴合用，配合针刺方法，共奏清心安神，平肝潜阳，降浊开窍之效。另外，此十三穴涉及任督二脉、厥阴心包经、手足太阴经、手足阳明经、并可交会阳跷脉、阳维脉、冲脉，多为经穴中的原穴、五输穴、八脉交会穴和有特殊疗效的奇穴，可调一身阴阳，通五脏六腑之气。

2. 兼容并收，师古不疑，善于创新

张梦侬善于将中医经典与民间土方、土法相结合，同时结合现代医学的先进技术，并通过临床反复实践改进，逐渐形成自己独特的诊疗方法。在他早年编写的《诊治纲要》中，结合自己的临证经验，在中医"四诊"中补充了自己的特殊诊断方法。如他在望诊中提出，望眼如婴儿病，白睛出现青色，当提防是惊风、抽搐之证；如病之未愈，白睛两角（内外目眦）泛黄色，这是将愈之先兆；再如病时两眼向上窜视，或左右一边斜视，或两眼圆睁不闭，定是脑部疾患。望鼻，若鼻准色暗而冷，歪向一边者，为预后不良。望耳，如发热小儿，两耳冰冷，耳背后有红筋纹如细丝，为麻疹先兆。望口，如口唇焦干，上起黑皮粘连，揭之则出血，以水润之则平复，此中焦饮食停滞成积之征。望齿，如齿光无垢，为火盛津伤而津液未竭，而齿虽有垢，但色如槁灰，为胃肾津气两竭，兼夹湿浊之邪。另如张梦侬治疗鼻衄血出不止者，常采用内外兼治之法。外治法：①用本人头发一缕，烧成炭，研极细末，吹如衄血鼻孔内，效果甚好；②生独头蒜一枚，剥去皮，捣成泥，敷于足心涌泉穴处，左鼻衄敷右足心，右鼻衄敷左足心，双鼻衄则两足心均敷。内治法则用黄连解毒汤加丹皮、旱莲草、生地黄、牛膝等。

他的临床绝技"观人中，察子宫"，以此诊察女子不孕症，是研读《灵枢经》后结合一些星相书而悟出，并通过临床反复验证。据他的学生讲，张老师在临床中通过观察患者人中的形态而能准确道出子宫之大小，位置之异常与否，与西医检查的符合率甚高。与他同时查房的西医妇科专家连说："太神奇了！太神奇了！"但张梦侬只是谦虚地说："臆断而已，还是应该以妇科检查为准。"他用经方配合生鹅血治疗食道癌的方法，据说得益于古代小说故事的启发，临床十分有效。（《肠痈验案自述》）

医案举例

法仲景之方治疗"盲肠炎"

徐某，49岁。

一诊：绕脐腹痛拒按，右下更剧。病已数日，视舌苔白如积粉，脉象滑数，二便不利。此湿热食滞秽浊郁伏，腑气不通，毒热蕴于肠中生痈。经西医诊疗谓非行手术将盲肠割去不可，然如此当不能负其生命安全之责。患者素体孱弱多病，形瘦色苍，家属恐术后不良，因之出院。窃仲圣大黄牡丹汤为肠痈主药，命先服之，继以排脓消肿清热导滞之法。处方：①大黄牡丹汤原方一剂顿服；②桔梗三钱、枳壳三钱、金银花六钱、蒲公英三钱、莱菔子炒三钱、杏仁研三钱、佩兰三钱、浙贝母研五钱、瓜蒌子五钱、大腹皮三钱、甘草二钱、连翘五钱、稻芽麦芽各（引）三钱。

二诊：便通数次，舌苔转润，脉象滑数略平，腹痛痞满已消过半，唯脐右下端坚硬拒按，神倦气弱，头汗常出。此盲肠肿痈未消，邪退正虚之象。拟清热益阴，败毒消肿排脓理气法，以虚体不可迅攻，宜扶正祛邪并行。处方：南沙参五钱、薏苡仁五钱、金银花四钱、杭白芍三钱、生甘草二钱、杭菊花四钱、浙贝母三钱、蒲公英四钱、枳壳三钱、桔梗三钱、归尾三钱、稻芽（生，研）三钱。

三诊：脐右痞硬痛满更减，大便稀溏臭秽，舌苔虽润然舌质苍绛板白。此肠胃滞热过久阴液大伤，骤难复原，但神气色脉四者均佳，仍宗前法。处方：南沙参三钱、金银花五钱、浙贝母五钱、大豆卷五钱、桔梗三钱，杭白芍三钱、薏苡仁五钱、生甘草三钱、枳壳三钱、黄芩三钱、杭寸冬三钱、蒲公英五钱、稻芽三钱。

四诊：舌苔渐退，神色脉气更佳，唯便泄日三四行，咳引腹膜作痛。此滞热未清，肠胃气机不畅。窃肺与大肠为表里之脏，使肺气清而咳减，则肠中气滞自和。处方：桔梗三钱、枳壳三钱、瓜蒌皮三钱、牛蒡子三钱、浙贝母三钱、连翘三钱、前胡三钱、金银花五钱、苦杏仁去皮尖研三钱、生甘草四钱、陈皮三钱、竹茹三钱、稻芽三钱。二剂。

五诊：脐右痞痛已消八九，知饥思食，唯便泻稀溏色黄气恶，脉沉而数。是肠中滞热余邪未清，拟苦寒坚阴法。处方：龙胆草一钱半、生甘草四钱、桔梗三钱、黄芩三钱、冬瓜子五钱、炒金银花七钱、薏苡仁五钱、泽泻三钱、黄连二钱、蒲公英五钱、车前子三钱、大豆卷五钱、茯苓三钱。

六诊：寒热已平，脉色神气均佳，腹右硬满已消，唯惟时作刺痛。此胃肠气机欠畅，温热余邪未清，但病势已去八九，虽有余邪亦不过强弩之末。处方：桔梗三钱、枳壳三钱、瓜蒌皮三钱、杭芍三钱、陈皮三钱、炙甘草二钱、泽泻三钱。

再复诊之时：各恙都平，唯余腹中刺痛按之则缓，诊脉弦缓，此营卫气虚。拟甘缓柔和法。处方：北沙参五钱、炙粉甘草二钱、杭寸冬去心三钱、桂枝七钱、杭白芍三钱、云茯苓五钱、大枣三枚、饴糖四两另烊。（《张梦侬临证拾遗》）

📚 医案举例

经方、土方合治中寒证

赵某，男，35 岁。

诊见：腹坠痛，又觉拘急，肢冷、唇青、舌硬、囊缩，躁忧心烦，莫可名状。诊脉沉细而弱。追询起因：由房事后入地下室睡眠，次日即发此病。此阳气先虚，寒邪中厥阴、少阴二经。宜回阳救急汤内服，外用温熨法以救其急。

治法：取活雄鸡一只，从背上剖开，乘热铺在（患者）小腹上，并用衣被压住；野党参五钱、炮干姜三钱、炙甘草三钱、乌附块五钱、川黄连炭三钱、广陈皮三钱、肉桂五钱、白茯苓三钱。水煎浓汁，去渣。另加麝香半分冲入和匀，分三次温服。

复诊：述初用以上外治法后，腹痛逐渐缓解，阴囊慢慢缓纵，唇、口、手指青色转紫。服药约 4 小时后，手足转温，腹痛全止。

今诊六脉弦缓，舌苔白滑，神气疲乏。此邪退正虚之。宜甘温扶元，渗湿为法。

方药：野党参三钱、茯苓三钱、炙甘草二钱、巴戟天三钱、枸杞子三钱、白术三钱、陈皮二钱、熟附片三钱、菟丝子三钱。二剂，水煎服。

三诊：药后，诸症消除。

注：此案外治之法，学之于民间草医，机理可能为雄鸡之血有热敷作用，可驱除寒邪。曾换用它法热敷治疗类似患者，效果并不理想。看来此民间疗法寓中医阴阳学说之理，有待今后进一步研究。（《张梦侬临证拾遗》）

📚 医案举例

仿《金匮》之方治疗癎病

万某，女，20 岁。

症状：阵发性抽搐，病将发时，先觉右臂发麻，病已发时，形同癫痫。但肢体强痉，腰背反张，口眼㖞斜，却不吐白沫。初发时间较短，日发数次，继则1日数十次，发作时间较长。每当抽搐停止要恢复之际，必先痛苦一阵，神志方清。渐至发作频繁，哭笑无常。甚至发生错觉，见帐内有红人、黑人各1，恐惧无常。

因此如新婚，其夫谋生外出，家人迷信，谓"婚期不吉"，连日请巫婆神汉逐鬼驱邪，亦不见效。

追问病史，诉经年久病痢，愈后，便脓血三次，并无粪便。

诊查：脉象沉弦而数，舌上无苔，舌质纯红。上有断纹如刀刻，裂痕较深，纵横无数。

诊断：病名脏躁（中医病名），并非癫痫。由于热伏阴伤，津枯血少，肝肾阴虚，厥阳内动所致。

治法：仿甘麦大枣汤，阿胶鸡子黄汤，去芩、连之苦降，加育阴潜阳、濡枯润燥、柔肝息风、养心安神之品。

处方：东阿胶（另烊化分冲）一两，制龟板、制鳖甲各二两，磁石末一两，钗石斛（细切）三钱，茯神五钱，女贞子五钱，当归三钱，白芍五钱，杭菊花三钱，黑豆皮三钱，酸枣仁（炒）、草决明、石决明各五钱，生甘草三钱，大枣十枚，小麦八两。先将小麦煎水，然后去麦，将此水熬药，分3次温服，3剂。

（附记：当时患者不敢张目视人，因思肝开窍于目，肝受血而能视。脉证合参，此为阴亏血虚，肝失滋养，故发生幻觉。但究竟因何见红，黑二人造成恐怖？急见此如身着红棉袄，外套黑色背心，均乃结婚时所穿衣服。其床面南正对窗户，阳光反射，本身衣服红、黑二色映在白帐之内，故发生幻觉。遂令脱去外套，再叫他回望帐内，则红黑人影立时消失，观者认为神奇）。

当日服药一剂，抽搐哭笑渐失。服药二剂，诸证皆平。三剂药后，便通脉和，舌上呈薄白之苔。新病全蠲，宿疾亦随之而愈。

张梦侬按：本病西医称之为"歇斯底里"亦所谓癔病。原因可能是患者有精神兴奋，转而失望、焦虑所致。祖国医学则名脏躁。古人谓："由子宫血虚，受风化热，血虚脏躁，则内火扰乱而心神不宁。"本病患者先因经年久痢，虽饮食如旧，但经常只有脓血而无粪便，是痢久阴伤，血液亏损。继因新婚，生理和情志都发生变化。三因夫婿家贫，未度蜜月即出外谋生。旧痛新愁，结果抑郁成疾。前人谓，"五志过极，皆属于火"，火郁勃发，故出现上述症候。方中重用小麦，取其善养心气，以安心神；甘草、大枣补益脾胃，缓解和中；酸枣仁、茯神宁神定志；当归、芍药养血平肝；再加龟板、鳖甲、石决明、磁石、阿胶等味，以潜阳育阴；更合黑豆皮、菊花、石斛、女贞、决明子等味，以润燥息风，滋补肝肾，增液生津。加之，解脱其精神压抑，除其幻觉，故收效甚捷。（《张梦侬临证拾遗》）

张梦侬学医伊始，从塾师背诵中医经典，所以他的中医基础理论功底深厚。但他并不因此沉溺于经典条文之中而被经典束缚，他十分善于总结前贤的经验之后加以创新。他认为，病家的病情不可能完全按照书本发生，有些病可能前人闻所未闻，或者认识不足，要靠医生自己来解决。所以，他既重视经典理论的阐发，更重视临床实际应用。他在总结某个疾病的规律时，总是"从前人诊疗本病的理法方药中，寻出它的规律，简括对比，再结合自己的临床体会，把分条缕析，叙述于后"。他认为，有些理论前贤论述繁多，实难掌握，只需能知其要点，善于吸取总结自己和他人的临证经验举一反三，才能治好许多难治之症。

张梦侬临证擅用经方验法，且师古不泥，多有创新。如肺痨咯血，系痨虫蚀阴，阴虚火盛，损伤肺络，络破血溢而致，其师张锡纯补络补管汤取其意而变其制，取白及、血余炭，易龙骨、牡蛎、枣皮收涩肺络以成止血之功；佐甜七粉补血止血，化腐生新，令损伤之处易愈，且具止血而不留瘀血之妙。合之共奏收涩肺络之效，出血自止。若血热较盛则配酒炒大黄、黄芩、黄连、生地黄、侧柏叶泻火凉血，令火降热平，血自不妄行。

又如湿温一病，叶天士认为，温病"若其邪始终在气分留连，可冀战汗透邪，法宜益胃"，说明在温热病过程中，温邪由卫入气，既不外解，亦不内传入营，是正气未虚，但又不能达邪之故，治宜助正达邪，疏瀹其枢机，灌溉汤水，俾使邪气松达与汗偕行。倘温兼湿邪，则治疗颇为棘手。因温与湿合，如油裹面，胶结难解，非表里宣泄、上下分消则不除，故他的理论宗叶天士，治法师陶节庵，方剂用张仲景，投小柴胡汤去党参，合枳桔汤、小陷胸汤加青蒿、知母、陈皮、竹茹以宣通气分，和解三焦，调营卫，以冀邪气转战汗而解。

再如虚火牙痛，症见牙痛不甚剧烈，日轻夜重，数日不解，龈不红肿，齿动，下肢常冷，冬季足冷如冰，脉沉细数。张梦侬认为此系真阳不足，阴寒独盛于下，虚火浮越于上之故。治当"主以甘温辛热补火之品，佐以甘平滋阴之药，引火归元"，故变治疗肾气虚之《金匮》肾气丸为汤剂治之。方中用少量肉桂捣熟地黄，细辛捣玄参，与前仁、牛膝、附子、枣皮、山药、丹皮、茯苓、泽泻同伍，补命门真火而祛下焦阴寒，养肝肾真阴而散浮游虚火，滋阴和阳，同奏引火归元之效。张梦侬常以此法治疗虚火上浮所致的慢性口疮、舌烂、咽喉溃疡等属久延不愈者，或因屡服辛凉甘寒、滋阴降火之药疗效不显著者，用之每获良效。

3. 祛邪善用探吐之法用于中医急症

张梦侬善于用烧盐兑童便催吐之法，有时还用鹅毛探吐。他认为，在邪盛病笃、病情急迫之时，先用探吐之法可救其急。他说："食盐之咸能软坚，可破顽疾宿食，炒之则苦，故能涌吐，童便本人身下降之气，味性咸寒，故降火甚速。"盐涌于上，溺泄于下，则中通矣。方极简易，而有回生之功。张梦侬曾用这种疗法救治了许多西医束手无策疑难病患者，甚至救活了不少气绝濒死的患者。以下仍以张梦侬记载的病案为例，说明他善用此法之长。

医案举例

刘某，男，18岁。

症状：神昏窍阻，身冷如冰，大渴引饮，入口即吐，脘腹作痛，扬手掷足，烦躁辗转，无片刻安静。舌苔白滑，脉伏如无，按之至骨亦不应指。脘腹板实拒按，二便两日不通。

患者因暑热经常食凉饮冷，近日突然胸腹剧痛，烦渴增剧，饮入即吐。肢体冰冷，反觉热不耐。

诊断为水饮停积于胃，寒热错杂于中。三焦不通，阴阳阻隔。病属"关格"。

治法：先用涌吐之法开其上闭，继用芳香辛温，宣通中宫，后用苦辛峻剂泻其下焦。

处方：烧盐探吐法（见前），三饮三吐。顷刻烦躁、腹痛、渴饮皆平。藿香3钱，厚朴3钱，茯苓5钱，法半夏3钱，陈皮3钱，白蔻仁3钱，干姜3钱，熟附片3钱，桂枝3钱，泽泻3钱，黄连、吴茱萸各3钱同炒。水煎，缓缓与服。三物备急丸，3粒，顿服，白汤送下。

当晚患者泻下臭恶水样大便不少，自觉腹中舒畅，精神来复。

张梦侬按：初诊此病时曾考虑其"阴盛格阳"，欲用"白通加猪胆汁汤"或"通脉四逆汤"。但前者（方证）有下利不止，后者有下利面赤。此二者均为本症之所无，况水浆入口即吐，药物何以入胃？如是从"关格"论治。待上、中二焦，开通之后，再入少阴、太阴、厥阴着手。故而以上三法，须依次施行，方可见效。

二诊：患者第二日即知饥思食，遂令其家属先煮"煎米茶"与之。

煎米茶做法：白米，不拘多少，用水淘净、滤干。放入锅内慢火炒令色黄。以纸铺地上，将炒米倒在纸上半小时（去火气）。再取此炒米半碗，加水三碗，慢火煮至糜烂。米熟而汤清，味香而不腻，病者以此饮之食之，养胃而不伤食之弊。

待病者胃气已复，舌脉如常，再拟一方以善后。

汤药方：北条参3钱、怀山药3钱、陈皮3钱、砂仁7分、白扁豆3钱、生谷芽3钱、白蔻仁7分、藿香2钱、薏苡仁3钱、竹茹3钱、甘草2钱。2剂，水煎分3次服。

医案举例

陈某，女。

症状与经过：病已下榻，寿衣已换，唯俟气绝入殓。当诊视时，四肢如水，双目紧闭，窍阻不语，二便俱无，独胸口尚温，呼吸未绝。脉伏不见，却发现病者时一张口，可以望见其舌苔白滑腻厚，中心绛干。询诸病家，患者因何张口？据云：要喝凉水，但水方入胃，即行呕出，随饮则随呕，不饮则不呕，由是不与之饮，故时一张口。因请病家再给凉水，以见其状，不料病者身虽不能动，头颈尚可转，满碗凉水一吸而尽，并用两手拇食指作大圆圈状，询是何意？答以要用大碗多饮。随即诊查胸脘，按之坚硬板实，患者知痛即以两手推拒。知为结胸重症，转成关格。询问起因及病程，答以初无重病，仅发疟三次，有人教吃雄鸡截疟，于是连吃公鸡两只，后觉脘中痞闷，渐至不饥不食，渴饮呕逆。经过一周，即重笃至此。诊断从脉证合参，为食滞挟痰饮中阻，脾胃无权，升降失职，阴阳痞塞延成关格重症。治法：先以烧盐探吐法涌吐其痰涎于上，次以苦辛开降泄其中下二焦。

处方：食盐二两、铁锅内烧红，以水三碗淬之，再兑入童便一杯分三次服。附记：先将烧盐汤分作三碗，初给一碗，患者服后，随即呕出痰水甚多。续与第二碗服后未吐，即以鸡翎探喉，又吐出痰涎夹水液不少。再以第三碗与服，良久仍不见吐，余以右手中指裹以手帕伸入病者喉中搅扰，忽哇的一声，涌出如鸡子黄样胶痰碗许，随即大声呻吟，双目张开，移时即能言语。从此渴呕全止，观者颇觉神奇。另拟一方：藿香梗三钱、厚朴三钱、姜半夏三钱、陈皮三钱、茯苓五钱、吴萸（盐水炒）三钱、黄连（姜炒）一钱、山楂炭五钱、白蔻末二钱、炒枳实三钱、生姜三片。急流水煎药，徐徐与服。

汤药服法：次将汤药初给一酒杯，服后未吐，后隔十分钟，再给一酒杯，又未吐遂于半小时后再给半茶杯，以后每隔三小时给药一次，当夜二便俱通而痊愈。

张梦侬按：本病按病因而言，即古人所谓食厥。按症状而言，亦可谓为关格。因食滞更夹痰饮，阻塞中焦，升降失职，所以上不得入，下不得出，前人有云，格则不得入，关则不得出，此时舍涌泄上焦，宣通中宫，别无良法。因思陈无择治干霍乱用"烧盐探吐法"系根据千金方，用此法三饮三吐，通治霍乱虫毒，宿食腹痛冷气等而来。今用此法，其效颇捷。后拟汤剂乃为清理余邪，因结聚日久，虽胸中脘中浊邪由涌吐而上出，胃间肠间滞气尚未通降而下行，故于芳香苦辛剂中重用温中下气最速之吴茱萸，而佐以燥湿开郁之黄连，俾浊气得以下行，清气方能上升，而中阳斡旋，运转之机自复，不虞再有呕渴之患。所以初服少量，移时续进，是恐脾胃升降机能尚未复原，如投以大量有形之物，则力不能胜，故仿薛氏黄连、苏叶泡汤徐徐呷之之法而来，非故意出奇炫耀。

另如引用《张梦侬临证拾遗》中，针药并用治疗曾某、刘某之病案，也采用了烧盐兑童便催吐之法。他特别写道："以上数例，均赖烧盐探吐法以救其急，而且获效甚捷，惜今日医家多不用此法，特录出几例以供参考。数十年来，常用此法，活人甚多，所以病案证因脉治等大都与此类案相似。"

4. 根据临床变通化裁、创制新方

张梦侬创制的新方新法用药独特，配伍灵活。他创制新方主要有三种特点。

（1）复方多法：于多方之中，取其精华，合于一方，以令其适合新的病症。如治疗自汗时，因其为阳气不足卫虚不固，所以当扶阳、益气、固表。他便用桂枝加附子汤、玉屏风散、芪附汤、术附汤、补血汤五方加减创制成一首新方；另如治疗重症肾炎，曾仿张仲景真武汤、陈修园消水圣愈汤、林一鸟消水肿方，每方取其精华，再加上自己经验用药，综合为一剂。共奏温少阴、开太阳、补土健脾、利水消肿之功。还有如前所述，张梦侬治疗某证，将中药、针灸、推拿诸法连用；治疗肝硬化腹水喘逆等久病顽疾时，除用复方大剂治疗外，尚用熬膏、制丸散等法，以巩固疗效。

（2）随证制方：张梦侬善依据病因病机随证制方。如他治疗小儿外感夹滞之症时，认为小儿气血未充，脏腑娇嫩，多有饮食失节，饥饱失常，因此外有邪客则容易侵袭，内则多兼饮食停滞。故常于宣散之剂中加用神曲、山楂、谷麦芽、莱菔子等消食导滞，寓"里和表自解"之意；治疗"支气管扩张咯血时，先用民间验方（百合、冰糖、鲫鱼），继用罗天鹏《集验良方》中效方（六君子汤加百合、山药、黄芪、薏苡仁），治疗中未见止血之药，而患者血止症除。

（3）一方多法：在挖掘整理张梦侬学术思想的文献研究中，发现他散佚在民间的遗著《论咳嗽》书中，张梦侬通过总结前人治咳经验并结合自己临床经验，拟定了一首治疗咳嗽的通用方剂。名为"桑杏甘前枳桔汤"。他用此方化裁变通为30余种治法，用于外因伤寒咳和内因伤气咳以及五脏六腑咳等各种咳嗽（下方祥细分解），临床疗效很好。

他创制的培元健脾粉（条参、山药、炒谷芽、炒白芍、莲米、芡实、炒苡仁、炒五谷虫各30g，茯苓、鸡内金、炒白术、焦山楂各60g，陈皮15g、炒扁豆、神曲各120g、砂仁10g共研细末。另取粳米150g淘净水浸一宿，滤去水，将米干蒸炒焦，躔成细末入药拌匀）、清脑灵（肉苁蓉、桑椹子、当归、丹参、远志、石菖蒲、郁金、紫河车、鹿角胶）、外伤止血方（寒水石1.8g、飞黄丹1.8g、龙胆草0.6g、煅龙骨0.6g、明雄黄0.3g、密陀僧0.3g、滴乳没各0.45g，研极细末外用）等方疗效显著，目前仍然为临床上所常用。

张梦侬精通中药四气五味及组方奥秘，常能以一方化裁变通为数方，化繁为简，辨证治疗各种疾病。以他创制治疗咳嗽的"桑杏甘前枳桔汤"为例，该方药组成：冬桑叶三钱、苦杏仁（去皮研）三钱、生甘草二钱、炒枳壳二钱、桔梗二钱。张梦侬对此方进行了详细的方解，他说："此方系太阴肺经药，因肺所生病为咳嗽、上气、喘渴、烦心、胸满等症。故首用冬桑叶之气味甘寒，去风燥湿，走肺络而宣肺气；同杏仁之气味辛苦甘温而利，除风散寒，解肌泻肺，降气行痰为主；佐以桔梗之气味苦辛而平入肺，泻热，散寒，开胸利膈，行气消痰；合前胡之味辛甘苦寒，畅肺气，解风寒，理胸腹，下气、降火、消痰、止咳；加枳壳之气味苦酸微寒，化痰行气，止喘、散结、消胀、治咳。从气化论，肺属燥金而性畏火，须藉脾胃土气以资生，故取甘草之气味甘平中和，泻心火而补脾胃以资肺金生化之源而保护肺气。甘草合桔梗名甘桔汤，能治咽喉

口舌诸病，以其有苦辛甘平，散寒清热之功。桔梗合枳壳名枳桔汤，有通肺下气利膈祛痰之功。本方药只六味，是从参苏饮、杏苏散、桑杏汤、甘桔汤、枳桔汤等方加减组合而成。由于肺位至高，凡属气味俱厚，沉降重浊之品，用之则有药过所之弊。昔人谓治上焦如羽，非轻不举。在本方中杏仁、前胡、枳壳三种虽气味苦辛，但皆轻微，降而能散，故取桑叶之轻清宣肺通络为之领导，又借桔梗之轻虚上浮，功同舟楫，载药力上行，更取甘草补土生金，其性中和，协调诸药，使邪气因而宣散，肺气恢复肃降，则咳嗽自愈。"从此段文字中，我们不难发现，张梦侬通过参照组合参苏饮、杏苏散、甘桔汤等前人的经验方，并结合自己的临证经验精心研究才创制出新方"桑杏甘前枳桔汤"。

此方的临床运用更是张梦侬"一方多法"的典范，他用此方略加减化裁，治疗内外因所致各类咳嗽。如外因伤风之风温咳嗽，可用本方酌加薄荷一钱、炒牛蒡子三钱；风凉咳嗽，可用本方酌加紫苏二钱、薄荷一钱，如有头痛，可再加荆芥穗二至三钱。伤寒咳嗽，可用本方酌加紫苏、陈皮各二至三钱，如有恶寒无汗或头项强痛，可酌加淡豆豉三钱，麻黄一至二钱，葱白三支。热咳，可用本方酌加马兜铃、天花粉、炒牛蒡子各三钱，鲜苇根一两。湿咳，可用本方酌加法半夏、陈皮、白茯苓、苍术等各二至三钱，薏苡仁五钱。燥咳，可用本方酌加南沙参、瓜蒌皮、炒牛蒡子各三钱，川贝母、陈皮各一至二钱。火咳，可用本方酌加玄参、天门冬、知母、生石膏末、天花粉各二至三钱。内因咳嗽之伤气咳，症见咳则作呛，只咳半声，喉间作痒，可用本方去杏仁、枳壳，酌加南沙参、甜杏仁各三钱，橘络一钱，鲜苇根一两，或鲜梨汁或荸荠汁各三酒杯。伤血咳，症见呛咳痰少，有时痰中带极少血丝或血点，可用本方酌加紫菀、降香、鹿角霜、茜草根、乌贼骨各三钱或加血竭末、三七粉、桃仁各一至二钱。结痰咳，症见咳嗽不利，痰色灰黑成黏胶，每晨仅咳数口，极难咳出，可用本方酌加青黛拌海蛤粉、瓜蒌子、旋覆花（布包）、玄明粉各三钱，或另服礞石滚痰丸每次三钱，每日二次，饭后开水送下。更有从事锅炉或煤炭业工作人员，以及有吸烟嗜好过深的人们，也常咳嗽黑痰，此与伏结老痰有别，可用本方加莱菔子三钱或鲜萝卜汁一酒杯，兑入药中服亦可，但不得用治结痰之法。又如内外合因之寒湿咳，可用本方酌加法半夏、白茯苓、陈皮、白术各三钱，干姜、桂枝各一钱半。（附注：本条为外寒、内湿合邪咳嗽，与外因部分之伤寒咳和伤湿咳嗽不同，前两条为外因寒邪湿邪致咳，故用麻黄、淡豆豉、苍术等味治从外解，本条为内因中阳不足，温里扶阳以散寒利湿。）寒挟饮咳，可用本方去桑叶，加麻黄二钱、法半夏三钱、生姜五片，亦可适用《金匮要略》中"射干麻黄汤"。寒包火咳，可用本方酌加麻黄、紫苏、陈皮各一至三钱，生石膏末三至五钱，如咳久音嘶不清，可用本方加法半夏、陈皮、瓜蒌皮各三钱，诃子半个。如服此不效，或声音嘶哑，本方不中用，可适用小青龙汤方。喘咳，寒盛者，可用本方酌加麻黄、厚朴各一至三钱，细辛、干姜各七分至一钱半，或用小青龙汤方加厚朴、杏仁各二至三钱，不用本方，热盛者，可用本方酌加黄芩、知母各三钱，瓜蒌皮、款冬花、枇杷叶各三钱，如汗出、口干、脉洪大，可再加石膏末五钱，湿盛者，可用本方酌加白茯苓、陈皮、厚朴、法半夏各二至三钱。若为阴虚阳浮，肾不纳气者，亟宜镇逆潜阳，保肺益气，用白石英末一两，龙骨粉、牡蛎粉、海蛤粉、磁石末各五钱，北沙参（西洋参更佳）、白茯神、款冬花、麦门冬、枇杷叶、五味子各三钱。

若为阴阳俱虚，心力衰竭，肾气匮乏，危在顷刻，此方不可与！亟用独参汤，并吞黑锡丹三至五钱，如人参或高丽参用五钱至一两一时不可得，可用炙黄芪各二两（舌干口渴则加熟地黄一两，舌白口淡，可加熟附片三钱），水煎浓汁灌服，以救其急，不尔，便成虚脱。

若为邪实壅肺者，宜用葶苈大枣泻肺汤，频频灌服。外用按摩法：医者用两手大拇指按在患者肺俞穴用力按揉，约十五分钟，其喘必然减轻或完全停止。再用本方去甘草，加炒葶苈子、炒莱菔子各三钱，大枣五枚。

除上述之外，本方还可用于"五脏六腑"之咳嗽。如肺咳，咳嗽喘息有音，甚则唾血，可用本方加炙麻黄一钱，紫菀、款冬花、百部根各三钱。

心咳：喉中介介如梗，甚则咽喉肿痛，或痰少心烦，夜寐欠安。可用本方加连翘、玄参各三钱，贝母、射干各三钱。

肝咳：咳引两胁下痛，甚则不能转侧，并见胸满欲呕，头晕易怒。可用本方加醋炒柴胡、炒黄芩、法半夏、瓜蒌子各二至三钱，鲜生姜三片，大枣五枚。

脾咳：咳引左胁下痛，阴阴牵引肩背痛，并见痰多脘闷，纳少神倦。可用本方加白术、白茯苓、法半夏、薏苡仁、陈皮各三钱。如见便溏腹胀，亦可加升麻、葛根、白芍各二钱。

肾咳：咳嗽腰背相引作痛，甚则唾涎，并见咳嗽烦闷，有时痰作咸味，或咳唾涎水。可用本方去桑叶、枳壳，酌加麻黄、熟附片各一至三钱，细辛五分至一钱。或加干姜、五味子各一至二钱，白术三钱。

胃咳：咳嗽作呕，呕甚则长虫出，并见饥不欲食，食则欲呕。可用本方煎水送下乌梅丸，每次三钱，每日二次或适用乌梅丸作汤，其效悬捷。

胆咳：咳嗽作呕，甚则呕出像胆汁样苦涩绿水。可用本方酌加炒黄芩、炒白芍、法半夏各二至三钱，生姜三片（水煎，米熟汤成），大枣三枚。

大肠咳：咳嗽则大便自遗，并见大便经常溏泻。可用本方去桑叶、枳壳，酌加赤石脂米、余禹粮末各五钱至一两，白粳米一两，生姜三片。水煎，米熟汤成。

小肠咳：咳则矢气（放屁），气与咳俱失。可用本方去桑叶、炒枳壳。酌加党参、白芍各三钱，五味子一钱半，生甘草改用蜜炙。

膀胱咳：咳嗽则遗尿，并见小溲频数而短。可用本方去桑叶、枳壳，酌加白茯苓、党参各三钱，桂枝、五味子一钱半，生姜三片。

三焦咳：咳嗽日久不愈，腹中常满，不欲纳食，并见脘中痞闷。可用本方去桑叶，加党参、白术、白茯苓、藿香梗各三钱，陈皮、砂仁各二钱，法半夏一钱半。

"五脏六腑皆令人咳"的观点，虽在《黄帝内经》中就已经提出，但张梦侬对此论述更为详尽，从而使更多的医家深受影响。目前，临床医家治咳从"五脏六腑"来论治者众多，并在理论和临床方面做了更深的探讨。从这一方面可说明张梦侬善于继承创新的医术专长，真正得到临床验证，具有很高的学术价值。

其他如疫咳：多见于十岁内外儿童，连声咳嗽不断，呛出血液或呕吐痰涎及饮食之物，可用本方减去剂量三分之一或二分之一，加紫菀、知母、款冬花各二钱，鲜苇根、白茅根各八钱，另加白米一勺，用水熬药，米熟汤成。亦可用猪腰子一个切成四块（去内膜）炖汤吃。

肺痨咳：有时痰中带血，兼有入夜骨蒸盗汗，每日午后潮热两颧发赤等症，可用本方去苦杏仁、炒枳壳，加甜杏仁、天门冬、紫菀、百部根、款冬花、炙枇杷叶各三钱。宜常服一味白茅根汤。

肺痈咳：咳吐脓血相杂，腥臭异常，本方去桑叶，加浙贝母、桃仁、瓜蒌子、炙桑白皮各三钱，薏苡仁、鱼腥草、鲜苇根、白茅根各一两。最好每日服生豆浆三次，每次一碗。

📚 医案举例

杨某，男，52岁。

症状：咳嗽三月，痰黄黏稠，咳引胸痛，咳剧则呕吐涎沫清水黏液。询及平素，大便常结，纳食不多，饮酒不少。诊脉浮弦，按之滑数，舌苔白厚底绛，视形质瘦长，面色萎黄。

分析：从脉证合参，为痰饮内阻，风温外加，温邪搏肺，热灼津伤，故痰色黄而黏稠；饮停于胃，下降失令，故便结而呕水液。

诊断：热咳。

治法：凉解风温，清泄肺热，俟痰白咳减，再理饮邪。

处方：桑叶10g，马兜铃10g，炒牛蒡子6g，知母6g，杏仁10g，瓜蒌皮10g，鲜芦根15g，益元散10g（布包），橘络1.5g，川贝尖10g，桔梗6g。5剂，急火煎药分3次服。

二诊：痰色转白，呕吐已平。舌绛虽退，但舌苔仍厚，脉仍弦滑。宗上方加前胡6克，炒枳壳6g，5剂。

三诊：咳减过半，痰白量少，易出，大便较畅，舌苔仍厚，脉犹弦滑，但不浮数，此为外邪已解，痰饮犹存，当于清宣肺气法中，再加化痰涤饮之品。

方药：苦杏仁10g，桔梗6g，薏苡仁15g，半夏6g，炒知母10g，川贝母10g，枳壳10g，瓜蒌皮10g，橘红6g，马兜铃10g。5剂。

四诊：咳嗽更减，痰稀色白，舌苔前半已退，后半白滑，然咳甚仍作呕逆，胸脘时闷，此痰饮深伏，根除不易。法宜缓攻慢逐，因体虚难任峻剂。

方药：①原方继续多服，间日一剂；②控涎丹60g，每次服5粒，每次饭后半小时服，日复2次。

五诊：服上二方，历时两旬，呕逆全止，胸闷亦除，是痰饮伏邪得缓攻而渐去。再用理脾健胃、润肺化痰之剂调理善后。尤须戒酒，以防复发。

方药：北条参10g，白术6g，白茯苓6g，炙甘草6g，陈皮6g，半夏6g，杏仁 10g, 瓜蒌皮 10g, 枳实 6g, 竹茹 10g。3 剂。

5. 寓防于治,注重运用饮食疗法

张梦侬自幼熟读诸子百家之书,对"药食同源"和中医"治未病"的理念十分熟悉。而且,他从民间学得的许多单方验方中也有不少药膳疗法。比如他用鲫鱼治疗咯血、用鲜猪肚煮白术治疗胃病、用鲜茅根煮茶饮治疗肺结核等,既用做药物治疗,也作为食疗方法,还蕴含有防病复发、寓防于治的中医"治未病"思想。

鲫鱼治疗支气管扩张咯血方法为:百合鲜者90g,(干者60g),冰糖60g,活鲫鱼1条(大者佳,半斤以上可用),将百合洗净,分片;鲫鱼去鳞、肠杂及腮,洗净;将冰糖放鱼肚内同百合放入锅中,加适量冷水,火上煮熟,不加油盐酱醋。吃鱼、百合,并喝汤,能在1个月内吃5~7次为好;另如用皂矾醋制粟米做丸治疗肝硬化腹水:苍术、白术、厚朴、枳实、旋覆花炭、煨三棱、煨莪术、陈皮、赤芍、白芍、昆布、海藻、槟榔各60g,醋炒鳖甲、败酱草各90g,茵陈、炒槐角、蒲公英、地丁、红饭豆各120g,干土鳖、干蝼蛄各30个。共炒焦,研极细。皂矾200g,入250g醋中,加热溶化,再加入粟米1000克,拌匀,晒干,入锅内慢火炒成炭,待烟尽,俟冷,隔纸将粟米炭摊地上,约2小时许以去火气,研极细,再合入上药末中共研匀,然后用面粉750克加醋与水各半,打成糊,和合为丸,入黄豆大,晒干。每次服30粒,饭前温糖开水送下,每日3次;还曾用白扁豆散治疗慢性肾炎等,都是来自于民间的单方、验方或药膳结合的方法。而用于治疗食道癌之饮生鹅血法乃得于文学书籍《瓠剩》中故事的启发。

如他早年曾收治一"肺痨"(肺结核)患者。症见半声呛咳,从不吐痰,食不减,形体日瘦,皮肤面色苍黄。病已半截,治亦无数。自述喉间时时微痒,呛咳难安,每欲强忍不咳,则气从喉中不由自主上冲作呛。诊脉细数,舌质暗红,苔白而薄。

张梦侬认为,此病乃强力努挣,致气之大络受伤,一般名为伤气,俗称干血痨,亦即现代医学所谓"肺结核"病。因病久延治无效,则肌肉干瘦,形销骨立。若血之大络受伤,则必呛咳吐血。

张梦侬记载:当时医生治愈本病较难,自己早年从民间学得一方,屡用屡效。逐嘱照方服之,取鲜白茅根(洗净,减去节,并去心,只用外层空筒),每次二两,用瓦罐加凉水,慢火煎熬。以茅根沉于罐底为度。以此代茶饮之,每天一剂,连服百日有效。

二诊:述按照上方,连续服60日,尚无显效,仍然喉痒作呛。服至70日,呛咳顿减,精神气色复原,体质渐觉恢复。服至百日,面色红润,体力如常,喉间再不作痒,因此亦不咳呛。诸症若失,体力渐强。后以此方长期代茶饮,疾再未复发。

后将此方传与他人,服后同样获效。

另如,他用干柿饼治疗噎膈(食道癌)方,取干柿饼,每次1枚在饭锅内蒸透。同干饭一起细嚼食用,慢慢吞咽,不可饮水,每日3次,如每次能多食2~3枚柿饼则更好。此方法是张梦侬从李时珍《本草纲目》中学得。

张梦侬的医学特色就是善于运用民间各种单方验方,这些方法大多包含有丰富的药膳食疗思想。比如他曾用白扁豆散(白扁豆、红豆饭配中药)治疗肾炎合并尿毒症、

用鲜丝瓜汁配合针灸治疗阳强（强中）、糖矾豆（皂矾、小黑石、红糖）配茵陈饮子（茵陈、炒槐角）治疗黄疸性肝炎、头发烧炭吹鼻配合蒜泥敷足心（涌泉穴）治疗鼻衄、皂矾加粟米炒炭再与面粉和入醋中合为丸治疗肝硬化腹水等。

这些以食物入药的方法，既有前人的名方，也有许多为老百姓居家常用土方、验方。张梦侬尽为所用，随症拈来，不仅治愈许多顽症痼疾，还教给病家许多食疗方法和防病治病的知识。

张梦侬一贯主张"治未病"的思想，他认为老年人气血渐衰，阴阳渐失平衡，尤其应注意饮食调节，起居有时。饮食应以清淡为主，切忌肥甘厚味。老年人除气血虚外，还多兼血瘀体征，适当饮保健酒可防病治病，但饮之不可过量，以经常少量饮之为宜。

张梦侬对药酒的治疗和保健作用也颇有研究。他早年曾记录治疗神经衰弱症以及男子阳痿、女子经病的一个验方：高粱酒二十两、泡何首乌、北五味子各四两（均捣烂），浸泡十五日，每日早晚摇匀酒瓶一次。患者每日早晚用此药酒半两加等量凉开水同饮。既可治病，也有保健作用。

他对药酒的研究，除参考李时珍的《本草纲目》外，还曾受湖北武当山道教的药酒健身祛病方法的影响。

武当山的药酒自唐代就享有盛名。传说被女皇武则天流放的皇太子李显，最初到武当山地区时，对当地百姓自酿的糯米酒就非常赏识。在他饮用此酒后，曾提笔写道，"神农糯米酒，皇室难觅寻，托得仙人福，喜看官醉"的赞美诗篇。705 年，李显被召回长安继承帝位，他在离开武当山地区时，非常留念此地的糯米酒，他又写道，"此酒只有皇家有，瑶池天宫酿也无，他日龙驾回长安，每年送朕三千斛"。并将此酒封为"皇酒"，李显走后，此地区老百姓自酿此酒之风更盛，并不断加以改良、完善。该酒俗称为"黄酒"，后称为"白马尿"，以避皇家忌讳。

武当山道教久负盛名，其创药膳、药酒也广为传播，是为了养生、弘教、造福于民众的宗教需要。由于广泛收集制酒良方，精心研究整理，逐步形成了酿制方法独特、口味绝佳、久服健身延年为特点的药酒系列。

张梦侬参考武当山药酒之法，他认为制作药酒一定要选用优质白酒、黄酒或果酒作为酒基。根据处方要求，选用地道优质药材，并要按要求炮制后，切成薄片或粉粗末方可使用。

他曾向亲友推荐以下药酒配方。

松柏养生酒配方：松针 250g、侧柏叶 250g、野灵芝 250g、武当参 250g、生地黄250g、丹参 250g、糯米 50kg、小曲 10 个、大曲 2.5kg。

功用：补气养血、滋阴壮阳、强身健体、益寿延年。

主治：气血双虚、肝肾亏损、脾胃虚弱、面色无华、周身乏力、腰膝疲软、头晕耳鸣、阳痿早泄、纳呆腹胀、失眠多梦等一切虚弱之症。

用法：每日早、晚饭前服 20～50mL。

参斛延寿酒配方：党参 40g、丹参 40g、人参 20g、石斛 100g、白酒 5kg。

功用：养阴、益气、健脾、活血。

主治：大病后阴虚、五心烦躁、肺肾阳虚、气喘乏力。对大病后引起的气阴两虚及没有明显临床症状者，或全身疼痛不适的亚健康状态的人，可作养生保健饮用。

用法：每日晚饭前饮用 10～30mL。

人参茯苓酒配方：人参、生地黄、茯苓、白术、白芍、当归、龙眼肉、红枣（去核）各 250g、冰糖 300g、优质白酒 20kg。

功用：气血双补，健脾养胃。

主治：气血亏虚、脾胃虚弱、形体消瘦、气短乏力、怕冷自汗、失眠多梦。用法：每日早、中、晚饭前饮用 10～30mL。

长生固本酒配方：武当参、枸杞子、野山药、五味子、天门冬、麦门冬、生地黄、红丹参各 50g、鲜白果 36 粒、熟地黄 80g、白酒 10kg、冰糖 200g。

功用：益气养阴、强身健体。

主治：气阴两虚、四肢无力、腰膝酸软、心烦失眠、头晕目眩、皮肤粗糙及虽没临床症状，可作为养生服用。

用法：每日早、晚饭前饮用 10～30mL。

长春酒配方：炙黄芪、人参、白术、茯苓、当归、白芍、姜半夏、肉桂、陈皮、制南星、川芎、姜厚朴、砂仁、草果、青皮、槟榔、苍术、木香、沉香、藿香、檀香、木瓜、五味子、石斛、杜仲、薏米仁、炙枇杷叶、白蔻、炒神曲、炒麦芽、炒山楂、炙甘草各 20g、丁香 5g、优质白酒 15kg、冰糖 500g。

功用：益气养血、理气化痰、健脾和胃、消积化食。

主治：气血不足、痰湿内盛、咳喘多痰、气短乏力、动则自汗、饮食不振、消化不良、呕吐腹胀、胸闷心悸、凡素来脾胃虚弱、寒湿偏重者均可饮用。但身体消瘦、阴虚火旺者慎用。

三、小结

张梦侬一生勤求古训，刻苦钻研前人医学典籍；博采众方，广泛汲取前人经验教训；孜孜不倦，不断拜师学习医术；为人谦卑，淡泊名利，刻苦上进，以解除患者的痛苦为己任，拥有为医四德即正确的知识、广博的经验、聪敏的直觉和对患者的同情心。不断丰富和发展中医专长，具有勇于创新与敢于实践的精神，针药结合，一方多法，随证制方，复方多法，自成一家，在治疗疑难杂症疾病方面屡见奇效，倡导中西医结合，传承中医经典，不拘一格，灵活变通，中西结合，发展中医文化，倡导治未病理论，未病先防，食疗保健，著有《临证会要》《儿科辑要》《四诊八纲》《产后临证医案》等书，不仅为当代人祛除病邪，也为后世医学发展和中华文化的传承做出了卓越贡献！

第十一章　黄绳武 ▷▷▷▷
——融汇百家之学，推崇傅青主女科

【导　学】

内容概要：黄绳武在妇科理论上强调肝、脾、肾三脏为纲；治疗上倡导"以通为用"，论述了精血的重要作用；用药灵活准确。

学习要求：掌握其妇科的理论特点；熟悉其妇科用药特色；了解其生平、代表著作及其对后世的影响。

一、生平概述

黄绳武（1914—1989），男，湖北黄陂人，是我国著名的中医妇科专家。

出身于世代业医之家，髫龄即读医书，于1935年以优异成绩毕业于湖北国医专科学校，毕业后留校任教，并担任《国医医药》校刊编辑。中华人民共和国成立后，先后任教于湖北省中医进修学校、湖北中医学院及其附属医院，从事中医临床和教学工作五十余年，毕生以发掘祖国医学为己任，学识渊博，孜孜不倦，精于《黄帝内经》，旁及金、元、明、清诸家之学，熟悉历代中医典籍，善于读书，尤重临床，勇于创新，自成风格，擅长于中医内、外、妇、儿、皮肤等科，特别是在中医内、妇两科方面造诣尤深，在妇科方面尤有独到之处。曾任湖北中医学院附属医院副院长、妇科主任，并曾当选为中华全国中医学会湖北分会妇科专业委员会主任委员。

黄老治学谨严，孜孜不倦，数十年如一日，讲究实事求是。至古稀之年，鬓发如霜，亦不知疲倦，热心树人，认真传授，对学生训勉备至，临诊时每每详细分析，使学者受益匪浅，深得学生敬爱，实为后学者之楷模。

曾先后主编《中医妇科学》（全国高等医药院校四版教材）和《中国医学百科全书·中医妇科分卷》，著有《傅青主女科评注》一书。

二、学术特色与临证经验

（一）肝、脾、肾为纲，精血为治

黄绳武教授在长期的临床实践中对妇女的生理病理特点深入研究，立法处方用药形成了自己独有的风格。认为妇科病是因气、血、肾、肝、脾等的功能失调，导致冲任损伤而发生的。冲任对妇科疾病的影响，与冲为血海、任主胞胎有关。因为冲任二脉，循行人体的下部，符合"经脉所过、疾病所生"的观点。黄老对妇科病的辨证注重观察脏腑、气血的功能状态，突出冲任二脉的作用，以肝、脾、肾三脏立论。但又根据月经病、妊娠病、带下病的特点，治有侧重。妊娠病多从脾肾论治，调经则注重肝肾，而带下病又多从肝脾着手。

妇科病的处方用药，黄老认为，妇女以血用事，经、孕、产、乳可耗血伤血，因而处处以维护精血为其论治核心。黄老说："对于温病来说，是存得一份阴液，就有一份生机，那么对于妇科病，可以说是顾护了精血，就是顾护了正气。"明确提出了对大辛大热、大苦大寒的药物要慎用的观点。指出辛热之药伤阴耗液损血，苦寒之味既能损伤阳气，亦能化燥伤阴，主张清热不宜过于苦寒，祛寒不宜过于辛热。

1. 不孕症

黄老治疗不孕症，辨证重点在肾，旁及肝、脾，根据《素问·上古天真论》"女子七岁，肾气盛……二七天癸至，任脉通，太冲脉盛，月事以时下，故有子……"的论述，认为肾是五脏中唯一的主生殖的脏器，肾的盛衰与妇科病有着密切的关系。因而治疗时从肾论治，即使无肾虚，亦要兼顾到肾。在治疗不孕症时，既重在保护精血，又处处顾护阳气（即氤氲之气），认为只有精血充足才能摄精成孕，保护氤氲之气，才有生生之机。常言"寒水之地不生草木，重阴之渊不长鱼龙"，因而注重阳气（即生发之气）是治疗不孕症的关键，黄老创导的"温润添精法"正是这种思想的具体体现。如子宫发育不良不孕者，多是先天发育欠佳，肾气不足所致，妇女所重在血，血能构精受胎成孕。欲治其病，唯于阴分调之，使无亏欠乃可成胎。但水为造化之源，火为万物之先，阳为发育之首，要使生发之机畅达活跃，非少火以生气不足为动。经曰："形不足者，温之以气。"黄老拟"温润添精"之法，用八珍汤加枸杞子、菟丝子、川椒、香附、鹿角霜、紫河车、仙灵脾等，功能养精血，温阳气，肝、脾、肾三脏同治。如性欲减退，认为乃生理功能低下，加仙茅温补命门填精，如大便干结则加肉苁蓉温阳通便。对于温肾阳之巴戟天、肉苁蓉、鹿角霜、艾叶等温不燥血、温而能润之品，每多酌情选用。

2. 痛经

对于痛经一证的辨证治疗，临床一般皆以"不通则痛"来概括其病机。但黄老认为，痛经伴随月经周期性地出现，除了用"不通则痛"的机理解释外，还应考虑与精血有着明显的关系。因为经期经血外流，是一个耗血伤血的过程，这时的精血表现得尤为不足，其机理当是气血不足，又兼气血郁滞致痛，属虚实夹杂之证。因而对痛经的治疗，既要顺应生理之自然注重调经，又要注意培补耗损之不足，补养精血。故多采用四物汤加减，选用具有温养流动之性的当归、川芎为主药，不用壅滞滋腻之熟地黄，配白芍、甘草缓急止痛。痛经乃气血为病，以四物汤调其血，酌加香附、乌药、艾叶、川楝子、延胡索等气药，使气行则血行而痛止。

少女痛经，临床多见痛时常伴有恶心呕吐，泄泻，出冷汗，四肢厥冷，甚至昏厥，此类患者多面色不华，形体消瘦。痛经多由肾气未充所致，黄老根据经期耗血伤精的特点，对少女痛经多从肾论治或兼顾到肾，特别注重补养肾精，每在治痛经的方药的基础上加枸杞子、山茱萸、艾叶、巴戟天等。确属肾精亏损者用熟地黄、阿胶大补精血；一般兼虚者则用枸杞子，既补肝肾精血，又不似熟地黄、阿胶之类滋腻。温肾阳常用巴戟天温肾益精，不似肉桂之温热、附子之燥烈。经期便溏者加炒白术、党参、茯苓；伴呕吐兼热者用竹茹，兼寒者用吴茱萸，兼瘀者加泽兰、鸡血藤、炒蒲黄等。

医案举例

陈某，17岁，未婚。

每经行第三天腹痛甚，恶心呕吐，全身冷汗，甚则昏厥，伴经期延后，月经量多，经色淡红。形体消瘦，面色白㿠白。予胶艾四物汤原方加山茱萸、巴戟天、吴茱萸等，药后病愈。

（二）扶正培本，重古不泥

黄老辨证治病，注重扶助正气，主张"无病善防，提高体质"，"有病驱邪，慎毋伤正"，强调扶正培本，以期正复而邪自除，祛邪而不伤正，对于老人和妇女尤其如此。

黄老不仅中医药知识渊博，且重古而不泥古，还注意吸收现代医学知识，对现代医学的检查和诊断都非常重视，在辨证用药时，在不违背中医理论的基础上把辨证与辨病结合起来。例如对"多囊卵巢综合征"的治疗，除辨证用药外，针对卵巢包膜增厚，卵子排出不畅的病理，选加软坚散结、活血类药，从而取得满意疗效。又如治"妊娠水肿"，黄老参考现代医学对"先兆子痫"的病理分析，借鉴《傅青主女科》中用加减补中益气汤治疗"妊娠水肿"，提出应辨证与辨病相结合。因妊娠水肿多伴高血压，不可一见水肿就投此方，或以人参、黄芪益气升阳，柴胡、升麻助长相火，恐误伤人也。

黄老组方重法而不泥于方，强调读懂古方，深刻了解古方的配伍法度和技巧，才能加减变化运用自如。例如治疗身瘦不孕的养精种玉汤，是由四物汤去川芎加山茱萸组成的。黄老分析说："此方妙在去川芎之辛窜耗精，而易山萸肉滋养肝肾，以添精血。一味药的变化，整个方义变了，重在养血保精。"由于此方偏温，黄老虑及瘦人多火，指出若加枸杞子、龟甲、牡丹皮等味，则滋水制火之力更强，受孕之机增加。

（三）用药精专，择善而从

在用药原则上，黄老认为：一是最忌庞杂，处方精要，使药力专一；二是熟悉药物性味，对同类药物的微妙差异要有自己的临床体会。他常说，用药如用兵，主攻方向虽明确，但用药不当亦不能取胜，必须知能善任，才能药到病除。因此，黄老处方遣药常深思熟虑，择其善而从之，十分注重药物配伍，不轻易加减一味药，以发挥药效而制其弊，并总结了五脏用药经验，指导临床。

1. 肺之用药

肺是华盖，清虚之脏，娇脏，不耐寒热，用药宜恰到好处，不能太过，其性喜润而恶燥。

外感咳嗽，基本方为前胡、桔梗、杏仁、甘草。风寒咳嗽，用基本方加苏叶、法半夏、橘红、白前。外感风寒，若用辛燥之品，虽可治病，但会伤阴液，而以上药物都比较平和。咳而呕吐加生姜；若初起风寒咳嗽，荆芥用多了患者咳嗽可加剧，最好用苏叶，杏苏散是比较平缓之剂，用时效果好；痰多加法半夏、陈皮；对风寒重证，可酌情用麻黄或炙麻黄绒。在治疗风寒咳嗽时苏叶、荆芥、麻黄不能超过 10g，生姜用 3g 即可，不宜过多，过多伤肺。风热咳嗽，用基本方加贝母、桑叶、牛蒡子。咳而作呕加枇杷叶、法半夏；口干，舌欠润，开始加芦根清润流畅之品，日久则加沙参、麦冬；痰多加瓜蒌仁。

内伤咳嗽，寒饮射肺，方用麻黄、桂枝、杏仁、紫菀、生姜、橘红、茯苓、法半夏、苏子、五味子。重者酌加细辛、干姜、白术；胸胁满闷、气逆甚者，加旋覆花；喉如水鸡声加射干。风热壅肺，方用桑叶、川贝母、瓜蒌仁、马兜铃、冬瓜仁、桔梗、白茅根、枇杷叶、生薏苡仁、杏仁、莱菔子、枳壳。重者酌加金银花、连翘、黄芩等。

哮喘，喘有寒喘、热喘，及肾不纳气、肺气不降所致者。初喘常用麻黄、杏仁、苏子等，但麻黄对久喘不利，并伤肺阴；喘证初发或老病新发属痰饮，用小青龙汤；肺热用麻杏石甘汤；长期久喘，肾不纳气，用杏仁、苏子、沉香、胡桃肉、五味子、白果，并加养肾之品，不用麻黄，因麻黄对久喘不利，并伤肺阴；肾阳不足加蛤蚧等升阳之品；肺气不降用三子养亲汤；胸闷气喘加全瓜蒌、杏仁、贝母、苏子、苏梗。寒痰用二陈汤加旋覆花，热痰加海蛤粉，同时要注意培土，偏凉加茯苓、白术，偏热加山药、茯苓。咳喘病位主要在肺、脾、肾，咳嗽不止于肺，也不离于肺，肺不伤不咳，脾不伤不久咳，肾不伤咳而不喘。

2. 脾之用药

脾喜燥恶湿，主运化，脾虚生湿。

脾气虚：四君子汤重用白术，用焦白术，若苔白而不润，用生白术，生白术润，焦白术燥。若脾虚湿滞，胃脘不适，苔白稍厚，轻者加陈皮为异功散；重者苔白腻，胃脘胀闷，用六君子汤；若胃脘胀闷甚，胀痛不思食，用香砂六君子汤。这都是脾胃气虚，失于和降而引起湿聚，因程度不同而分别所用的代表方，可见中医治病到什么程度用什么药，不能太过。若脾虚泄泻，一般用参苓白术散，治腹泻关键是重用茯苓 15～30g，以及扁豆、白术等，用淡渗之品分消水气。关于砂仁、白豆蔻、草豆蔻、肉豆蔻的用法，一般化湿用白豆蔻，脾肾虚寒、五更泄用肉豆蔻，中焦虚寒（脾寒）用砂仁。

脾阳虚：方用党参、白术、炙甘草、茯苓、干姜、砂仁、法半夏、陈皮、白豆蔻、草果、扁豆。脾肾虚寒、五更泄，加肉豆蔻；有下坠感，用枳壳少许。

脾阴虚：能食而瘦，大便秘结，口干咽燥，舌质红，脉细。治宜养益脾阴，方用沙参、山药、甘草、芦根、黄精。重者加石斛、玉竹、沙参、甘草。甘草一定要用生甘草，因其能泻火存阴，恐炙甘草滞；养阴一定要配山药，怕滞一定要配茯苓。

脾虚食滞，方用山楂、神曲、麦芽、谷芽、鸡内金、莱菔子、川楝子、槟榔、广木香。寒湿困脾，方用藿香、佩兰、蔻仁、白术、陈皮、薏苡仁。若脾虚气陷用补中益气汤。

3. 心之用药

心主血，为神明之官。养血方有张仲景的炙甘草汤、柏子养心丸、天王补心丹、归脾汤。症有心慌、胸闷、脉结代，病如现代的风心病、二尖瓣狭窄、冠心病等。

心阳虚：方用人参（或党参，病重用高丽参）、黄芪、桂枝、炙甘草、茯苓、石菖蒲、远志、当归。手足不温用桂枝、炙甘草；重者可用附片。远志是通心神药，用生远志好，不要用炙远志。

心阴虚：治宜养心阴、补心血。方用柏子仁、龙眼肉、鸡子黄、阿胶、西洋参（或太子参）、五味子、麦冬。养心血用柏子仁、阿胶、龙眼肉；健忘加酸枣仁、小麦、甘草；失眠加酸枣仁；镇静心神、化痰用生龙齿；宁心安神、化痰利水用茯神（朱茯神少用）；梦遗用金樱子、龙骨；盗汗用煅龙牡、黄芪、浮小麦；口干加麦冬；心火上炎用莲子心、生地黄或连翘、黄连。

心血瘀阻：方用丹参、远志、生蒲黄、三七末、藏红花、炒五灵脂、当归、香附、川牛膝。胸闷甚加全瓜蒌、石菖蒲、郁金；治冠心病、胸闷、苔腻用石菖蒲、郁金；高血压、头晕加夏枯草、石决明。治冠心病，若血压高禁用当归，血压低者可用当归。对冠心病一般医生喜用活血化瘀，黄老认为对老年人（因冠心病老年人多）虽要通，但病因是血管硬化，化瘀的当中要养一下、柔一下。

4. 肝之用药

肝为刚脏，将军之官，性喜条达，恶抑郁，故宜柔。肝郁有一般肝郁，有肝郁化火。郁宜达之，有舒肝、疏肝、养肝、清肝、泄肝、镇肝之分。

舒肝：对一般肝郁采用舒肝之法，不宜疏肝，以免太过；肝郁较甚，才用疏肝之法。木宜条达，舒肝常用逍遥散，是调肝良方。方中柴胡舒肝，柴胡有北、红、软、银、竹叶等之分，银柴胡退虚热，舒肝气则用红柴胡、北柴胡。方中薄荷辛凉疏散，量宜少，用1g，以助柴胡舒肝气以免化火，不使火炽；重点是用当归、白芍养肝血，当归辛、苦、温，配白芍才能养肝血。对肝郁来说，苔薄白用当归；苔薄黄用丹参，因其性平凉且活血行血，还有解毒作用。对肝炎患者，当归用之太过易致呕吐。

疏肝：用于症见胸闷，胸胁胀满，脉弦涩者，是肝郁较甚者。疏肝常用青皮、香附、橘叶、川楝子，均为辛温或苦寒之品。疏肝止痛，用香附量要大（其中有四制香附丸、七制香附丸等，均为妇科要药）。香附善于调经，味辛性温，疏肝力强，过用则伤肝，非养肝之品，其特点是兼能暖宫，如艾附暖宫丸治宫寒不孕。除痛经寒凝气滞用此或乌药外，一般较少用到该药，仅用橘叶即可。阴虚阳亢症见头晕耳鸣，面红易怒，舌红少苔，脉弦细，治宜育阴潜阳，方用龟甲、生牡蛎、阿胶、麦冬、生地黄、白芍。肝阳上扰，症见巅顶痛、眩晕、眼花，治宜平肝息风，药用钩藤、石决明之类，不宜用辛温走窜之品。

养肝：常用女贞子、桑椹子、生地黄、熟地黄、白芍、枸杞子等。头晕眼花、心慌失眠，用熟地黄、白芍、枸杞子以养心柔肝；舌质红用生地黄。重用白芍、枸杞子甘温平，为滋养肝肾之要药，若肝火上炎，用之并不宜，因性温，若配菟丝子则为温润添精之用。肾水不足而致肝火旺用熟地黄、玄参。若牙龈出血、脉弦细，用龟甲、牛膝、阿胶、太子参；如果是血小板减少引起的牙龈出血，并非平肝所能奏效，需养血，用黄芪15～30g，女贞子、龟甲，仿归脾汤加味可升血小板。血小板减少不用生牡蛎，此药可使血小板下降，而用黄芪、当归、山茱萸、炙甘草、女贞子、龟甲、阿胶等。

清肝：用于胸胁胀，口干咽燥，舌红苔黄者。常用玄参、青黛、青蒿以清肝；口苦用炒栀以清肝经气分之火，口不苦用牡丹皮以清血分之火；水亏虚火上炎者，用盐炒黄柏、知母以清热降火。

泄肝：用于胁痛，口苦咽干，带下色黄，质黏稠有气味，或阴痒者。治宜清泄肝经湿热，用龙胆草、茵陈、栀子、黄芩。

镇肝：用于巅顶痛，耳鸣，耳聋且胀者。用石决明、磁石以镇肝潜阳；若有肌肉跳动，头晕，用钩藤、天麻、羚羊角、龟甲、桑叶、杭菊花以镇肝息风；若抽搐用全蝎、僵蚕、地龙以息风止痉；若阴虚阳亢宜育阴潜阳，用大定风珠加减；若血虚生风，宜养血息风，用加减复脉汤之类。

5. 肾之用药

肾藏精，为阴阳之脏，主生殖。肾无实证，只补不足，不泻有余，因此临床上分肾阴虚、肾阳虚、肾气虚。

肾阳虚：常用杜仲、补骨脂、巴戟天、仙茅、仙灵脾、鹿角胶、鹿角片、鹿茸、肉桂、附片、紫河车、菟丝子。性欲淡漠用二仙汤，仙灵脾较仙茅作用弱，重则用锁阳、阳起石；大便干用肉苁蓉；夜尿多用覆盆子、益智仁、桑螵蛸；肾不纳气用胡桃肉、五味子。

肾阴虚：常用生熟地黄、山药、桑椹子、知母、龟甲、阿胶、龟甲胶。相火偏旺用生地黄、女贞子、磁石；失眠多梦用夜交藤；补任脉用龟甲，龟甲胶力较强，视其偏阴虚或偏阳虚参考用药。黄绳武清下焦热多用知柏地黄汤，其中黄柏盐水炒入肾；知母生津利尿。治阴虚遗精的患者，黄绳武不用收涩药治肾。因为遗精缘于用脑过度，心火动，肾水神明，髓海不足，心肾不交，故不能固涩，火、降肾水。治肾阳虚遗精，则宜温阳固涩。

三、小结

黄绳武精于妇产科，在妇产科疾病诊疗中根据妇人的生理病理特点，强调妇产科疾病的辨治应以肝、脾、肾三脏为纲，并注重冲任二脉，治疗上抓住以精血为治，对妇产科做出了重要贡献，值得后人研究、继承。另外，黄绳武在临床治疗中还强调应扶正培本，同时重古而不泥古，取法古代医家的学术经验而有创新。在临床用药方面，黄绳武强调贵在精专，要有针对性地选择更合适的药物施治，当择善而从。黄绳武针对五脏特点，总结了五脏用药，有效指导临床，有针对性选择药材，切合临床实用。

第十二章　李培生 ▷▷▷▷
——推崇柯琴之伤寒，注重理论与临床

【导　学】

内容概要：李培生注重理论结合临床，在实践中灵活运用经方。
学习要求：掌握其对《伤寒论》的理解思路；熟悉其临证运用经方及用药特色；了解其生平、代表著作及其对后世的影响。

一、生平概述

李培生（1914—2009），全国著名中医学家、首批全国名老中医药专家学术经验继承工作指导老师、当代伤寒学界泰斗、湖北中医药大学教授，出身于中医世家，遥承近代名医恽铁樵为师。行医 80 余年，遣方用药简便效廉，善于治疗各种内科疑难杂症，尤精于伤寒，在当代中医学界享有盛名。

在研究《伤寒论》的数十年间，李培生对于柯琴所著的《伤寒来苏集》赞赏颇多，但由于该书年代较为久远，难免存在与现代思想不符的观点或其他瑕疵之处。为把书中偏颇之处匡正以示读者，李培生倾心编著了《柯氏伤寒论注疏正》《柯氏伤寒论翼笺正》和《柯氏伤寒附翼笺正》，不仅丰富了《伤寒论》的学术内涵，为其理论研究留下了不可多得的文献资料，而且极大地促进了学科的发展。

同时，李培生也为中医学教育事业做出了巨大贡献。1975 至 1976 年，卫生部委托湖北中医学院（现湖北中医药大学）主办全国伤寒论师资培训班，主讲便是李培生。此外，李培生参与编写的多部教材影响深远，是《伤寒论》在中医学理论教育中的重要里程碑。1985 年主编的中医学五版教材《伤寒论讲义》，编写特点鲜明，在保留明代赵开美复刻宋版的基础上，分成了太阳、阳明、少阳、太阴、少阴、厥阴的六经辨证体系，并列出兼证、类证。其分类清晰，为初学《伤寒论》提供了指引，直至今日依然是中医学子学习的重要参考书目。李培生在其编写的《伤寒论》教材中，首次强调《伤寒论》作为治疗多种外感热病及杂病的专著，在中医临床治疗学基础领域中占有重要地位。

二、学术思想和临证经验

(一) 读书、临证、写作

李培生一生治学严谨，博闻通识，将"读书、临证、写作"作为教导后世中医学子的箴言。

1. 读书之法

中医学书籍众多，繁纷复杂，李培生针对此种情况总结了三种读书方法，以此指导中医学子对于选择书目无所适从的情况。其首要强调"基本书籍反复读"。具体囊括了中医类的四大经典著作，即《黄帝内经》《难经》《伤寒杂病论》《神农本草经》，中医理论体系中的其他典籍如《汤头歌诀》《温病条辨》《温热经纬》等。其次，他提出了"实用书籍重点读"，如清代李时珍所著的《本草纲目》对中草药的记载相当完备，对于现代用药有一定借鉴价值；又如清代叶桂所著的《临证指南医案》则属于临床医案分析类书籍，对于各种内科疾病的辨证论治有着形象具体地阐述，中医学子阅读之后体会更加深刻。最后，在熟读各类书籍的情况下，李培生总结了"四到"的要求：眼到、口到、脑到、手到。即在阅读中医类书籍时，应在重点内容上加以背诵加深印象；同时将所学内容进行反复思考，理解其中原委；精辟、不解之处均应添加笔记，为日后收集资料、指导临床提供有利参考。针对《伤寒论》的学习方法，他指出需要注意四个问题：其一，熟读《伤寒论》原文，可适当选择重要条文进行背诵，掌握其内涵；其二，因《伤寒论》行文多为古汉语，在阅读时应注重文言形式；其三，选择较为准确的注本，帮助自身理解条文内容；最后，学以致用，将理论联系实际，实践于临床。

2. 行医之路

在多年临床实践中，李培生结合经典方剂和临床疗效的多种尝试，总结出了具有自身特点的处方用药，对于现代临床医生的辨证论治具有指导意义。如药量维持在 6～15g，药材选择上也是非重病不用苦寒、辛燥之品。用药规律以轻灵平稳见长，不主张使用大剂量，而采取经方、时方以及根据临床经验随症加减的自创新方。李培生曾治疗一曹姓老人，在夏秋季常发痢疾，痊愈后亦时时复发，逐渐不思饮食，其家人均认为是不治之症，思虑难安。痢疾为中医病名，其病因为外感疫毒时邪亦或饮食内伤，病位在大肠，病机为湿热等外邪壅滞于肠腑，气血相搏，使其肠络受损，大肠传导失司而出现下利赤白脓血，属于现代西医的传染性细菌性痢疾和阿米巴痢疾。李培生观察其症状为泻下红白黏血冻，典型的里急后重感，而因时时频发，口干欲饮，舌苔黄而燥，脉滑数则与痢疾中的热毒痢相符合。针对患者所处地域盛产金银花，嘱托其家人采用新鲜金银花连藤叶约500g，煎服，每日 5～6 次，该患者服用一周后，症状好转至痊愈。金银花具有清热解毒之功，针对热性病有着显著的疗效，李培生因地制宜，单用金银花一味药治愈该病，缓解了病患的症状，这也验证了他遵循中医治病简便效廉的宗旨。

在临床上，李培生认为"若专于求利则名利必两失"。强调医技高超、医德高尚，自然会有名利双收的时候，不能急于求成而损害了前程。李培生以身作则，在晚年八九十岁高龄时依然坚持每个星期坐诊，对于慕名而来的患者耐心诊治，不分贫穷贵贱，均望闻问切，处方指导，其医德令患者仰慕，同行钦佩，学生尊敬。

3. 写作之途

李培生精通伤寒温病之学，善于在临床中总结经验并形成理论，从而形成了独到的学术思想。如《伤寒论六经证治》《论伤寒论中之制方有大小》《浅谈晶？与枯？的证治体会》等，行文多结合临床，理论阐述具体，内容丰富，均是中医学子学习参考的重要资料。李培生写作之精华则主要集中在对清代柯琴之《伤寒来苏集》的笺正。《伤寒来苏集》包括了《伤寒论注》《伤寒论翼》及《伤寒附翼》。《伤寒论注》是柯琴根据张仲景所著《伤寒论》，以方名证，以证为纲的方法进行了重新编次。而《伤寒论翼》则是柯氏将《伤寒论》与《内经》相联系，其分为上下两卷，上卷以六经、合并、风寒、温暑、痉湿、平脉法为目录进行论述，下卷针对六经病进行了全面的辨证论治。《伤寒附翼》则是对伤寒论方运用的论述，不仅对方药的使用意义进行了探讨，同时对其适应证、剂量加减等均有相关介绍。李培生将此书进行了详细地研读后，对于柯氏学术思想精当之处，进行理论上的发挥；而对于其言辞偏颇、观点错误的地方则进行了更正，并结合自身理解和临床经验阐发学术观点。

(二)　《伤寒来苏集》之疏正、笺正

《伤寒来苏集》是清代医家柯琴所著，分为《伤寒论注》《伤寒论翼》《伤寒附翼》。柯琴作为伤寒学术流派中的重编派，将《伤寒论》原有的编次顺序按照"以方类证"的形式进行了梳理，形成了将恶寒发热作为"阴病""阳病"的纲领、"六经地面说""六经为百病立法"等观点，在伤寒理论研究中具有重要地位。李培生根据柯琴的学术思想进行了阐发并分别撰写《柯氏伤寒论注疏正》《柯氏伤寒论翼笺正》《柯氏伤寒附翼笺正》。

柯琴将宋本《伤寒论》第七条的"发于阳""发于阴"之观点编次为诸论之首，其认为辨别疾病发于阴阳，是通过发热恶寒与否来决定，即"发于阳"为在疾病中出现发热症状，而"发于阴"则是在疾病中未出现发热症状，这一观点也是后世总结柯琴思想之"阴阳总纲论"的来源依据。李培生将此条作为诸论首条，首先肯定了柯琴将发热恶寒作为辨别阴阳之法，且认为"发于阳""发于阴"并非仅仅是对于临床症状而言，既然将此条作为诸论首条，则阴阳当以中医宏观思想解释。李培生列举了《活人大全》《伤寒论后条辨》《外台秘要》等相关文献的记载，提出了"发于阳者，邪入三阳经而发病""发于阴者，邪入三阴经而发病"的观点。这一论点表明了阴阳二字非仅对症状而言，需结合六经辨证而论，方为诸论首条之理。

对于宋本《伤寒论》原文第 113 条"形作伤寒……弱者必渴……当汗出而愈"的注解，柯琴认为虽有伤寒之证但脉象浮弱，其实质为劳倦内伤之证，应以桂枝汤啜热稀粥以助汗出而愈。李培生在疏正时将此条症状加以分析，首要注重的则是将"弱者必渴"作为辨别太阳病寒热之症结所在。更是将《伤寒论》原文第 6 条"太阳病，发热而渴……为温病，"和条文中"必谵语"的症状列出以证明实为温病之说，其治法应辛

凉解表而非麻黄、桂枝汤为用，以此匡正柯琴所谓夹虚伤寒之证的谬误。

针对柯琴对《伤寒论》方证不正确的论述，李培生提出了自身见解。如在桃花汤证的注解中，柯琴将《伤寒论》原文："少阴病……便脓血者，桃花汤主之。"进行了分析，其将本证与真武汤所治的少阴病阳虚水泛之证作为对比解释。但柯氏在其后以五行之火阐述机理，与现代中医学基础理论不相符，义理深奥难懂，对于理解此条文难度较大。遂李培生认为桃花汤主证自当与真武汤证有明显不同，真武汤之病因当属肾阳虚而致水气不化，小便不利。桃花汤之病因则是脾肾阳衰，统摄失司，而致大肠滑脱大便出现脓血。但值得注意的是，桃花汤之脓血并非邪热蕴结大肠所致脓血色深红，臭味难闻，而是色淡，质地较稀薄，临床当以明确区分清楚。

在复脉汤证部分，柯琴注解《伤寒论》原文第 177 条："伤寒，脉结代……炙甘草汤主之。"认为出现结代脉又遇伤寒之症，当属难以治愈疾病，即使以炙甘草汤治之，收效尚微。李培生在审查病因、以方测证的基础上，认为炙甘草汤证所治之证当为心血不足而致阳气凝滞，从而出现心中悸动难安的一种病症。李培生根据炙甘草汤的主证与临床病患实际情况相结合，总结出了治疗该病的一些经验：如胆怯易惊，心中悸动不安者，可在炙甘草汤中加茯神、龙牡以重镇安神定惊；若有胸闷、气短者，可在方中添加薤白、橘皮治以宽胸理气；若有睡眠不佳者，可于本方加上酸枣仁、远志等治以宁心安神；若见有心烦、口舌生疮、舌质红绛者，本方可添加丹皮、玄参治以滋阴清火除烦。李培生对于炙甘草汤的论治较为详尽，而非柯氏仅在理论的基础上质疑炙甘草汤的功效，认为其为难治之症便束手无策。

根据《伤寒论》原文第 41 条"伤寒，心下有水气……小青龙汤主之"的描述，柯琴总结了其治疗太阳病症的两大法则：其一为发汗，另外一则便是利水。更是提出了"发汗分形层""利水定三焦"的说法。发汗五法中则以汗在皮肤治以麻黄汤；汗在经络者治以桂枝汤；汗在肌肤者则是葛根汤主之；汗在胸中者需大青龙汤治疗；汗在心下则是治以小青龙汤。利水治太阳病则是上焦治水以小青龙汤宣发；中焦治水则是十枣汤泻之；下焦蓄水则需五苓散主之。李培生在此注解下针对发汗利水这一总结给予了肯定，但对其中方剂的主治功能进行了更为简略的阐述。首先对于发汗形层之说，李培生并不推崇。他认为，发汗之剂虽针对症状多属表证，但发汗之过程不能局限于某个部位，某个层面。李培生遂将五种方药重新分类，以麻黄汤治以无汗之表实寒证；桂枝汤治以有汗之表虚寒证；小青龙汤治以伤寒心下有水气之证；大青龙治以伤寒内有里热之证；葛根汤则是治疗无汗而项背强急之证。李培生基于辨证而分类此五种方剂，使其更利于理解和记忆。此条疏正最后，李培生对于柯琴利水而治疗三焦病症的观点，认为小青龙汤和五苓散均有一定道理，但十枣汤本为治疗悬饮之证，放在太阳病篇中论述不太恰当，应分开而看。

对于柯琴对《伤寒论》病机和方药的理解和认识，李培生也提出了自己的看法和见解。在《伤寒论》原文第 206 条"阳明病，面合色赤……色黄者，小便不利也"中，柯琴在注解中总结了太阳发黄和阳明发黄两种类型，并指出麻黄连翘赤小豆汤和抵挡汤为治疗太阳发黄两法；茵陈蒿汤和栀子柏皮汤则是治疗阳明发黄两法。李培生针对柯氏注解的内容进行了重新整理和归纳，认为阳明发黄主要是以阳明湿热郁结于内，使其肝胆功能疏泄出现障碍，从而出现了目黄、身黄、小便黄的黄疸特征。治疗上以栀子柏皮汤清泄湿热退黄，以麻黄连翘赤小豆汤退黄兼解表，若阳明发黄里证偏重，则需茵陈蒿汤清热泻湿，利胆退黄。而在太阳病中提到发黄的则是《伤寒论》原文第 125 条："太阳病身黄……小便不利，其人如狂……抵挡汤主之。"此身体发黄为蓄血发黄，是由于久病导致瘀血内停，营血无法流通而出现的肤色暗黄，其与湿热发黄有本质上的区别，遂在辨证中应以小便利或不利作为太阳发黄和阳明发黄的诊断要点。同时，柯氏所谓麻黄连翘赤小豆汤归于太阳发黄类，李培生则认为是误论，其机理应是患者阳明素有湿邪留恋，后又伤寒表邪未解，表邪入里化热与湿邪为患，则发为身黄。治疗上表里双解而偏重清利阳明湿热，解表只是作为兼证而说，而不能从方药中有麻黄则认定为太阳发黄类型。

柯琴在柴胡汤证中对于大柴胡汤的方药组成较《伤寒论》原文有所更改，其为"小柴胡汤去人参、甘草，加生姜二两，芍药三两，枳实四枚"。而《伤寒论》原文在方药后有"一方加大黄二两。若不加，恐不为大柴胡汤"的记载。柯琴认为大柴胡汤是治疗半表半里之气分证，与小柴胡汤本属一类，仅是患病程度不同而已。同时大柴胡汤并非胃中结实，而是里热偏重，其症状有"心中痞硬，呕吐而下利"。"下利"一词柯氏认为其大便并非有异常，与阳明病的"胃实"导致的大便不通相违背，故其在方药应不存在大黄这味。李培生在疏正此条时认为大柴胡汤本应含有大黄，考《金匮要略》便有大黄四两，且其在临床运用当中均含有大黄，柯氏所持观点恐并非结合临床，而只是自身臆断，虽有辩驳之义，却与文献记载、主流观点相背离，遂李培生对此观点不予支持。

《伤寒论翼》是柯琴在《伤寒论》的基础上撰写的著作，分为上下两卷，主要论述了六经定义、辨证、制方及其合并、并病等。李培生在研读《伤寒论翼》后，认为其思想与前人只是单纯谈论仲景之说相比，独具创新，且学术理论也颇有深意，遂进行了笺正以阐发柯氏思想，终著成《柯氏伤寒论翼笺正》之书。《柯氏伤寒论翼笺正》中明确提出"笺正"或"正"字的内容为 60 处，其中卷上篇为 26 处，卷下篇为 34 处。《柯氏伤寒附翼笺正》是李培生根据柯琴之《伤寒附翼》编著的论著，包含了《伤寒附翼》的内容及笺正其中内容精湛亦或理论具有瑕疵之处。柯氏在原著作中采用的是散文形式撰写，为后世能够更详尽地了解其学术思想，李培生将其原有格式转变成若干段落进行笺正整理。著作中含有"笺正"或"正"共 42 处，其中卷上为 20 处，卷下为 22 处。

（三）临床经验特色

李培生行医 80 余年，积累了丰富的临床经验，本节将以病案的形式表现李培生在心系、脾胃、肝胆以及疑难杂症临证处方的精要之处，以传承其辨证论治思想。

1. 心悸治疗经验

心悸一词首先出现于《伤寒论》，将炙甘草汤作为主治方剂，但其是治疗素体本虚，复感伤寒而致的心中悸动之证，主治心阴阳两虚类型。李培生常用炙甘草汤证加以龙骨、牡蛎敛阴，茯苓养心安神，并以米酒为引，当是以使血脉运畅，全方共奏滋阴和阳，养血通脉，宁心安神之效。心悸之病乃有虚实之分，除了气血不和、阴阳虚衰，亦可责之痰饮阻滞、瘀血气滞、痰火上犯扰乱心神等方面。李培生在治疗心律失常方面颇有见解，认为心律失常乃分为两方面：其一为心动过速型，在方药上可选择具有养心、养血、补益之药，如当归、柏子仁、石斛等；其二对于心动过缓的心律失常则需使用鼓舞心阳之品，如麝香、鹿茸等；同时如炙甘草、柴胡、桂枝等药则具有双向作用，均有抗心律失常的疗效。

医案举例

1982 年某月，张姓男子，年约 40，职业为某市干部，其心中悸动不安两年余，在医院查心电图示"室性早搏"，后经治疗症状有所改善，但病情经常反复。李培生经询问病史、诊脉察色后知病患心悸气短，然夜间尤甚，遇劳即发，纳可，二便调，其舌苔两边及舌尖较红，脉结代。拟炙甘草、阿胶、麻仁、煅牡蛎各 12g，人参、大枣各 10g，生地黄、茯苓、龙骨各 15g，桂枝、生姜各 3g。上方服用时以米酒半匙参入，一日三次，服药期间禁食辛辣、烟酒。患者遵医嘱服用 10 余剂后，症状有明显缓解，二诊见其面稍显浮肿，腹部胀满不适，李老遂将炙甘草、龙骨、煅牡蛎、生地黄减少药量，加入健脾理气之茯苓、橘皮等药，患者继服 10 余剂后诸证缓解大半，李老针对其症状又添加了养心安神药，患者自觉痊愈后，前往医院复查心电图提示无异常。

2. 胃痛治疗经验

胃痛之病因主要有外感之邪侵犯胃脘、饮食积滞伤于胃脘、情志不遂肝木乘土以及脾胃虚弱，运化无权等。李培生运用经方治疗痰食热结之胃痛，在临证中常用川楝子、香附、延胡索治疗胃部伴有胁肋之疼痛；以麦芽、枳壳、白芍用于肝木乘土之胃痛；以陈皮络、竹茹、枇杷叶治疗胃热疼痛均有很好的疗效。

医案举例

凌某，男，60 余岁，某年夏季因多食粽子而发胃部疼痛。曾自服中、西药后症状稍缓，但亦复发。患者胃部疼痛且拒按，自述恶心欲呕、大便不通。观其舌黄苔滑腻，脉象弦滑。拟处方大黄、枳实、半夏各 10g，瓜蒌仁 15g，黄连、橘红各 6g，一日三次。其中大黄应单独取出用开水浸汁，后与前药温服。患者服用一剂后大便畅通，胃脘部疼痛减弱，后去掉大黄一味，继服两剂后则愈。

3. 黄疸病治疗经验

黄疸病因主要为外感湿热之邪，中焦湿热不化，发为黄疸；亦由于饮食不洁，过食肥甘厚味导致脾胃损伤，运化失司，继而湿热内生，胆汁无法正常疏泄故发于皮肤、双目。李培生自创清肝败毒饮以治疗湿热内蕴，发为黄疸之病颇有疗效。方中茵陈退黄清热，茯苓、猪苓、泽泻祛湿泻下焦热，栀子清泻三焦之热，竹茹淡渗利湿，郁金疏肝利胆，陈皮、赤芍、丹参治以理气活血化瘀，山楂健脾益气，白花蛇舌草则有清热活血解毒之功。临床上该方可随症加减，如兼痞满者可加大腹皮、瓜蒌皮等；兼胁肋胀痛者，可加延胡索、枳壳理气；兼恶心呕吐者可加半夏、生姜降逆止呕。该方具有宣上焦泻热，宽中焦以利湿，导下焦之解毒的特点，对于肝炎性疾病均有裨益。

📖 医案举例

蒙某，女，30 岁余。1993 年 3 月前来就诊，患者一年前因自觉肝部不适、不欲饮食、自感乏力，经当地医院实验室检查所示谷丙转氨酶达到 60U/L，提示为乙肝大三阳，后予以中药调理，症状缓解较慢。近几周因劳累，出现小便、眼睛、皮肤发黄的症状。患者急去医院诊治，诊断为乙型病毒性肝炎。现诊见：患者身目发黄，颜色较为鲜艳，且小便发为茶色，胁肋部不适，不欲饮食，舌质暗红，苔黄腻，脉象弦细。中医辨证为阳黄黄疸，拟方：茵陈、白花蛇舌草、茯苓、赤芍、丹参各 30g，猪苓、山楂各 15g，竹茹、泽泻、郁金、栀子各 10g，陈皮 8g。患者服用该方约一月余，其发黄程度减轻，食欲增加，后又检查肝功能提示无异常，但见舌苔黄干，有伤阴之象，遂在上方中加入茅根、芦根等滋阴生津之品。患者继服 10 余剂后病情好转，后期以理气健脾为主，半年后随访未见复发。

4. 男子不育治疗经验

祖国医学认为男子不育症的病因主要为三：其一为先天不足，肾为人体先天之本，其藏精，主生殖，若男子先天禀赋不足则易出现不育之证；其二或为发育期间手淫较多，纵欲过度，导致精气外泄而致不育；其三为男子病后调理不善，使其阴阳虚损，患上不育。李培生在诊治此类型病症时，以五行生克制化之理辨证施治，所谓肾主水，其母为金，金水相生，则补肾的同时兼顾补益肺气，达到事半功倍的效果。李培生将男性不育症分为肾阴虚和肾阳虚两种证型，治法当为滋阴补肾和温补肾气二法。但如若见阴阳两虚之候，自创十子育麟膏，多采用补肾填精，滋补肾阴肾阳之品，如桑椹子、菟丝子、枸杞子、肉苁蓉、淫羊藿等，熬成膏质服用。

📖 医案举例

尹某，男，30 余岁。于 2003 年前来就诊，其性激素检查显示其睾酮偏低，患者性生活正常，纳可，二便调，睡眠佳，舌红苔薄白，脉弦。拟方：熟地黄 20g，山茱萸 10g，茯苓 15g，山药 10g，泽泻 10g，丹皮 10g，杜仲 10g，枸杞子 10g，五味子 10g，麦冬 15g，砂仁 8g，西洋参 8g。该男子每日一剂，坚持服用半年后终得一子。

5. 崩漏治疗经验

崩漏乃妇科常见疾病，其发展趋势或为"漏"以迁延日久而不止，而"崩"为量大如山体崩塌之势，以急症、危证是见。临床上治疗崩漏多从以下几个方面来论治，其分为清热凉血止血、调理冲任补肾固脱、补脾益气以统摄血液、活血化瘀止血以及疏肝化火等治法。李培生创制了寒凉止崩汤，顾名思义，热者寒之，其用寒凉药物治疗因血热而致的月经不调诸症。方中采用黄芩、丹皮清热凉血消斑；生地黄、阿胶、白芍滋阴敛阴，以防血热耗伤阴津而致亡阴亡阳之证；茜草根、血余炭、乌贼骨则是止血之用，是治疗出血病症的常用药物。需要注意的是，寒凉止崩汤仅为治疗崩漏中的某一证型而设，断不能见病即用而不辨证求因，此也并非李培生之本意。故在临证处方时，需对病情有所了解，详细询问病史，察看病患临床表现，舌苔脉象，方能从容诊治而不入失治误治之危急境地。

医案举例

刘氏，女，30 岁余。其月经来而不止，且量大如洪，伴有发热，身体发斑，住院治疗多日，但未有疗效。患者一派血热症候，如心烦不得眠，口干舌燥，小便短赤，脉数。拟方：生地黄、阿胶、白茅根各 15g，黄芩、乌贼骨、白芍各 10g，丹皮、茜草根、血余炭各 6g。上方煎煮后一日多次服用，后患者服用约 10 剂热退血止而病愈。

6. 吞咽困难治疗经验

针对痰热互结阻碍气机，使其运行不畅导致咽喉部吞咽困难之证，李培生自拟清化解郁汤。此方定为解郁二字，本设立为治疗妇科梅核气之病，此病见于《金匮要略》的情志病篇，当以半夏厚朴汤治疗，可见患者咽喉部如有物作梗，难以下咽并又无法吐出，病理机制为肝郁气滞而使其痰气阻滞于咽喉部。但李培生在临床经验中以半夏厚朴汤治疗时发现，此方对于寒痰凝滞之梅核气多有疗效，如若见咽部红肿，心烦不安，舌红苔黄，脉数的情况则不然，遂重新拟定方药，进行组方加减遂成清化解郁汤。方中以黄芩、玄参、浙贝、海蛤粉共为君药，是以清热化痰散结并滋阴泻火，昆布、牡蛎之类为消痰散结之药，加入牛蒡利咽消肿，香附为其解郁疏肝理气，全方具有清热化痰散结、理气解郁之效，李培生强调此方适应证为痰火郁结之类型。对于半夏厚朴汤的疗效，李培生也做了肯定，认为其是"理气化饮祖方"，在临床运用中当予以辨别。从此方中，可见李培生在临证中并非独守经方而不变通，其在诊治疾病的同时，根据患者病情的变化改变组方的原则，逐渐形成自身的用药特点，最终拟出经验方。这种创新意识，不拘泥于古体现了作为中医大家的精神。

📚 医案举例

　　李某，男，农民。患者自述出现吞咽困难，无法正常进食，且在平躺后症状加重。经医院检查提示为食管炎，但经多种治疗后依然不见好转，遂前来就诊。患者吞之不下，咽之难受，甚则饮水不能入而吐出痰涎，观其舌苔黄腻，舌质红，脉弦数。遂拟方药如下：黄芩、白僵蚕、牛蒡子、青果各10g，玄参、海蛤粉、浙贝各12g，昆布、夏枯草各18g，香附6g，牡蛎24g，代赭石、半枝莲、白花蛇舌草、芦根各30g，蒲公英15g，旋覆花12g。嘱患者煎汤服用，旋覆花需包煎而下，每日一剂，分三次温服。病患服用一月余，症状大有好转，病情治愈无复发。

7. 头痛治疗经验

头痛病因分为外感和内伤，外感头痛多为感受风寒之邪引起，而内伤头痛则有虚实之分，如血虚失养之头痛亦或肾虚致髓海空虚之头痛，实证则多为肝火上扰，血瘀气滞以及痰浊壅滞。李培生治疗头部疼痛之经验方，取名为清上定痛汤。主要治疗因痰火瘀滞之头痛病症，颇有疗效，以天麻、钩藤、夏枯草三味药为君药，治以息风定痛，清热化痰，加入石决明、野菊花以清利头目，而用牛膝、赤芍、丹皮活血消瘀，虫类药之全蝎、僵蚕类则是有化痰、息风止痉的效果。全方治以化痰散结，清热定痛，为治疗头痛之良方。运用此方时，当对头痛病症有所了解，其多为并发症状，而较少单独出现，故在处方用药上当临证加减，灵活运用。

📚 医案举例

　　夏某，男，年约40岁。其人患有头痛病症月余，其痛如针刺，不能入眠，甚而出现间歇偏盲。前去医院检查，提示为脑血管瘤，建议手术。患者不愿开颅，经保守治疗亦无明显症状缓解，遂前来就诊。患者左侧头部有一硬块，头痛发作时，犹如针刺，痛苦呻吟之声不断，伴有头目昏眩，恶心欲呕，心烦不安，舌红苔黄腻，脉象弦数。遂拟方药如下：钩藤、夏枯草、赤芍、昆布各30g，苦丁茶、石决明、槐实、怀牛膝、当归各12g，野菊花、天麻、僵蚕各10g，全蝎6g，牡蛎15g，薏苡仁30g，上方以水煎服。患者服用本方一月余，症状有所缓解，后坚持治疗数月，病症消除，未再复发。

8. 结核性胸膜炎治疗经验

李培生根据《伤寒论》经方四逆散加减化裁出疏肝清肺汤，治疗结核性胸膜炎、慢性支气管炎均有疗效。此方中以四逆散疏肝行气，加入连翘、贝母、枇杷叶等清解肺热之品，再加入百部止咳，芦根、冬瓜仁养阴生津，以防病后肺阴虚损。四逆散在《伤寒论》中主要治疗除因肝郁而致的厥证，还可兼治因肝气不疏引起的一系列症状，如肝气犯肺之咳嗽、肝木乘土之腹痛下利等。现代研究中，四逆散除可广泛用于消化系统疾病的治疗如肠易激综合征、慢性胆囊炎，也可治疗乳腺增生、甲状腺功能亢进、小儿厌食症等病。

📚 医案举例

张某，女，30岁余，其患有结核性胸膜炎，经西药治疗6月余，疾病无好转，遂前来就诊。患者咳嗽伴有胸部及胁肋部牵引痛，午后会出现三十八度左右的低烧，食欲不振，大便秘结，观其舌苔黄，脉弦数。遂拟方药：柴胡10g，枳实10g，芍药10g，炙甘草10g，贝母10g，连翘10g，枇杷叶10g，黄芩10g，瓜蒌皮10g，芦根30g，百部30g，冬瓜仁30g，上方以水煎服。患者仅服用三剂后咳嗽减轻，不再发热，胸部疼痛稍减。后去掉连翘、黄芩之苦寒药物，加入麦冬、沙参等滋阴润肺之品，以及理气宽胸药物。患者继服一月余，复查胸片示已好转。

9. 痹症治疗经验

痹症，是以感受风寒湿之邪，导致气机不畅，凝滞于骨节，发为此病，多以祛风散寒除湿止痛之原则治疗。李培生分析此类患者因久居阴冷潮湿之地，遂感寒湿之邪较长，且面色无华，手脚怕冷，当属肾阳虚衰之表现。其与《伤寒论》附子汤证的临床症状不谋而合，遂以附子汤加减，以温肾散寒，利湿止痛。其中杜仲、独活多为补益肝肾，使其强壮筋骨，桑寄生、补骨脂乃补肾之品，以获肾阳复，寒气祛之效。白术、茯苓乃健脾祛湿之常用药对，对于湿邪为患之病症疗效颇佳。此类疾病在治疗时，不仅需要注意辨证论治，在审查病情时，还应详细询问病患之病史、居住地、工作环境等诸多要素，方能正确掌握患者的是否兼夹有其他病因，从而对症处方。

📚 医案举例

郭某，男，年约40。患者自述腰部疼痛10多年，曾接受西药、中药及物理疗法均无明显缓解。询问病情，发现与居住环境相关，因患者房屋所处阴冷潮湿之地，久居此处才发为腰痛。患者详细阐述其临床表现，可知腰部冷痛难耐，若遇阴冷天气则会加重病情，甚则不能正常舒展。在夏季患者依然面色无华，手脚怕冷，纳差，大便稀溏，苔白脉缓而涩。遂拟方剂：熟附子7g，茯苓18g，党参14g，白术14g，白芍10g，杜仲10g，独活10g，防风10g，炒补骨脂、炒金毛狗脊各10g，桑寄生18g。患者坚持服用半年余，其病症大有缓解，后能正常活动再无疼痛感。

三、小结

李培生作为当代伤寒学界泰斗，倾注毕生心血于祖国医学的传承和发扬工作中。不仅总结了学习中医的三类读书法及"四到"要求，更是通过参与编写《伤寒论》相关教材，将《伤寒论》作为中医经典教学书目沿用至今。在临床实践中，作为医生的李培生遵循用药以轻灵平稳为主，药量较小，非重病不用重剂、大剂，并总结了各类疑难杂症的治则治法。

李培生主要学术思想则集中在笺正、疏正《伤寒来苏集》，通过论述柯琴思想的同时阐发自身理论特色，极大地推动了伤寒学理论的发展。

第十三章　洪子云 ▷▷▷
——精研伤寒微旨，诊治参合中西

【导　学】

内容概要：洪子云总结了《伤寒论》存精液的规律；参合中西医制定疾病的诊治标准；倡导中西医结合。

学习要求：掌握其研究《伤寒论》的特点；熟悉其诊治疾病的思路和方法；了解其生平、代表著作及其对后世的影响。

一、生平概述

洪子云（1916—1986），字元恺，著名中医学家，历任湖北中医进修学校《伤寒论》教研组组长、湖北中医学院《伤寒论》教研室主任、湖北中医学院附属医院副院长、湖北中医学院副院长。

洪子云为湖北省鄂州市新庙乡洪港村人，其祖父坤臣系晚清鉴生，精于伤寒；其父云卿，除精通伤寒之外，亦谙熟温病，两人俱为当地名医。洪子云六岁始诵《三字经》，稍长即课以诸子之学，尝及诗词歌赋。再长，初由其祖父加以训导《医学三字经》《药性赋》《汤头歌括》，后由其父躬身教诲。期间，白天侍诊于父亲身旁，晚间则博学中医典籍。其于《黄帝内经》，除要求通晓之外，尚规定若干精读背诵之篇。至于《伤寒论》《金匮要略》则要求整本背诵，谓之包本。温病虽非经典，然其父喜好，要求其背诵叶天士《温热论》，吴鞠通《温病条辨》。洪子云晚年回忆说："当时虽不胜其苦，及至用时方知其甜。"他常说："人生之规律，年龄随日月以逝，记忆伴年龄而衰，若非少时苦读，反复强化，则时至今日，腹中空空，一无所知矣。"三年后，小有所成，其父云："医在广博，郁于一家，则如井底之蛙，易有管窥之弊。"故除师承祖父、父亲之外，遍访鄂州名医，执弟子理，侍诊其旁，先师承鄂州名医，洪凤梧、叶子香、潘培之诸人，博采众家之长，揣摩典籍。二十岁时已单独坐堂行医，名闻乡里。二十二岁之时，成为当地名医。在此期间，精读《小儿药证直诀》《幼幼集成》《傅青主女科》《本草从新》《伤寒贯珠集》《伤寒来苏集》，学术与年俱进，与同时之中医已有天壤之别。后五十寒暑，无日不读医籍，既令陷文革逆境，仍执卷不辍。晚年云："余天资驽钝，然学无妙法，医学不精，鲜有良方，今能告后学者，唯'难'与'进'而已。"虽为自谦之言，亦为其成才之道也。

1955年，鄂城县推荐洪子云至湖北中医进修学校（湖北中医药大学前身）开始系统地学习中医，期间接触了现代医学知识，学业完成后留校任教，并为全国第一届西医学习中医班授课，又得以与高级西医交流，这均为他日后开展临床、科研开拓了思路。湖北中医学院（湖北中医药大学前身）成立后，任《伤寒论》教研室主任，主编了《伤寒论讲义》。"文革"结束后，拨乱反正，洪子云出任多个行政职务，精心组织湖北中医学院的教学工作，为推动湖北中医事业的发展，做出了自己的贡献

其祖父、父亲积数十年临床经验撰写医学文稿甚多，洪子云视为至宝。然其父去世之前，将其招至榻前，指点文稿说："昔韩愈有言业精于勤荒于嬉，行成于思毁于随，学业之道未有靠先辈而精而成者，故凡文稿尽行焚毁，全赖尔之学之自立也。"洪子云大惑不解，痛心倍至，欲求保留。其父复云："儿孙有用留他何用，儿孙无用留他何用。"即行焚毁，后在其长期学术生涯中方悟出为医之道在于自己有所悟。受其祖父、父亲的影响，洪子云所留著作甚少，其丰富的临床经验仅仅于传人零星收集，其仅留下的真知灼见，仅存于他在中西医结合学习班，全国伤寒师从班所编讲义之中。曾有人向洪子云求秘方经验，他云："未有照方书害病者，中医之要在于掌握中医理论之精髓，随证辨法，则一通百通矣。"他与门人合撰《论少阳腑证》《再论少阳腑证》《略论存津液在<伤寒论>中的运用规律》，《仲景胸腹切诊辨》等论文，发古人之所未发，对中医理论增添了新的基石。

二、学术特色和临证经验

（一）学术特色

1. 总结《伤寒论》存精液的规律

《伤寒论》对于扶阳气与祛寒邪诸法，分条缕析，历历在目，而存精液之旨则渗透于字里行间，潜移默化，常为人所忽视。曾有陈修园"伤寒论一百一十三方，以存精液三字为主"之说行世。近人冉雪峰亦有"一部伤寒之论，纯为救精液"之宏论，其言虽失过激，但其说可补偏救弊。

洪子云将《伤寒论》存精液的规律总结为五条。

（1）祛邪谨防伤津，寓"存"于"防"：如伤寒初起，邪在太阳之表，此时虽无内热伤津之象，单在行辛温发汗之时，却必须"取微似汗""不可令如水流漓，病必不除"。下法可以泄热存阴，但不能过度。如下法诸方均又有"得下，勿余服""一服利、止后服"之类的说明。若病情游移于燥热盛与未盛、燥屎坚与未坚之际，欲与大承气汤，宁先与小承气汤做试探性治疗。吐法祛邪，常收立竿见影之效，用之失当，亦易造成伤津损胃，实际使用时注意"得吐者，止后服"，中病即止。

（2）祛邪兼予益阴，邪去津存：如桂枝汤既用桂枝、生姜调营卫，复有芍药、甘草、大枣益阴和营，于发汗中寓敛汗之意。用发汗祛邪之手段，而达敛汗存阴之效果。如阳明病，病入阳明，阳热亢盛，易有伤津，故白虎汤中石膏泄阳，知母、粳米益阴，

于祛邪之中时时固护阴液。

（3）祛邪及时有能力，旨在存阴：外感热病，邪甚津伤，若以邪势危重、危急，为主要矛盾之时，则以祛邪为主，使邪去津存。如《伤寒论》中急下之法，燥热内结，燔灼莫制，不亡胃津，必耗肾液，致津液耗尽，真阴枯涸无存，究其治法，扬汤止沸不如釜底抽薪。急下之后，烈焰消解，津液自有生存之望，此亦人所乐道之"急下存阴之法"。《伤寒论》中，急下证凡六见，除254、321条病情较为危重之外，其余四条相对较轻。是以病情危重而言急，实已嫌其晚，故病情较轻而腑实已成，津伤未盛者，此时急下，攻邪较为可靠，存津液更有把握。由此可见，不得已而用之固不可废，护津液实为上策。

（4）养阴兼顾祛邪，阴复阳平：伤寒后期，多入三阴。少阴为水火之脏，如邪从火化，则极易灼伤真阴。《伤寒论》多以血肉有情之品滋填真阴。然总为热病所致，恐余邪未尽，后世叶天士云，"恐炉烟虽息，灰中有火"即是此意。《伤寒论》中之养阴方除填补真阴之外，辅以泄热利水等祛邪法，其代表方如黄连阿胶汤、猪苓汤、猪肤汤诸方。

（5）寄存阴以扶阳，阳回阴生：寒为阴邪，易伤人体阳气。伤寒后期多见亡阳之证，因此扶阳气历来被认为是伤寒救逆的重点。然阴阳互根，相互依存，在一定条件下可互相转化。亡阳之边，固摄无权，阴液外泄，可致亡阴。如384条："恶寒脉微而复利，利止亡血也，四逆加人参汤主之。"此条所谓"亡血"，是指阳微复利，导致津液高度耗损，此阳亡津竭之证，有形之阴不能遽生，无形之阳当急固，阳回则津液可渐复；如用益阴之法，则恐缓不济急也。另外桂枝附子汤治疗阳虚汗漏不止，桃花汤温涩固脱止利，皆是扶阳气以存津液。由是可知，扶阳气之衰竭，即所以救津液之存亡，然阴阳二气，互为依存，若仅知救阳一端，堪虑"皮之不存，毛将安附"。故《伤寒论》方，常主以扶阳，辅以益阴，或明予扶阳，暗予益阴。

上述五法论述了《伤寒论》存精液的运用规律，虽未能曲尽变化之妙，但可概见存津液在《伤寒论》中的作用与地位，似可一正世人认为仲景专从寒邪伤阳之偏见。

2. 参合中西制定疾病诊治路径

20世纪60年代，中医很少进行科研工作。洪子云结合临床需要，对疾病治疗进行临床性研究，借用现代医学的诊断标准、疗效标准进行侧重于治疗的标准化研究。1965年冬至1966年春，武汉流行性脑膜炎大流行，洪子云带领学生、同仁组织专门班子开展了流脑的基本研究工作。洪子云认为流脑的临床表现与中医学之瘟疫相类，该病高热燔灼，每多营血见证，热极又有热传心包及化风证情，近似暑燥疫。采用重剂清热解毒，并佐以清心开窍，凉血息风，凉血化斑诸法治疗。其根据现代医学的诊断标准，将流脑进行中医分型论治。

（1）气血两燔：症见壮热、多汗、口渴、烦躁、便秘、尿黄、斑疹隐现、唇舌俱赤、苔黄或白、脉象洪数。拟方如下：银花一两、连翘三钱、生地黄三钱、丹皮三钱、赤芍三钱、大青叶五钱、生石膏二两、黄芩三钱、僵蚕三钱、蝉衣一钱、野菊花五钱、知母三钱、玄参三钱。

（2）气营两燔，渐欲化风：基本病情同前，但邪热更为深重，有化风之势，头痛甚，项强直。拟方：银花一两、连翘五钱、花粉三钱、钩藤五钱、大青叶五钱、玄参五钱、生地黄五钱、丹皮三钱、生石膏三两、僵蚕三钱、蝉衣一钱、黄芩三钱、地龙两钱。

（3）内热燔灼，外束风寒：基本病情表现同前，患者肢体疼痛，汗出艰难或始终无汗。拟方：羌活三钱、白芷两钱、黄芩三钱、生石膏二两、连翘五钱、生地黄一两、银花二两、大青叶五钱、芦根二两、全蝎五钱、赤小豆五钱。

用上法共治疗 287 例，治愈 207 例，治愈率 78.41%，且在观察中见到部分病例由于呕吐频繁或服药不合作致疗效不佳，认识到中药煎剂及口服途径是治疗急重症的一大缺点。且患者入院后方才拟方煎药，运用不便。在前述证治基础之上在以流脑一号方（银花、连翘、生地黄、丹皮、赤芍、大青叶、生石膏、黄芩、僵蚕、蝉衣、野菊花、知母、玄参、芦根），流脑二号方（银花、连翘、花粉、生地黄、钩藤、生石膏、地龙、僵蚕、玄参、丹皮、黄芩、蝉衣、大青叶）制为合剂，必要时加用安宫牛黄丸、紫雪丹之类，应用较以前方便快捷，但仍有患者呕吐，影响疗效。因而积极进行改革，在医院药剂科的大力支持下，试制成流脑注射液（银花、连翘、黄芩、生地黄、钩藤、野菊花、大青叶、赤芍、玄参）制成百分之三百的肌肉注射剂，在少数患者中使用，初见疗效。1967 年"文革"高潮，洪子云被迫停止工作，而流脑注射液的研发工作在许多同志的参与下得以继续，并制成静脉注射液，用来治疗各型流脑，以及其他外感热病，取得较好疗效，流脑注射液的成功研制获得了 1978 年全国科学大会奖。

1964 年 5 月至 8 月，洪子云进行了中医药治疗急性菌痢的临床研究。100 例病例根据 1959 年全国传染病学术会议拟定标准进行诊断，并分为四型分别采用中医药治疗，治疗过程中用现代医学方法进行观察及判断是否痊愈。四种证型如下。

（1）单纯湿热型

方药如下：当归、白芍、黄连、黄芩、大腹子、厚朴、枳壳、广木香。

湿重于热者：苍术、厚朴、白蔻仁、陈皮、川黄连、神曲、白云苓、广木香

热重于湿者：白头翁、川黄连、黄柏、秦皮、银花炭

（2）湿热兼表型

方药如下：葛根、黄芩、川黄连、银花、连翘、山楂、厚朴、广木香

（3）湿热挟滞型

方药如下：藿香、苏叶、法夏、竹茹、枳壳、川黄连、山楂、神曲、大腹皮、白云苓

（4）湿热热甚动风型

方药如下：金银花、连翘、黄芩、黄连、钩藤、茯神、鲜荷叶、广木香

治疗一周后根据治疗标准判断疗效（临床症状消失；每日大便两次一下，外观正常；大便镜检正常；大便培养连续三次以上阴性；乙状结肠镜检查只有轻度充血或水中，无其他异常情况发现）。共治愈 87 例，缓解 3 例，无效 10 例，有效率达 90%。

1964 年洪子云自拟消瘿饮治疗了 15 例甲状腺功能亢进症（Graves 病），方药如下：

柴胡、生地黄、玄参、知母、花粉、当归、白芍、昆布、海藻、牡蛎、黄药子、香附、柏子仁。此外，他还研制了消瘿丸，组成有昆布二两，海藻二两，荔枝核一两，川楝一两，玄参三两，香附三两，浙贝母二两，柴胡八钱，黄药子一两，牡蛎一两，橘核一两，皂角刺一两。先使用汤剂至临床症状消失，基础代谢率及甲状腺吸收碘－131 率正常后，继服丸剂 3～4 月。15 例中 10 例治愈，4 例明显缓解，仅 1 例无效，停药后随诊 2 年，仅 1 例复发，治疗过程中无副作用，肝功能未见异常。

（二） 临证经验

1. 五加三大法，为肝病治疗扫清障碍

慢性肝病（慢性乙型病毒性肝炎）严重危害着人的健康，他提出治疗肝病的常用大法，具体分为以下五类：

（1）活络舒肝：肝藏血主疏泄，《灵枢·五邪篇》："邪在肝，则两胁痛""恶邪在内"，故慢性肝病基本病理变化是肝血淤滞，主症为胁痛、胁胀、胁下痞块、肝掌、蜘蛛痣等。用药为郁金、丹参、当归、赤芍、鸡血藤、玫瑰花。

（2）养心安神：肝病治心这一法，近人多有忽视，慢乙肝病程久，易导致情志不舒，常出现心悸、失眠、多梦、心神不安。常用郁金配用酸枣仁、丹参、合欢皮，多用夜交藤、生龙齿。这取之于张山雷《中风校诠》："治肝之法，……缓这培其本，必以育阴养血为良图。惟真阴之盛衰系于肾，而血液之枯萎系于心。试观肝阳易动之人，多有惊悸怔忡，健忘恍惚诸证，谓非血少心虚之明验乎？"张氏虽然讲的是中风，而对于一般肝病亦有指导意义。故洪子云治疗慢性肝病以郁金配炒枣仁、柏子仁或丹参几成定法。

（3）健脾和胃：由于《金匮要略》指出"见肝之病，知肝传脾，当先实脾"，故"实脾治肝"法早已为人们所熟知。肝病实脾，是由木郁最易克土的病理特性所决定。此时既有肝郁的症候，又有脾虚湿盛的表现，如食欲不振、脘腹胀满，大便不实等，治疗除疏肝外，必须健脾化湿，常用药为党参、白术、茯苓、薏苡仁、砂仁、藿梗、川朴等。如消化不良，可加神曲、山楂、麦芽之类。

实脾治肝只是扶土抑木的一个方面。由于脾胃同居中州，以膜相连，木郁横逆不仅乘脾，亦常犯胃，从而出现湿热壅聚中焦、肠胃升降失常的病理变化，临床表现为心下痞或痛，腹胀肠鸣，大便不爽，舌红苔腻等。此时除疏肝外，应着意调理中焦，可用辛开苦降法，故处方中常取泻心汤主药如半夏、黄芩、黄连、生姜、干姜等组合。为加强辛开苦降之效果，同时加吴茱萸、白蔻仁等辛通气机药，其中白蔻仁用量宜重。

（4）滋水涵木：肝木疏泄失常，既可使肝血瘀滞，又可使心神失养，肝气横逆还可使脾胃违和，然究其失常之因，则常与肾水不足有关，盖乙癸同源，木需水涵故也。慢性肝病患者常见头晕、腰酸腰痛，手足心热，甚则早泄遗精等便是水亏之证。古人认为肝无补发，"补肝必须补肾中之水"（陈士铎《石室秘录·卷之三》）即滋水涵木，常用药物为生地黄、枸杞以及二至丸。若肾虚证候明显，还可选用沙苑、菟丝子、制首乌等。

（5）清热解毒：在慢性肝病里湿热毒邪为患虽然不像急性肝病那样突出，但清热解毒法亦为慢性肝病的基本治法之一。有些肝病患者常出现尿黄、口苦、心烦等毒邪为患的症状，部分病例临床表现上并无明显不适，此时标志肝功能不正常的某些化验指标如 HBsAg 阳性、G、P、T 升高等也是毒邪为患，均可酌加绵茵陈、板蓝根、忍冬藤、败酱草、蒲公英等清热解毒药。

慢性肝病在发展过程中，亦会出现本虚标实变化，如出血、腹水、浊气上逆等，此时应根据"急则治其标"的原则，以治标为主，或在治标的同时兼顾其本。以下三法为慢性肝病常用的治标之法。

（6）凉血止血：慢性肝病出血的机理，大都由于湿热久羁，灼耗肝阴，肝肾同源，肾阴亦耗，结果水亏火炎，损伤络脉而血外溢。常见者为鼻衄、齿衄，治以凉血止血为要务。洪子云常用生地黄、丹皮、赤芍、水牛角等凉血，用棕榈炭、炒地榆、炒山栀、炒蒲黄等炭类药止血，再同时酌情予以滋补肾水、镇静安神之品，则收效益佳。

（7）利水消胀：所治腹水一般不十分严重。其主要病机是肝血瘀滞、脾虚不运，致使水湿内停，最后聚而成胀。肝郁脾虚是本，同时亦是疏肝健脾治本，标本兼顾，较易成功。

（8）化浊降逆：有些慢性肝病患者，由于湿热壅聚，胃失和降，出现以恶心、呕吐、脘腹胀满等浊阴上逆为主要表现者。此等证候不可等闲视之，应急以和胃降逆为首务，可用温胆汤降浊逆，并随症选用疏肝、补脾、益肾之品。

2. 三大原则奠定淋证辨治思路

洪子云治疗淋症经验丰富，其传人据其口述总结如下。

（1）治疗热淋，清利湿热不忘固肾滋阴：热淋一证，人们多以清利湿热为法，常以八正散治疗。洪子云认为淋症虽病在膀胱，然本在肾。《诸病源候论》："诸淋者肾虚膀胱热也，肾虚则小便数，膀胱热则水下涩，数而且涩，则淋沥不宣，故谓之淋。"古人有淋病忌补之说，乃单纯补肾之谓也。治热淋中加用固肾缩尿之品，能迅速减少排尿频次，缓解尿路刺激症状。洪子云认为热淋小便短涩固与湿热蕴结有关，亦与阴不足相关，常用药物忍冬藤、板蓝根、泽泻、乌药、益智仁、山药、旱莲草、女贞子。

（2）治血淋，凉血止血不忘活血化瘀：离经之血即为瘀血，血淋治疗除凉血止血之外，还应活血化瘀。特别是红藤（又名大血藤）既可清解热毒又可活血散瘀，对血淋排尿不畅，急切作痛者有殊效。曾治疗一前列腺炎尿闭者重用红藤 120g，而尿畅。

（3）治石淋，通淋排石不忘补肾益气：洪子云治疗石淋除吸收现代医学研究成果，常用滑石、金钱草、海金砂等排石通淋药物，还常根据患者的新久虚实，结石的位置、大小、多少施治。石淋初起患者体质壮实，结石位于输尿管下端或膀胱者重用泻热逐瘀之品，如生地榆、生大黄、生首乌、鸡血藤、制乳香、制没药，使尿道结石短期内排出。患者正气以衰，反复发作，结石位于输尿管上端或肾盂、肾盏，结石体积较大者，以补肾气、益肾阴为主，兼以利尿化石之品。补肾气是为了恢复肾脏的气化功能，气化功能正常往往能化石于无形之中。益肾阴是因为慢性石淋者多有服用利尿通淋的药物，易耗伤阴血。在补肾同时予以利尿化石，如此攻补兼施，有攻有守可缓图结石消散之功。

3. 处方用药，务求实效，不尚新奇

一首好的方剂，主要就是用药精当，配伍巧妙。以桂枝汤为例，方中用桂枝辛散调卫，用芍药酸敛和营，合之调和营卫，方中还用了甘草，甘草与桂枝相配，辛甘发散为阳，甘草与芍药相配，酸甘化为阴；方中又用了生姜、大枣，生姜助桂枝调卫，大枣助芍药和营，姜、枣本身亦可调和营卫，可见，一首桂枝汤，五味常用药，由于配伍得当，而成为千古不易之良方。再如麻黄一药，仲景以之配桂枝，发汗而解表，以之配杏仁，宣肺而平喘，以之配石膏，清宣治肺热。又如柴胡配黄芩和解少阳，石膏配知母清气分热，附子配干姜回阳救逆，干姜配黄连辛开苦降，干姜、细辛配五味子温肺化饮，肾气丸中的"三补"配"三泻"等，这些有效的配伍，今人多称之为"药对"，不仅是古人的用药精华所在，而且是组成方剂的基本要素，为医者应着意搜求和掌握。

洪子云在这方面也是不遗余力的，他除了继承古人的配伍经验，还在实践中进行探索和总结，形成自己的用药思路和特色。如治慢性肝病各证，他常以川郁金配丹参疏肝活络，若偏于肝阴虚更配以炒枣仁、柏子仁；治感染性疾病，习用忍冬藤、板蓝根配玄参，清热而不伤阴，无论细菌性疾病抑或病毒性疾病皆可应用；以消瘰丸（浙贝母、牡蛎、玄参）配夏枯草、皂角刺、昆布、海藻，具有较好的软坚散结作用，可广泛用治以有形肿块为主症的疾病如颈淋巴结核、乳腺增生、甲状腺肿大、睾丸炎以及体表良性肿瘤等；三七、郁金、川牛膝、大黄四药合用对支气管扩张大咯血和上消化道出血有良效；在治泌尿系结石的套方中加入生地榆、生首乌、生大黄，在治脱发的套方中加入桑叶、柏叶、松叶，均可明显提高疗效；黄芪配川芎，以黄芪用 15g 为标准，川芎用 10g 可治低血压头痛，川芎用 6g 可治高血压头痛；此外，用黄芪常加川朴，防其壅气之弊；用川芎加黄芩等，防其升发太过。洪子云此类用药经验甚丰，在处方中使用甚频。在处方用药中，洪子云还注意吸收现代医药科研成果和收集民间草药验方。如黄药子治甲亢，煅瓦楞制酸，夏枯草降压，半枝莲和蛇舌草抗肿瘤，青黛治白血病，金钱草治结石等均源于现代医药科研成果，而用藤梨根治消化道肿瘤，用丝瓜子治结节性红斑和红斑性狼疮，外用薏苡附子败酱散治鹅掌风等则来自于民间草药验方。

4. 擅用经方，参合临床，探索规律

洪子云从事中医临床工作近五十余年，经验丰富，临证尤娴于运用经方。洪子云运用仲景方治病，很少原方搬用，极尽化裁之妙，这与主张运用经方不可轻易增损者相比，可谓别具一格。

关于仲景用方规律，洪子云认为，必须明确辨证论治，重在辨证。所谓论治，是指在辨证的前提下，据证立法，依法制方，随方遣药。法、方、药组成了论治三环节，其中又以用确立治疗大法（包括治疗原则）最为关键，故古人有"方以法立"之说。因此，有一部《伤寒杂病论》，理法不可易，而方药可不拘。不过，仲景在理法指导下，确立的一批主治方（也可以说是他的习用方），然后运用下述用方规律，从而使临床千变万化的病情得以应付自如。洪子云认为，仲景正确、灵活的运用主治方的基本规律有以下三个方面。

（1）合是病证，便用是方：洪子云认为，仲景距今用已历千八百余年，中医药学代有发展，因此，用仲景方，可增加或替换比当时更为有效的方药，此势之必然也。

医案举例

仲某，女，54 年，医务工作者。初诊：1982 年 4 月 12 日。患者右胁不适数月，半月前突然全身剧痒，同时感到皮内有气攻冲作痛，痒、痛皆走窜不定。自觉身如火燎，以体温表测之则体温并不高。有时汗出，汗后痛痒可得暂时缓解。曾用抗生素、维生素及抗过敏药等治疗，毫无效果。患者由于痛痒，寝食难安，情绪焦虑。脉濡缓，舌苔薄白。此乃风邪外袭，营卫不和，仿桂枝法予桂枝 6g、白芍 6g、甘草 6g、白鲜皮 10g、郁金 10g、柏子仁 10g、炒枣仁 10g、生龙齿 15g、鸡血藤 10g、忍冬藤 10g、生黄芪 15g、防风 6g，四剂。二诊（4 月 17 日），服药后，诸症愈其大半，原方续服五剂，临床症状消失。

医案举例

张某，男，54 岁，援藏干部。初诊：1982 年 3 月 29 日。患者曾患脑血栓，已基本痊愈。现在症：下肢小腿抽搐，每月发作数次，近来一、二日一发。近半年来，腓肠肌抽搐，每月发作数次，最近则一、二日一发。右胁下时感胀痛，口苦，鼻出热气，大便比较干硬，小便次数多，尤以夜甚，常常难以控制。舌苔黄白相间，脉弦细。证属阴阳俱不足，胆火上炎，治以养肝阴、温肾阳、清胆火。方拟：白芍 15g，甘草 10g，郁金 10g，丹参 15g，北柴胡 10g，黄芩 10g，益智仁 10g，乌药 10g，山药 15g，茯苓 10g，制首乌 10g，沙苑子 10g，六剂。二诊（4 月 6 日）：上药服毕，诸症悉减，原方去柴胡、黄芩、茯苓加桑螵蛸 15g，木瓜 10g，续断 10g、橘叶 10g，十剂。

（2）证候兼夹，治疗兼顾：病有主证，证有主方，对主证以外的其他兼证，可在主治方的基础上予以兼顾，这也是一条重要的用法规律。仲景在通脉四逆汤加减法的小结中写道："病皆与方相应者，乃服之。"后人在这方面亦甚有研究，如徐大椿《古人加减论》，指出："生民之疾病，不可胜穷，若必每病制一方，是曷有尽期乎？故古人即有加减之法。其病大端相同，而所见之症或不同，则不必更立一方，即于是方之内，因而现症之异而为之加减。"《伤寒论》一百一十二方，有很多方就是这样加减而来的。如桂枝证兼项背强几几之桂枝加葛根汤、桂枝证兼喘之桂枝加厚朴杏子汤证等。柯韵伯将方称为"方外之方"和"方内之方"。他说："仲景书法外有法，方外有方，何得以三百九十法、一百一十三方拘之耶？"洪子云认为，临床所见病证，与仲景所述完全相同者少，谓经方不可轻易加减，不亦诬乎。

医案举例

　　杨某，男，17 岁，学生。初诊：1982 年 3 月 21 日。病者由其父陪同来诊，据其父云，近来学习过分紧张，一月前发生阵发性脸红、胸闷，接着手足掣动，如痫如痉，有时小便失禁，喉中有痰声。一日二发或二日一发，每次历时数分钟至半小时不等。发作过后头昏目眩，全身乏力。夜晚睡眠不实，常常惊醒，烦躁不安。曾服西药镇静剂、抗癫痫药等无效。来诊时面色㿠白、唇红、脉稍数，苔薄黄。此系肝风挟痰火上扰，治以镇肝息风、清泻胆火为主，方拟：北柴胡 10g，黄芩 10g，生龙齿 15g，桂枝 g，甘草 6g，胆南星 10g，郁金 10g，柏子仁 10g，炒枣仁 10g，炙远志 10g，旱莲草 10g，女贞子 10g，十剂。二诊（4 月 1 日）：上方服毕，病已痊愈，唯食欲欠佳。其父唯恐复发，恳请根治，原方加白蔻仁 10g，再服 10 剂。

　　（3）师仲景法，不拘其方：洪子云自幼承庭训，先习儒，后习医，医学尤重《伤寒论》，旁及温病和诸家。中年以后更由于教学工作的需要，因此毕生重视对《伤寒论》的研究。他结合长期的临床实践，认为《伤寒论》的辨证论治原则和方法对中医临床各科均有很高的指导意义和实用价值。他常说："六经通，百病通。"在洪子云临证生涯中，凡遇病证与《伤寒论》所叙相合者，便放手使用仲景方药，特别是遇有疑难重证，更是首选仲景理法方药，每获良效。

　　洪子云研究《伤寒论》，主张熟读原文，领悟精神，联系实际，融会贯通，他对《伤寒论》的许多学术见解就是这样产生的。例如，他结合平时用大柴胡汤、柴胡加芒硝汤治胰胆疾病取得满意效果，因此赞同陈修园少阳腑证之论。又如厥阴肝脏多疏泄功能失常、气血郁滞、横逆犯土的病理变化，结合朱丹溪郁证理论及临床实际，他将厥阴病的主要病机概括为一个"郁"字。再如六经为病，均有显著的六气特性，而六经病的传变与治疗，又与运气学说的标本中气理论密切相关。因此，他认为六经气化学说经研究整理后可作为六经的理论基础之一，并可用以指导临床。如根据标本中气理论，太阳与少阴互为中气，在生理情况下，太阳寒水之气必须在中见少阴阳热之气的作用下方可蒸腾变化；在病理情况下，太阳病无论经证、腑证、兼证、变证，凡涉及寒水病变而需要发汗、利水、温化水饮者，仲景必用桂枝甘草温补心阳。洪子云认为此即中气理论的应用，临床也充分证明这一理论是正确的。又如风阳上扰之高血压头痛，洪子云常遵万密斋"火生于木木生风，风火原来共一宗，治得火时风自散，不从标本只从中"的经验，以黄芩汤加夏枯草为基本方，专从火治，恒收火降风阳自平之效。

　　洪子云非常重视治则、治法的研究和应用，指出处方用药必须合乎治则治法，不能东拼西凑，也不能当"汤头医生"。尤其是疑难重证，更应"观其脉证，随证治之"。这里的"随证治之"，主要是指随证立法。在此思想指导下，洪子云处方十分讲究治法，而不随意套用成方。如调和营卫法，仲景是用桂枝汤来体现的，但在《伤寒论》原文中，有曰"桂枝汤主之"者，有曰"宜桂枝汤"者，洪子云认为，所谓"宜"者，即宜用此法而不一定非用此方，为此，他针对某些皮肤病、痹证等证属营卫不和而病情偏于热者，采用忍冬藤和鸡血藤这两味药，一入气分，一入血分，以调和营卫，与桂枝、白芍有异曲同工之妙。洪子云对治法的研究，不仅致力于仲景，而且推崇叶天士，他认为叶天士一部《温热论》，除了谆谆于辨证，再就是指明治法，很少谈到具体方药，这就是名医叶天士的过人之处。他对叶天士的某些治法有深刻的研究和体会。如叶天士在《温热论》中指出湿温邪留三焦，治当"分消上下之势，随证变法"，如近时杏、朴、苓之类即开上、畅中、渗下的治法，洪子云不仅在湿热证中喜用此法，而且还推广应用于杂病中的痰湿诸证。又如叶天士的"通阳不在温，而在利小便"，洪子云亦推广应用于各种阳虚之证。再如叶天士在《临证指南医案》虚损病证中多次提到的"上下交病，治在中焦"，洪子云认为这是对仲景用建中法治虚劳的发展，具有很高的学术价值。在病情复杂危重之时，洪子云常运用此法。此外，诸如与"脾胃为后天之本""穷必及肾""久病入络"等著名学术观点相对应的治法。在洪子云的治疗中更是得到了充分的发挥。对一些常见的病证，洪子云还总结出其治法规律，如慢性肝病（包括各型慢性肝炎、肝硬化等）首应分清缓急，缓则治其本，常用活络舒肝、养心安神、健脾和胃、滋水涵木、清热解毒等法；急则治其标，常用凉血止血、利水消肿、化浊降逆等法，临床据证施用，得心应手。

📖 医案举例

陈某，男，65 岁，1980 年 9 月 20 日因咳嗽气急、痰中带血而收入院。患"慢性支气管炎"多年，最近咯脓痰带血丝，有时痰呈咖啡色，胸闷气急，不能平卧，西医诊断：1. 老慢支并感染 2. 肺气肿 3. 肺心病 4. 右肺中叶综合征。已经采取西药抗感染和中药清热化痰、滋阴止血治疗近 1 月，诸症无明显改善。10 月 20 日起发热，下肢微肿，厥冷，神疲欲寐，有时烦躁，小便量少，口干，舌干色紫暗，舌根有黄腻苔，脉沉细数。当时辨证为阴阳两虚，正气欲脱，兼邪热郁肺，用茯苓四逆汤合生脉散，另以黄芩 45g 浓煎兑服。服后病仍无起色，请洪子云会诊。洪子云认为此属上下交病，宜从中治，兼顾上下，以黄芪、人参、茯苓、玉竹、芦根、川朴、桂枝、甘草、附片、山萸肉、枸杞、旱莲草等组方，终使病情转危为安。

📖 医案举例

胡某，男，35 岁，某造船厂技术员，1979 年 12 月 9 日初诊。患者半年前因劳心过度而渐成怔忡之证。自觉心中惕惕然，终日如入险境坐卧不宁，头昏，肢软恶闻声音，怕见光线，一听到与其病情有关的词语如"心慌""神经官能症"等，常常突然昏晕，移时自醒，半年来迭经中西药治疗，皆无效果。舌略淡苔薄白，脉缓弱，面色苍白，肌肉不衰。洪子云认为证属心阳久虚，渐致伤阴，心神失养，难以潜藏，故用桂枝甘草龙骨牡蛎汤加味治之。予桂枝10g，炙甘草6g，生龙齿15g，生牡蛎15g，柏子仁12g，炒枣仁10g，炙远志10g，枸杞10g，茯苓15g，郁金10g，丹参15g，制首乌10g，嘱服十剂。二诊：服上方后，诸症大减。自诉闻强烈声音、词语等刺激仍有昏晕感，但不失去知觉。原方加女贞子、旱莲草各10g。并嘱其有意识地反复接受刺激，所谓"惊则平之"也。患者服药至一月，便上班工作，随访迄今，未见复发。

医案举例

尤某，女，38岁，工人，1982年5月5日初诊。半年前，患者始觉双足发凉、双膝酸软无力，继而从膝以下麻木、皮下如有蚁行，触之疼痛。西医检查：肌张力减退，腱反射消失。诊断为"多发性神经根炎"。曾用维生素B1、B6等治疗数月，未见效果。来诊时面色憔悴，舌淡，脉缓，月经量少愆期。证属阳气虚衰、寒凝气滞，治以调和营卫，通阳行痹，黄芪桂枝五物汤加味。北黄芪15g，桂枝尖10g、京赤芍10g、鲜生姜6g，大枣七枚、当归尾10g、鸡血藤15g、炙甘草10g，十五剂。二诊（5月22日）：肢麻足凉明显减轻，精神亦好，仍宗前方续服十五剂。

医案举例

朱某，女，43岁，武汉市某厂幼儿教师，1982年7月4日初诊。七年前冬季的一次感冒后，咳嗽一直不愈，痰质有时清稀，有时黏浊。经过中西医治疗，病情并无好转，近年，不仅咳嗽、咯痰，而且动则气喘，西医诊断为慢性支气管炎、肺气肿。近日咳嗽，痰质黏腻，不易咯出，气喘不得平卧，胸部憋闷，喘甚则汗出。时值盛夏酷暑，来诊时身穿夹衣，并诉夜卧需盖毛毯，四肢不温，背心常觉寒冷，眼浮面肿，面色苍白，口唇青紫，舌质暗淡，脉细稍数。投以苓甘五味姜辛夏汤常用量，并酌加理气化痰，培补脾肾之品，处方：法半夏10g，淡干姜6g，北细辛3g，北五味6g，粉甘草10g，白茯苓15g，全当归10g，党参10g，陈皮10g，厚朴10g，枸杞10g，玉竹15g。10剂。二诊（7月16日）：服药后，咳喘明显缓解，痰易咯出，其他阳虚寒盛之证亦有明显改善，原方去玉竹加补骨脂10g，胡桃肉10g，十剂。

5. 治疗杂病，抓住病根，立足辨证

洪子云在治疗疑难杂症时有独到的见解，疗效显著。现将洪子云治疗疑难杂症的理法方药及其辨证论治经验总结如下。

（1）急性脑血管疾病治疗经验：急性脑血管疾病（主要指脑出血、蛛网膜下腔出血、脑动脉血栓形成以及脑栓塞）在临床上是一类多发常见病。洪子云认为，蛛网膜下

腔出血病，其发病机制主要是肝肾二脏阴虚（又以肾为主要方面），肾水亏虚，肝血不足；而发病之条件在于"风"，指肝风以及挟火、痰等邪气。病机在于阴虚阳亢，本虚标实，上实下虚。洪子云在病因病机方面特别重视明清各家的论述，即"内风"学说。

在辨证方面，洪子云认为对于蛛网膜下腔出血之辨证，必须抓住几个重要特征：①头痛。本病往往以剧烈的头痛突然发生为特征，这是肝阳上亢，升发太过，化火生风所致。其头痛性质或整个头疼痛，或前额疼痛，痛状如刀割、如火烧或如斧劈状。不论什么形式的头痛，其病机都是由于风火相煽，头部气血为之逆乱使然。在头痛的同时，或有眼红、耳鸣、耳聋等。这是因为肝开窍于目，肾开窍于耳，肝肾阴虚，肝胆火旺而致目赤耳鸣。②项强。肝主筋，支配全身肌肉骨节之运动。肝血充足，筋脉得养，"束骨而利关节"。肝肾阴虚，血不养筋，"阴虚血少之辈，不能营养筋脉，以致抽挛僵仆者"，加之肝阳上亢，肝风内动，故而项强反张。③头痛而伴呕吐。头痛剧烈，呕吐频频，吐随痛减。此乃头部气血逆乱，同时又伴有肝火犯胃，胃失和降而上逆致吐。肝火不清，胃气不降，呕吐难止。④发病后一至数日可能出现中度发热。此为火热之邪，深入营血，更为灼伤阴血所致，需以清营透热而论治。

在施治方面，洪子云是十分慎重的。他认为本病以本虚标实为特点，且发病突然急剧危重，急性期治疗以祛邪为主，辅以扶正。法当平肝息风，滋养肝肾，止血舒筋。如羚角钩藤汤、天麻钩藤饮等加减使用，然常常重用葛根加味治疗。一般选药：生地黄、党参、葛根、钩藤、白芍、郁金、法半夏、全虫、石决明、丹皮、柏子仁、酸枣仁等。

头痛为本病之重要特征，是主证之一。因肝风肝火相煽而发，故用钩藤，"手足厥阴药也，足厥阴主风，手厥阴主火，惊痫眩晕，皆肝风相火之病"，用之清热平肝，息风定痛，功效甚佳。神昏兼见痉厥者，用以羚羊角一可泻火凉肝，二可息风止痛，故陆九芝说："在肝之病，必用羚羊角，亦犹在心之病，必用犀角也。"

项强，古时以葛根主治之。近代以葛根（或葛根之提取物葛根黄酮）解除高血压引起之头痛，颈项强痛，有较好疗效。洪子云以"古为今用"，在本病中大胆使用葛根，一般用量在30g左右。蛛网膜下腔出血既属中风门，因阴虚阳亢，风火相煽，气血逆乱于头脑，法当以沉降潜镇之品，何以用一味升发之葛根呢？本病项强，在于阴虚血少，阴津不得上承而濡养筋脉，加之肝风内动之故，今以大队镇肝息风潜阳之中，加一味葛根，以功能"起阴气"，而滋筋脉以舒其牵引强痛。葛根能使阴津得以上承，筋脉得濡润而项强拘挛可缓解。这样升降之药，配合使用，降者自降，升者自升，升降有序。这种药物配伍的方法属于"相反相成"的范畴。在用葛根治疗项强的同时，还配以全蝎，用其息风止痉之力较大而性质又较平和，两相配合，强痛挛急可止。方中以生地黄、玄参清热养阴，凉血而止血；白芍平肝养血，柏子仁、酸枣仁柔肝养血，且能镇静安神。此方标本兼顾，祛邪之同时兼以扶正，对于虚实夹杂之证是必要的措施。上述诸药，合而成方，平肝息风，风火相煽之势既减，相应即可达到止血之目的。洪子云认为"血溢之由，唯火与气耳"这种学术见解，是很值得重视的。兼有呕吐者，此肝胃失调，用以半夏，此药乃呕家要药，具有较好的祛痰效果，对肝风挟痰，所谓风痉之证，配以息风镇肝之品，可收降逆止呕，平肝祛痰之效。兼有发热者，应从热入营血论治，拟用大剂清营透热之品，如金银花、生地黄、丹皮、羚羊角、玄参、白茅根等。

📖 医案举例

殷某，女，52岁，工人。1979年5月14日入院。主诉：剧烈头痛九小时，伴呕吐，意识不清七小时。患者于1979年5月13日晚上开始突然头痛，持续1~2小时，即见呕吐，呕吐物为清水及少量食物残渣，继而四肢冷，牙关紧闭，意识不清，测血压200/120mmHg。此时送入我院急诊室就诊，头痛剧烈，呕吐咖啡色液体约500mL，在急诊室行腰穿术，抽出血性脑脊液，诊断为脑血管意外、蛛网膜下腔出血而收入病房。体检：T37摄氏度，P80次/分钟，R16次/分钟，血压180/100mmHg。急性重病容，神志清楚，反应迟钝，瞳孔等圆等大，光反射存在，咽充血，颈项强直，心率80次/分钟，律齐A2>P2。神经反射：腹壁反射，腱反射存在。克氏征（+），布氏征（+），巴氏征（−）。治疗经过：入院后，开始用西医药治疗，主要以止血，抗感染和临时使用脱水剂，呕吐渐停，但头痛、项强等证未明显改善。17日起用中药治疗。18日开始体温升高，38~39℃，头痛剧烈，烦躁不安，面色潮红，颈项强痛，饮食少，大便干结，舌红，无苔，脉数。21日请洪子云看患者，综以脉证，认为肝肾阴虚，肝阳上亢，肝风内动，兼以热入营血，法当平肝清热息风，凉血止血养阴。处方如下：金银花30g，忍冬藤30g，菊花12g，葛根30g，羚羊角粉3g，生地黄15g，玄参15g，丹皮10g，郁金12g，石决明30g，白茅根30g，全蝎10g，钩藤12g，生甘草6g。服药三剂，发热退净，头痛减轻，烦躁已除，睡眠亦好，进食三两，舌仍红，脉滑数，再以前法，调整处方而进。予金银花30g，菊花12g，葛根30g，生地黄15g，丹皮10g，党参15g，郁金10g，石决明30g，钩藤12g，生甘草6g，白芍10g，玄胡10g，川芎6g，柏子仁12g，酸枣仁12g。服药四剂，头痛大减，颈项强亦已缓解，睡眠安好，饮食增至每日半斤左右，大便已行，舌红，脉弦数，继续服上方1周，头痛已止，饮食增至每日一斤，诸症悉减，唯颈项稍强，舌红薄苔，脉弦数，再以上方去玄胡、甘草加麦冬、沙参滋养阴液，以善其后，患者于1979年6月4日痊愈出院。

（2）急性传染病伤寒治疗经验：急性传染病伤寒，一般认为相当于中医的"湿温"病范畴。据《温病条辨》记载："头痛恶寒，身重疼痛，舌白不渴，脉弦细而濡，面色淡黄，胸闷不饥，午后身热，状若阴虚，病难速已，名曰湿温。"本病多发于"长夏初秋"季节，谓"湿重生热"或湿热蕴遏化毒使然。洪子云治疗此类疾病善用辛苦清利之法，获得较好的效果。

医案举例

　　毛某，男，28 岁，工人，于 1979 年 6 月 9 日入院。主诉：持续高热 18 天，伴腹泻 6 天。现病史：患者从 5 月 23 日起头痛发热，咽痛口干，四肢疼痛，经武汉市某医院就诊，以感冒诊治，用解热镇痛药等治疗，病情未见好转。一周后来我院门诊，仍见高热，以下午为甚，体温持续在 39 摄氏度至 40 摄氏度之间，伴头痛而重，身微有汗而热不解，不思饮食，肢痛而重，大便 3～4 次/天，质稀软，呈酱色，尿黄短。化验检查：查血常规：白细胞总数 6400/mm³，中性粒细胞比例 69%，淋巴细胞比例 31%，嗜伊红细胞计数 88/mm³。血沉 44mm/小时，肥达氏反应阴性，大便潜血（+）。肝功能试验：谷丙转氨酶 164 单位。经门诊及急诊室留观治疗，先后用解热剂、抗生素如红霉素、氯霉素等，输液支持，病情仍未减轻，故以发热待查：①伤寒？②沙门氏菌属感染？而收住入院。体检：体温 38.9℃，脉搏 88 次/分，血压 120/80mmHg。高热面容，神志清楚，表情淡漠，咽部充血。心肺（-），腹软，肝在肋下 1cm，质软轻压痛，边缘整齐，表面光滑，脾在肋下 3cm，有压痛，舌红苔黄腻，脉细弦。化验检查：血常规：白细胞总数 4100/mm³，中性粒细胞比例 68%，淋巴细胞比例 32%，嗜伊红细胞计数 22/mm³。血沉 30mm/小时。肥达氏反应，其凝集效价开始 O 型在 1/40，H 型在 1/160 左右，以后检查，逐渐递升到 O 型在 1/160，H 型在 1/640，故确诊为伤寒。治疗经过：入院后，开始以红霉素、氯霉素、激素等对症治疗，效果不佳。6 月 12 日停用西药。请洪子云看患者，证见高热不退，以午后为剧，体温波动 39～40℃，上午微恶寒，面色淡黄，表情淡漠，无汗，口干而不欲饮水，不思饮食，时有恶心，腹中隐痛，大便溏泄，小便黄，头痛而重，肢体倦怠，舌红苔黄腻，脉弦细，综以脉证，洪子云认为证属湿温，湿邪郁表，热毒内蕴，形成痰湿胶着之症，先以三仁汤、王氏连朴饮，佐以疏解之品。处方：藿香梗 12g，厚朴 10g，法夏 10g，茯苓 15g，白寇仁 10g，黄连 6g，葛根 12g，贯众 12g，连翘 10g，薄荷 6g，竹茹 10g，芦根 15g 每日一剂，药服三剂，恶寒已减，但仍高热不退，以午后为甚，大便稀溏。15 日再诊，以为病重药轻，表证虽去，但气分湿温，邪滞留中焦，湿热并重，再以辛苦清利之法，用甘露消毒丹，王氏连朴饮加减。处方：藿香 10g，厚朴 10g，茯苓 10g，金银花 15g，连翘 10g，竹茹 12g，法夏 10g，黄连 9g，黄芩 10g，芦根 30g，大青叶 6g。每日两剂，并配合西药输液疗法。16 日起加用穿心莲片，每日三次，每次七片。此后热势已有减退之倾向，每日仅午后 2 时或 4 时体温在 39℃左右，其他时间体温在 37～38℃之间。19 日最高体温 37.8℃，6 月 20 日以后，体温已完全恢复正常。食欲好转，大便由稀溏，每日三次，逐渐减少至每日一次，腹痛恶心消失，头痛亦解，但仍有时大便稀软，恐湿邪未尽，除嘱患者注意多食稀软之物，勿食辛辣荤硬之物，6 月 24 日三诊再宗前法，加减而进。处方：藿香 10g，厚朴

10g，茯苓 10g，连翘 10g，竹茹 9g，法夏 10g，黄连 6g，芦根 15g，扁豆 10g，薏米 15g，陈皮 9g，甘草 6g。每日一剂，三天之后，再以条参易竹茹，继续服用，至诸证消失，二便如常，饮食正常，故再住院一段时间，于 7 月 20 日出院。

（3）男性病治疗经验：五子衍宗丸出自明代王肯堂《证治准绳》。主治肾虚遗精、阳痿早泄、久不生育、小便后余沥及须发早白等证。方中菟丝子、枸杞子、覆盆子、五味子均可入肾，既补肾阳，又益肾精，性质平和而功效卓著。车前子一药，乃泻中寓补，同时又使全方补中寓行，久服而无壅塞之弊。全方之功，一如《摄生众妙方》在引用此方时所说："添精补髓，疏利肾气，不问下焦虚实寒热，服之自能乎。"洪子云生前常以此方随证损益，用于治疗男子性功能障碍如阳痿、遗精、射精不能等，以及男子不育症如精子发育不良、死亡或无精子症等，恒收良效。

①阳痿：洪子云常以五子衍宗丸加油炙淫羊霍主治此证油，炙淫羊霍兴阳而不燥，可重用至 30g 以上。若命火极衰，亦可酌情选用熟附片、阳起石、韭菜子、蛤蚧尾等壮阳之品。若兼心脾不足，可加人参、当归等益气养血。若病与惊恐不释有关，可加酸枣仁、龙齿等养心安神之品，同时嘱患者清心节欲。

医案举例

张某，男，31 岁，科技工作者，1982 年 6 月 25 日初诊。婚前手淫，婚后一直阳痿，经常梦遗，曾多方治疗，并无效果。其爱人尚温柔体贴，患者自己则心情沉重。观其人体格尚丰，舌正常，脉稍弱，处方：菟丝子、覆盆子、枸杞子、车前子、沙苑子、金樱子、炙远志各 10g，五味子 6g，生龙齿、朱茯苓、怀山药各 15g，炙淫羊霍 30g。十剂。7 月 10 日二诊：服药后遗精次减少，阴茎能勃起但不坚，原方去金樱子，加高丽参 9g（另炖、兑服）、蛤蚧尾一对（研末，冲服），十剂。病经两诊，阳痿愈而有子。

②遗精：遗精一证，除湿热下注之外，不论因心因肾，洪子云皆以五子衍宗丸加沙苑子主治。沙苑子其形如肾，最能益肾固精，其性不燥不烈，与菟丝子合用尤有殊功。心气不足者可合桂甘龙牡汤补心安神，阴虚火旺者可加知母、黄柏等滋阴降火，肾虚不固者可加金樱子、芡实、莲须等固肾涩精。还有少数严重遗精患者，证涉阳虚，须用温肾壮阳药方可建功。

医案举例

何某，男，30 岁，农民，1984 年 2 月 26 日初诊。结婚三年多未育，爱人健康。少年时便手淫，婚后性交时间短，排精很少，每三、五天必梦遗一次。

面色㿠白无华，头昏心悸，腰酸膝弱，四肢欠温，脉缓弱。处方：菟丝子、覆盆子、车前子、桂枝、炙甘草、炒枣仁、柏子仁各 10g，五味子 6g，生龙牡各15g。十剂。二诊（3 月 12 日）：服后诸症有好转，但仍梦遗，上方加熟附片10g，炙淫羊藿 15g，十剂。服后病瘥。

③射精不能：此病在中医典籍中较少专题论及。洪子云认为主要与长期手淫及房劳过度有关，其基本病理变化为阴精亏损于前，相火炽盛于后，由于相火不衰甚至尤盛，故人性欲正常甚至性欲亢进，阴茎勃起坚而有力；但由于肾精严重亏损，肾阳亦不足，故精液"清寒不能射"。治疗常以平调肾之阴阳为主，五子衍宗丸为的对之方。若相火尤盛者，应酌加滋阴降火之品，同时嘱患者戒除恶习，节制房事，每收较好效果。此外，有少数射精不能患者，是由于外生殖器畸形所致，这就非药物所能及了。

医案举例

陶某，男，34 岁，医生，1982 年 5 月 22 日初诊。已结婚四年，婚后阳强易举，性交时间长，但不能射精，性交完毕后则有少许精液自动流出。舌红，脉细数。处方：川黄柏、肥知母、车前子、覆盆子、沙苑子、菟丝子、北枸杞、粉丹皮、福泽泻各 10g，五味子 6g，败龟板、干生地黄各 15g。十五剂后病愈，不久爱人即怀孕。

④无精子症：在显微镜下，患者精液中无精子出现称为无精子症。此病在中医书中无记载，大多属男子"久不生育"范畴。洪子云治此等病，常以五子衍宗丸为主方，酌加橘核仁、川楝子等疏泄厥阴之品。本病治疗多需守方久服，为服用方便，可采用丸剂或膏滋等剂型。凡精子发育不良、畸形、活动度差、精子数少或死亡等，均可主以此方，效果比无精子症更为理想。

医案举例

吕某，男，31 岁，教师，1931 年 5 月 19 日初诊。结婚三年未育，在某医院查精液无精子，余无异常。嘱长期吞服五子衍宗丸，并尽量节制性生活，服药一年后精液中出现少许精子，后渐趋正常，三年后得一子。

（4）室女痛经治疗经验：论治室女痛经，医多主张活血化瘀，或温经通脉，殊不知肾气虚弱，任脉不通，太冲脉虚亦是引起室女痛经的主要原因。洪子云诊治此类病症，多针对此因，以补肾通任为法，自拟补肾温经汤治疗室女痛经，多能获效。方药常用：枸杞子、鸡血藤、炒杜仲、薏苡仁、白茯苓、怀山药各 15g，补骨脂、菟丝子、女贞子、淫羊藿、桑寄生各 10g，旱莲草 12g（临证可据病情加减）。

医案举例

王某，女，20岁，未婚，于1982年5月5日就诊。自诉痛经四年，自月经初潮以来，每次行经前后少腹剧痛，喜暖喜按，甚则卧床不起，经量少，色淡，经期正常。伴腰膝酸软，头晕耳鸣。曾多次经中医治疗罔效，用药多是温经通脉、活血化瘀之品。余诊之，观其面色无华，脉细，舌淡。遂采用上述验方，嘱月经来潮前十天开始服药，至经潮止。连续治疗两个周期，服药近二十剂后，痛经消失，余症亦除。

（5）眩晕治疗经验

①肝寒眩晕：《内经》病机十九条指出，"诸风掉眩，皆属于肝"。病机在肝的眩晕以肝阳上亢，或肝火上炎或肝胆湿热为最常见。另有部分肝寒患者，常因外风日久厥阴不去，引动内风，可致顽固性眩晕。此肝寒眩晕，非温肝不效。

医案举例

戴某，女，33岁，农民。1984年6月1日初诊。自云六年前产后受风，留下头昏之疾，昏而头胀，以右侧为甚，每遇风寒发作，以布裹头始觉稍适。近几月来又觉热气从牙齿上冲巅顶，耳中自闻心脏搏动声，眩晕加剧，有时昏扑，移时始醒，右手心发热。形体消瘦，面色无华，月经一年一行。舌淡、脉弦细。脑血流图：右侧血管呈舒张状态。处方：吴茱萸、党参、川芎、当归、丹参、玫瑰花、炒枣仁、厚朴、茯苓、旱莲草、女贞子各10g，生姜五片，大枣五枚，15剂。二诊（7月20日）：服药后眩晕渐止，遂未复诊。最近露天乘凉至深夜，早起又觉头晕不适，其他诸症亦有复作之势。舌质正常，脉弦缓。上方加防风6g，10剂。1989年追访，眩晕未见复发，并且体健如初。

②痰虚眩晕：朱丹溪曾有"无痰则不作眩"之论。痰眩多见于体肥湿盛者，或脾虚失运者，在眩晕的同时常伴胸闷呕恶之症。痰眩的治疗固需化痰，但洪子云依古人"痰多必理阳明"之说，以和胃为主，兼以化痰，收效甚佳。又痰眩多于肾虚或脾虚并存，形成本虚标实之证，治疗时应兼而顾之。

医案举例

鲁某，男，63岁，干部。1979年4月20日因冠心病发作入院。中药治疗后病情稳定，于1980年2月18日突发眩晕，自觉天旋地转，手把床沿，觉床与人一起旋转，胸闷，恶心呕吐，汗出。西医诊断为美尼尔氏综合征。以往无类似发作史。经治疗无效，乃请洪子云会诊。观其体丰面红，眩晕不止，泛恶纳差，体倦，舌质紫暗，苔白腻，脉结代。处方：姜竹茹、法半夏、炒白术、川郁金、柏子仁、炒枣仁、枸杞、旱莲草、女贞子、白蔻仁各10g，丹参、茯苓、泽泻各15g，五剂。服药后呕止晕平，1986年追访未见复发。

③阳虚眩晕：眩晕除因风因火因痰之外，尚有因虚所致者。张景岳据此谓"无虚不能作眩"。虚眩，临床以气血不足、肾精亏虚为常见，但就洪子云临床资料看，阳虚眩晕亦不少见，阳虚眩晕又有心阳虚、脾阳虚、肾阳虚之不同，其中以心阳虚眩晕较为严重，治疗上以益气通阳为主。

📖 **医案举例**

李某，男，37岁，大学教师。1982年11月8日初诊。去冬患感冒后，经常头晕、体倦、动则气急，头晕加重，有时晕厥，西医诊断为心肌炎、完全性房室传导阻滞。诊见：眩晕如前，呵欠欲寐，四肢不温，面色苍白，舌红脉迟（脉率：48次/分）。处方：黄芪24g，桂枝、白芍、炙甘草、党参、旱莲草、女贞子、枸杞、川厚朴各10g，茯苓、鸡血藤各15g，生姜六片，大枣三枚，十剂。

④络瘀眩晕：脑外伤或脑血管硬化等因素所致的眩晕，多与络脉瘀阻、脑失濡养有关。不过，脑外伤者以络瘀为主，治疗重在活血化瘀，而脑血管硬化者多见于中老年人，以肾精不足为主，用药重在补肾填精，佐以化瘀通络。

📖 **医案举例**

甘某，男，50岁，干部。1982年8月13日初诊。两年前经常头晕，逐渐加重，某医院诊断为脑血管硬化。椎基底动脉供血不足，曾用中西药物治疗，效果不显。最近眩晕加重，右侧耳鸣，头向后仰则脑中如风声呼啸，睡眠不实，记忆力差，舌质略暗，脉弦长。处方：熟地黄、茯苓、鸡血藤各15g，山药、枸杞、杭菊花、郁金、炙远志、石菖蒲、旱莲草、女贞子各10g，砂仁3g。十五剂。12月13日又诊：服上方后，眩晕渐止，诸症改善，又自取原方15剂，病愈停服。三天前眩晕又作，并觉耳中闻脉搏搏动声，自己再服前方效果不著，才来就诊。洪子云改投金匮肾气丸（不用肉桂改用桂枝10g）加川芎、郁金各10g，丹参15g，制首乌30g。十五剂。另嘱其经常以丝瓜熬汤，煮猪肝或猪瘦肉食用。病愈再未复发。

6. 外科疑难症治疗经验

洪子云生前常以消瘰丸为基础，配以夏枯草、皂角刺、昆布、海藻等组成软坚散结汤，治疗以坚硬结块为主要表现的外科病，恒收良效。

（1）瘰疬：瘰疬俗称痰核，多由肺肾阴虚、虚火内灼，炼液成痰，痰火凝聚颈项腋下等部位而成。初期当以清热化痰、软坚散结为治疗大法，可选用瘰疬丸。然临床单用此方软坚散结，常感力单效微。洪子云认为如同时加用夏枯草、皂角刺、昆布、海藻则软坚散结效果便会明显增强，遂配伍成方名为软坚散结汤。对于瘰疬初期未溃，可以软坚散结汤为主，亦可同时用药外敷。对于颈部及其他部位的慢性淋巴结炎以及睾丸炎，用本方酌加清热解毒、凉血散血之品，效果甚为满意。

📖 医案举例

陈某，男，46岁，工人。1983年7月25日初诊。一年前右侧耳后有蚕豆大小结节二枚，数月后增大如杏，推之不移，同时又出现两个小结节，皮色不变，时觉微痛。伴手足心热，时有盗汗，饮食减少，消瘦，经某医院诊断为颈部淋巴结结核，并予抗结核治疗。时近半年，全身症状明显改善，但颈部肿块未消故讫服中药。处方：玄参、夏枯草、皂角刺、牡蛎、昆布、海藻各15g，浙贝母、南沙参、百部、连翘、陈皮、半夏各10g，蒲公英30g，十五剂。另加制川乌、黄柏各等分研末，醋调外敷，每日一换。服药后精神转佳，痰核较前松动。由于天气炎热，外敷药停用，原方继近十五剂。一月后，痰核明显缩小，有消散之势，原方去蒲公英加当归、赤芍各10g，服一月。共治疗三月病愈。

（2）乳癖：乳癖是妇女乳房内部出现硬结肿块的病症。一般肿块质硬不痛，推之可移，皮核不相亲，肤色不变。此病多见于生育期妇女，多由思虑伤脾，郁怒伤肝，以致气滞痰凝而成。包括现代医学的乳腺增生和乳腺良性肿瘤等病。洪子云根据此病以乳房硬结肿块为主症，常以自拟软坚散结汤为主方，适当配合疏肝解郁、理气健脾之法。

📖 医案举例

张某，女，36岁，工人。1982年5月5日初诊。患者素有月经前乳房胀痛史，三月前无意中发现左侧乳房有鸡卵大肿块，质硬难移，皮色不变，自觉胀痛。经期尚准，但经行不畅，色紫有块。曾服中药以逍遥散加减近两月未愈。经武汉某医院确诊为乳腺囊性增生。诊见：舌正，脉弦细。处方：制香附、川郁金、青皮、浙贝母各10g，皂角刺、夏枯草、玄参、生牡蛎、昆布、海藻、丹参、半枝莲各15g。二十剂。药后乳房肿块缩小，可移动，乳房胀痛明显减轻，上方去半枝莲加当归10g，服一月。

（3）瘿：瘿分为气瘿、肉瘿、石瘿三类。包括现代医学的单纯性甲状腺肿以及甲状腺功能亢进症等，均以颈部喉结两侧漫肿或结块、皮色不变（即甲状腺肿大）为特征。瘿之肿块由痰气凝结而成，故均可治以软坚散结之法，主以软坚散结汤。其中甲状腺功能亢进症较为复杂，除痰气郁结、颈部肿大之外，尚多阴虚火旺、心神不宁之证。早在1961年，洪子云曾以中医药治疗"甲亢"，其治法主要以清热化痰、软坚散结为大法，对全身症状明显者，适当配伍滋阴降火、疏肝解郁、养心宁神之品，一般服药1~2周即可出现疗效，2~3月症状可全部消失，最后改服瘰疬丸（即软坚散结汤加柴胡、香附、橘核、荔枝核、川楝子、黄药子）以巩固疗效，其中黄药子为瘿病专用药。

医案举例

马某，女，29岁，1982年3月9日初诊。半年前患者以脖子增粗、心慌、急躁易怒、容易出汗等到医院就诊，确诊为甲状腺功能亢进症，经西药治疗无明显效果。来诊时诉头昏、心慌、易饥、易怒、畏寒、畏热、汗多、肢软、消瘦、月经后期量少，喉结两旁有弥漫性肿块，硬度一般，两睛稍突出，舌质红，脉细数。处方：昆布、海藻、玄参、夏枯草、生牡蛎、黄药子各15g，浙贝母、川郁金、丹参、炒枣仁、柏子仁、旱莲草、女贞子各10g，连服一月。药后诸证明显好转，吸碘131率60%，基础代谢率+30%，上方续服一月。结喉肿块缩小过半，眼球已不突出，自觉症状消失，吸碘131率50%，基础代谢率基本正常。上方加橘核、荔枝核为丸，守服两月。

（4）瘤：中医对瘤一般分为气瘤、血瘤、筋瘤、胶瘤、肉瘤、骨瘤、脂瘤等七种。其多由于七情劳欲，或感受外邪，脏腑功能失调，聚瘀生痰，痰瘀留滞凝结而成。因此，瘤的基本治法为化痰行瘀，软坚散结。其中除血瘤、筋瘤应以活血行瘀为主要治法外，其余均可以软坚散结汤主治，另加应症药物即可。洪子云认为软坚散结汤亦可适用于部分体内恶性肿瘤，特别是头面部的恶性肿瘤，如骨囊肿、脑间质细胞瘤、耳内乳头瘤等，常可使症状得到缓解。

医案举例

金某，男，56岁，干部，1981年7月1日初诊。患者素有慢性咳喘史，两年前后脑偏右部位出现一球形肿块，初如核桃大，后大小如拳头大，不红不通，按之宛如气在瘤中，每逢恼怒时瘤体似觉增大，某医院诊断为神经纤维瘤。诊见舌质暗红，脉弦缓。处方：昆布、海藻、制香附、川郁金、浙贝母、夏枯草、玄参、皂角刺、法半夏、白芥子、枳壳、桔梗各120g，蜜为丸，每服40丸，日两服。服药两剂，瘤体基本平复。

7. 严重不寐治疗经验

由肝失调达，气郁化火所致。口苦、苔薄黄、脉弦数乃肝火之证。肝火上扰清窍，故头昏痛；肝火上扰心神，故不眠。洪子云对本症治疗以清肝泻火、养心安神为主。方中重用龙胆草、川黄连大苦大寒以泻肝之火，用郁金、川芎疏肝之郁；另用生龙齿、夜交藤、炒枣仁、炙远志以安神，以此标本兼顾。久病及肾，患者视物过长则视觉模糊，即肾虚之征，故用枸杞以滋肾。白芷协川芎祛风止痛，甘草调和诸药。

📖 医案举例

陶某，男，23 岁，未婚，干部。1983 年 3 月 17 日初诊。患者日夜不眠已持续四个多月。发病前，因繁忙，用脑过度，曾冥思苦索一夜未睡，事后则一直日夜不眠，亦不打呵欠。曾服中西药物均未见效。来诊时诉头昏，有时额痛，食少，口苦，视物用过长则视觉模糊，舌苔薄黄，脉弦稍数。治以清肝泻火、养心安神之剂。处方：生龙齿（先煎）、夜交藤各 15g，川黄连、香白芷各 6g，川芎、龙胆草、川郁金、粉甘草、炒枣仁、炙远志、北枸杞各 10g。六剂。药尽病愈，追访两年未复发。

三、小结

洪子云博览群书，博古通今，探幽索微，汇通中西，精于实践，学用结合，逐渐精进，自成大家。在其五十年的临床生涯及三十年的教学科研中，他有他自己的独特体会：其一，习医者必有苦读背诵之基本功，尤以《黄帝内经》《伤寒论》《金匮要略》《温热经纬》最为重要；其二，忌读死书，俗语云"读书三年无可治之病，治病三年无可读之书"，即读死书之谓也，读书务在领会精神，融会贯通；其三，注重临床运用，中医学之所以存在，非文人雅士之清玩，在于能解除人之疾苦，若不能解除人之疾苦则中医将不存矣。学习中医要在临证，临证日久方能熟能生巧，了然于胸中。如是，临证读书反复进行，自能有所获。后学者循此道，中医则后继有人。

第十四章　熊魁梧 ▷▷▷▷
——内外妇儿皆精，尤擅治疗热病

> 【导　　学】
>
> 　　**内容概述：**熊魁梧强调辨证，切中病机，善用经方，灵活加减。
> 　　**学习要求：**掌握其辨证要点；熟悉其经方运用特色；了解其生平、代表著作及其对后世的影响。

一、生平概述

　　熊魁梧（1919—1998），原名祖清，字国光，后自己改名魁梧，湖北中医学院教授，享誉全国的知名中医专家。

　　熊魁梧最先求学于蒲圻县何乾太药号，此药号在蒲圻县首屈一指，谢仁哉老先生为当地名医。熊魁梧年仅十四就开始了学徒生涯，不到三年的功夫，他从认药到切片，对炮制的各个环节门门在行、样样精通。在师傅的指导下，配药、碾粉、炼蜜、搓丸，每道工序，各种剂型，他都亲力亲为。这期间，他看了很多的书，有中医名著经典，有各朝各代的医学著作，各家学说等。谢仁哉先生将他招至在侧，帮着抄方，学习号脉看病。进入临床，熊魁梧更是小心谨慎，将《伤寒论》《金匮要略》《温病条辨》等各科著作、汤头歌诀，反复研读背诵，烂熟于心，以备临床之用。在师父的悉心指导下，他进步很快，对一些临床常见病、多发病的治疗，基本上可以对症用药，效果良好。遇到疑难杂症、重症，虚心向师父请教，看师父如何辨证论治、选方用药，并记录在案。待患者服药后，仔细观察疗效。对于病情的变化、药物的增减、处方的调整，他都细心体会，有不理解或想不明白的地方，向师父讨教，向同仁学习。在谢仁哉先生的用心指导和传授下，熊魁梧在中医内、妇、儿等科的治疗上已颇有心得。

　　时值1938年，日寇猖狂，疫病流行。年方十九岁的熊魁梧在后方农村开设个人诊所，悬壶济世，开业行医。此后，日夜奔走于疾疫之家，几至废寝忘食。刚到二十岁，即医名大震，抗日军民纷纷就诊，门庭若市，马轿迎医者，络绎不绝。

　　日寇投降后，熊魁梧与二位兄长重开熊裕茂药号。大哥主持药材收购批发，二哥经营门市部业务，熊魁梧则担任应诊和应酬，同时任中药同业公会主席与县商会副理事长。1948年解放战争接近尾声，国民党垂死挣扎，到处强抓壮丁，熊魁梧不幸被强行带走。回家后，熊魁梧仍然从事中医临床工作。不久，通城县中医第一联合诊所成立，熊魁梧任所长，兼任区县卫生协会主任。四年后，熊魁梧调任湖北中医学院任专职教师，举家迁至武汉。

1953 年熊魁梧任通城县第一联合诊所所长，1956 年任通城县人民医院中医科主任，1957 年调任湖北中医学院专职教师。在长期中医教学中，熊魁梧担任过《中药学》《方剂学》《诊断学》《妇科学》《金匮要略》《伤寒论》《中医内科学》等 7 门课程的主讲教学工作，积累了极其丰富的教学经验。教学结合典型病案，理论联系实际，条理清晰，深入浅出，语言生动，深受学生们的称赞。

熊魁梧医术精湛，通晓经典，擅长内外妇儿各科，尤其精通疑难杂证和急性热证。20 世纪 70 年代中期起，熊魁梧为解救民众疾苦，在家设立公众门诊，每周 3 次应诊，分文不取为人们诊病，一直到临终。熊魁梧在近 60 年的行医生涯中，无论患者身份高低，长幼妍丑，皆一视同仁，视患者为亲人，精心诊治。熊魁梧曾曰："为医者，若皆能照孙思邈之《大医精诚》告诫后人的律条事医，何虑医患哉。""不入世利漩涡，等于闲云野鹤；应作人生奉献，要像时雨耕牛"是熊魁梧处事之道。

为发展中医学术事业，熊魁梧勤奋学习，刻苦钻研，参与编写出版了《中华人民共和国药典》《湖北中草药志》《中药学》《中医内科学》，编著了《中医热病学》等多部学术专著，发表学术论文数十篇。

二、学术特色和临证经验

（一） 治学方法

1. 博闻强识，成杏林佳话

熊魁梧先生治学体现在博闻强记，勤于临床，善于思考总结，因此在临床上能灵活变通，取得奇效。1957 年调任湖北中医学院任教后，主讲《金匮要略》，亦讲授《中医内科学》《中药学》等课程。他慈善和蔼，平易近人，生活俭朴知足，为人耿直，凡学生请教问题，皆一一解答。熊魁梧具有非凡的记忆力，每每授课，从不带书稿到课堂。在给全校师训班教师上课时，每天上午 4 小时课程，先将原文背诵，再从原文、原旨、原意，逐字逐句解读，结合历代医家认识、经验、临床求证，发挥得淋漓尽致，其高深渊博的学识、广博丰富的经验深受学员赞赏。

2. 博采众长，治热病尤佳

熊魁梧一生饱读经典，广采博览，精研医术，师古不泥，勤于探索，治学严谨，对《金匮要略》《伤寒论》二书，钻研颇深，并旁及诸家学说，吸取众家之长，经方时方，融会贯通，择善而从，灵活达变，屡起大疴。熊魁梧对内、妇、儿科造诣精深，尤其擅长治疗妇科疾病，对于热病，治疗颇具独到经验，著有《中医热病学》，并将自己毕生之治疗热病经验收揽其中。熊魁梧除精通中医典籍外，对于孔孟之学亦烂熟于胸，在与学生交流之中，亦常引经据典，并能与中医药结合阐发其中精髓。

3. 灵活变通，志成明医

熊魁梧认为学医要学深、学精、学透，会变古方为今用，变他方为己方，变死方为活方。事医不但要立志成名医，也要成明医，非糊涂医。熊魁梧告诫弟子：初习医者，即求稳当，寸步难行，久之乃平庸医；初习医者，即求灵活，漫无边际，久之乃盲目医；初习医者，但求扎实，功底深厚，久之可为良医也。

在谈到借鉴他人经验时，熊魁梧告诫学生：切忌道听途说，邯郸学步，生搬硬套。凡对他人介绍的某法、某方、某药治某病，均需深究。切忌一知半解，浮光掠影，浅尝辄止。要踏实求真. 常学而常知不足，医学无止境。切忌理论脱离实际，不务实际，夸夸其谈，指出辨证要切理精辟，源流俱澈；论治要不落窠臼，敢于创新。如熊魁梧应用半夏泻心汤时，但见舌苔黄白相间即用之，确有效验，突破了仲景用药之道。又如切诊中，见成年人出现弦脉者，血压多偏高。若轻取重按皆有力者，为收缩压、舒张压均高，可投降压药；轻取为弦，重按无力，收缩压偏高，需降压与补虚药并用；反之舒张压高，需潜镇与收敛药共投。

（二）学术思想

1. 用好经方关键在切中病机

熊魁梧善用仲景之方。对经方的应用，熊魁梧认为关键在于切中病机，丝丝入扣，只要辨证准确，即可放胆用之。用经方者，尤要善用其法，注意方药对证。曾治一李姓干部，因心脏病住院月余，气弱脉微。正值酷暑，四肢发冷，以葡萄糖、氧气维持生命。熊魁梧认为，此乃阴寒内盛，心肾阳衰，投四逆加人参汤：附片、干姜、甘草各10g，水煎，另用人参10g煎，兑入服。诸医不解，盛暑难当，投此方岂不有违节气用药原则？熊魁梧曰："有是证用是药，岂可胶柱鼓瑟。"病家当日下午服1剂，体转温，自感精神转佳，辄主动要求撤去氧气管。翌日又进1剂，周体轻松，即能下地行走。他对学生说："习医者，不会用经方终身不能成气候；善用经方者，久可为苍生大医。"

2. 制方要严谨，加减要得法

熊魁梧临证立法处方精当，治法圆机，认为制方要严谨，加减有法，量人施用，投者求精，不可方出无名，此乃医之道也。他强调，制方时理是根基，法是原则，一张处方应具备下列要点：其一，有君臣佐使较完整的方剂寓意。其二，配伍有法，用药有度。其三，药物加减增损不能脱离立法原则，不可有方无药。其四，切忌堆砌用药，不可有药无方。其五，能体现自身的用药特点。其六，用药不能随心所欲，想到何药便开何药。一般以12味左右为宜，太多则杂乱。药物用名必须规范化，不要故弄玄虚。

熊魁梧对古方加减化裁，既不失古方绳墨，又更适宜今用。如逍遥散为治肝郁要方，由柴胡、当归、芍药、茯苓、白术、甘草、生姜、薄荷组成。他却认为，虽有"见肝之病，知肝传脾，当先实脾"之论，但并非所有肝病定会传脾，仍有羁留于肝者，所以不必囿于肝病传脾之说。遇此情况，即去掉白术、茯苓，加用香附、郁金。此二药为调气活血之品，正应肝主疏泄、藏血之功能，用之效颇佳。熊魁梧常用此方加三七、丹参、三棱、莪术、鳖甲等治肝硬化；加夏枯草、牡蛎、玄参、大贝母等治甲状腺疾病；

加益母草（或茺蔚子）、乌药、延胡索、川芎等治月经不调、痛经等。一方多用，守方而不食古不化，变化而不离其宗。

3. 古方虽效，仍需辨证使用

古方虽效，但不能刻板使用，否则有方无药则无效。1980 年 9 月熊魁梧赴潜江，适潜江人民医院一内科医生长年患胃痛，中西药皆无效，其诊之。熊魁梧临证处方：党参、茯苓、大枣各 15g，白术 12g，陈皮、法夏、香附各 9g，砂仁、甘草各 6g，生姜 3 片。病家惊曰："此和前医用药一样，乃香砂六君子汤是也，罔效。"师曰："请试之。"病家碍于脸面，取药 3 剂。岂知翌晨，李姓学生面露喜色，奔告于师："患者服药当晚胃即转舒。"何以他医之药不效，熊魁梧之药有效，药岂认医乎。熊魁梧曰："此非药认医也，而乃医认药也。此方奥妙有三：一为病家反复胃痛，久之伤及肝，致情志不畅，易方中木香为香附，香附疏肝解郁，对肝病犯胃效尤好，香附止胃痛，前人有良附丸可佐证；二是方中木香切忌用量过大，量大非但行气止痛，反而耗气伤阴，余行医几十年，剂量控制在 6g 以下，若木香用 12g，弊多利少，中医不传之密在于量，应务必知晓；第三，方中砂仁量亦不能大，也应控制在 6g 以下，岂不闻古人云少火生气，壮火食气，行气药少用行气，多则耗气，愈止痛则愈痛。"熊魁梧诊病，坚持中医的整体观念和辨证论治思维，勤于思考，善于总结，典论经方娴熟在心，临证应用得心应手，遣方用药，逻辑缜密，丝丝入扣，精准得当。

（三）　临证经验

熊魁梧擅长治疗妇科疾病，如月经不调、痛经、不孕症，采用以香附、郁金为主，其总结的香附调经汤（香附、郁金、当归、白芍、川芎、佛手、玫瑰花、生山楂、延胡索、乌药、枳实、木香）对于月经先后无定期、痛经、乳腺增生、各种肝病导致的胁下疼痛等多种疾病具有很好的疗效。熊魁梧认为香附、郁金配伍同用可以增强止痛、疏肝、活血作用，凡肝病应为首选之品，尤其是香附虽行气不耗气，虽止痛不留瘀，为理气要药。

熊魁梧对于内科疾病其辨证精准，用药不多，一般每张处方多在 12 味左右，用药平淡却屡起沉疴。熊魁梧尤其重视脾胃功能，在治病中时时照顾之，而照顾脾胃主要体现在用药轻灵，看似轻描淡写，实则有四两拨千斤的独到之处，选用药物诸如二芽、神曲、砂仁、扁豆、陈皮、佛手、木香等。这些药物一般均用小剂量，看似微不足道，却能使治病之药更好地发挥疗效。临床常见一些疾病用某药某方有效，但应用时间稍长病家即出现不适，而不得不停药或改药，既影响疗效，也影响患者情绪。熊魁梧教导学生，临床中少佐固护脾胃药，往往事半功倍。

熊魁梧在治疗内外妇儿科疾病时，根据辨证论治的精髓，对于一些较为棘手的疾病，常常采用内外合治，所谓外治之理，外治之药，即内治之理，内治之药，所异者法耳。外治法多种多样，如灌服法、药枕法、熏洗双足法、针刺法、耳穴压籽法、敷药法、熏洗法、塞药法、滴鼻法等，各据情况灵活选用之。如熊魁梧治一肝硬化腹水者，腹部胀大如鼓，青筋暴露，肚脐眼略有一小碗大（相当于直径 8cm），危在旦夕，乃用逐水之法，同时应用甘遂、大戟、芫花、细辛、延胡索、麝香为粉外敷肚脐眼，很快腹水消退，后经调理转危为安。又如对于骨质增生，往往单纯服药不及，需同时结合外用药效果突出。熊魁梧常选用白芥子、大黄、肉桂、吴茱萸、乳香、没药、樟脑、细辛、麻黄、桂枝研粉外用，其效果较单纯用内服药好。又如跟骨炎之类的疾病，服药虽有效，但结合外用药疗效更突出。

1. 泄泻治疗经验

泄泻是一种四季皆有，而以夏季常见的疾病。究其病因，不外外感内伤两端，而临证则内伤证更多。熊魁梧临证，对泄泻效验颇多，其学生王绪前将其经验总结出治泻十法。

一为疏邪法。疏邪法主要适应于既有泄泻，又夹有外感表证者，临证所见，此种类型多同时夹有湿邪，以湿困肠胃，起病较急为特点，伴有恶寒发热，四肢倦怠，恶心呕吐。疏散之品应选用力量较弱，兼能祛湿者为妥，常以藿香正气散加减，主药：藿香、佩兰、苏梗、橘皮、茯苓、厚朴、半夏，苍术（湿邪重者用苍术，湿邪轻者用白术）、甘草。

二为清热法。清热法适宜于因热迫肠道所致泄泻，尤以暑天地湿上蒸，腑气失常因而致泻，兼有小便短赤，心烦口渴等，常仿葛根芩连汤加味。熊魁梧尤喜使用金银花炭，可清凉除热，甘寒益胃，炒炭则长于肠道疾患，且药力集中，对热伤络脉出血尤宜。主药：葛根、黄连、黄芩、金银花炭、连翘、马齿苋、藿香、佩兰、甘草。

三为淡渗法。淡渗法主要应用于泄泻而小便不利者，其特点是大便多水、小便短少。采用利小便而实大便的分利方法，常以五苓散加车前子、薏苡仁等。车前子利水不伤阴，清热不伤阳。而熊魁梧尤为推崇薏苡仁，泄泻多致脾虚，泄水过多必耗津伤气，薏苡仁因药性平和而能补益脾胃，健脾祛湿，宜重用。主药：泽泻、白术、茯苓、猪苓（量不超过6g，否则易伤肾）、桂枝（量宜小）、薏苡仁、车前子。泄泻次数过多，则需加利水之品，如滑石、通草。此法对久泻脏器本虚、非但无益，反而有害，临证宜慎之。

四为消导法。消导法主要应用于因饮食不节，伤损脾胃导致脾运失职所致泄泻，伴有泻下便臭如败卵，肠鸣暖气。此即《黄帝内经》所云："饮食自倍、肠胃乃伤。"熊魁梧使用消导法，常于保和丸中加用枳实，认为枳实具有消积导滞，破气之功。它不同于莱菔子，莱菔子专以降气，枳实尚能横行脘腹。二药虽均有"推墙倒壁"之功，容易伤正，但配有白术，无伤正之弊。主药：神曲、山楂、莱菔子、半夏、白术、橘皮、枳实、木香（量不过6g）、谷芽、麦芽。若正虚者加大枣、甘草；腹痛甚者重用炒山楂。

五为补脾法。补脾法主要适用于因脾虚而运化失职，清浊不分，混杂而下。临床证见以大便时溏时干或先硬后溏、反复不已为特点，常以参苓白术散合香砂六君子汤加味。其中桔梗当少用或不用，若腹部中间痛者用木香，腹痛偏于两侧者则改用香附。熊魁梧认为补脾者，宜加适量芳香醒脾之品以鼓舞脾胃健运则更佳。调理脾胃选药应轻灵为贵、不宜峻补。主药：党参、白术、橘皮、山药、薏苡仁、茯苓、砂仁、木香（或香附)、扁豆、莲子、大枣、甘草。脾虚若夹寒湿,常于上方基础上与理中汤合用。对于腹痛不止者,熊魁梧常以芍药甘草汤缓其挛急。

六为温肾法。温肾法主要用于肾阳虚之五更泻,完谷不化,肢冷畏寒证。脾若釜,命火似薪,薪火不足,何以腐熟釜中水谷,故常以四神丸助命火。临证所见,肾阳虚常夹有脾阳虚,且病程长,难于速已。熊魁梧认为对此型应适当加敛阴之品以防伤阳,但久泻不已不能选用滋润滑肠之物如生地黄、玄参等。熊魁梧最为推崇诃子、五味子,皆能收敛固涩,又能养阴,配温阳药则厚肠胃,益命火,固下元。主药:肉豆蔻、吴茱萸、五味子、补骨脂、附子、白术、诃子。

七为抑肝法。抑肝法主要适用于因肝气失调,横逆乘脾致脾运失常而引起之泄泻,每因情志变动而触发,腹胀痛即泻,泻而痛减,胀仍不解,肠鸣辘辘,常以痛泻要方合四逆散加味以增强调肝理脾的功效。熊魁梧认为防风升阳和中,白芍抑肝缓痛。《伤寒论》318条有四逆散治疗"腹中痛,或泄利下重"的记载,若少腹胀痛尚需配合四磨汤(乌药、槟榔、木香、沉香)。对少腹胀痛常用枳实、乌药。主药:防风、白术、白芍、柴胡、枳实、槟榔、木香(或香附)、乌药、橘皮。

八为胜湿法。胜湿法主要是选用祛风之品,风药对脾胃有鼓旋作用,对湿邪有运化作用,对补药有升阳作用。湿寒之胜,当助风药以平之,似风行地中,湿去地干,以风胜湿之意。李东垣之升阳益胃汤选用羌独防,即是例证。熊魁梧对寒湿证选用风药,常以羌活胜湿汤合平胃散加减。主药:羌活、独活、防风、苍术、橘皮、厚朴、白芍、大枣、甘草、生姜。

九为升提法。升提法常用于中气下陷,久泻不止伴有脾虚者。其特点是便意频而肛坠,便溏而不甚稀,甚则久泻脱肛,常以补中益气汤合异功散加味,以升提脾气。熊魁梧认为,虽曰升提,仍当调养中州,应着重使用补脾益气之品,黄芪、党参在所必用,且量宜大,柴胡、升麻虽有升阳举陷之功,但不可重用,取其辅助参芪之升提。气陷不升,非参芪则不升,否则喧宾夺主。药无引使,则不达病所,柴胡、升麻则只取同类相从意。主药:黄芪、党参、白术、橘皮、升麻、柴胡、甘草、大枣,亦可少量加用枳实。

十为收涩法。收涩法主要适用于久泻不止,气散而不收,无以统摄,肠道滑脱,大便次数较多,虽投温补,亦难奏效,常以赤石脂禹余粮汤合桃花汤同用。久泻不已,多有伤阳之害,因此亦当适宜配伍温中之品。熊魁梧常以乌梅丸去苦寒之品,取酸以收涩,散寒温养,兼顾气血,此乃宗仲景乌梅丸"又主久利"之意,干姜改用炮姜,取炮姜守而不走之性,以固护肠道,专于温涩。主药:赤石脂、禹余粮、炮姜、诃子、五味子、乌梅、附子、肉桂(或桂枝)、党参。

泄泻原因虽多,但总以脾肾二脏功能障碍,湿、寒、热三邪干扰,而以脾弱湿性为重点。此十型有时单独出现,有时夹杂并见,有时相互转化,故应随机应变,但若辨证精当,则需守方守法,不易动辄易方。故治泻风寒宜疏散,湿胜宜分利,湿热宜清化,积滞宜消化,正虚宜扶正,寒盛宜温中,下陷宜升举,滑脱宜固涩,初起忌补涩,久泻忌分利。

2. 识药用药经验

熊魁梧认为用药如用兵，首先要识药。所谓识药应包括：一是认识药的性状，尤其是饮片，不可医药脱节。二是熟悉常用药物的加工炮制技术，如醋制甘遂减毒，醋制延胡索止痛等，以掌握药性。三是掌握同类药物的应用原则及区别，如行气药、止痛药等，每一类有很多药，各有所宜，用时要有的放矢。四是通晓药物剂量的普遍规律及特殊规律。五是注意药物配伍规律。熊魁梧对于药物的细微差别，用量多寡，作用异同，皆有精辟论述和独特见解。

在长期的临床实践中，熊魁梧形成了自己独特的用药特点。治风湿痹痛不轻易选用动物药，而多选用川芎、当归、鸡血藤、细辛、桂枝等。治肝病（包括肝炎、肝硬化、肝癌等），喜用三七粉、郁金、白蚤休等。治少腹痛，喜用枳实、乌药、木香、香附等。治女子痛经，属实证者用益母草，实中夹虚者用茺蔚子。瘀血证在头部者用川芎、当归；在心脉者用丹参、三七粉。知母能治风湿热痹；赤石脂可代伏龙肝止血；枳实横行脘腹，用其顺气，与莱菔子专于降气不同；木瓜治肌肉酸痛等。治风湿痹痛，上肢用桂枝；肩臂用姜黄；腰部用徐长卿；下肢用苍术；全身用羌活、独活、川芎等。治高血压病用牛膝、杜仲、钩藤；治蛋白尿用黄芪；冠心病用三七粉；胆结石用柴胡、枳实、黄芩等。

熊魁梧弟子王绪前将其用药经验整理数条如下。

蔓荆子、北沙参治头痛：蔓荆子能清利头目，可用于风热头痛；北沙参养阴清肺，每用于润肺化痰。熊魁梧常以蔓荆子9g、北沙参15g联用治顽固性头痛，如血管性头痛、神经性头痛之类，多获良效，尤其是前额、太阳穴痛，效果更好。此法源于赵学敏《串雅》，熊魁梧灵活应用于各种头疼病证。

骨碎补、白蒺藜治齿痛：骨碎补入肾，白蒺藜入肝。李时珍谓骨碎补"入肾治牙"，张山雷称："凡阴虚于下，而肝胆浮阳挟痰上凝之齿痛、牙槽不利，及阴寒逼阳上浮之喉痛、喉癣诸证，用此亦颇有效。"《御药院方》则有用白蒺藜治齿痛者。熊魁梧常以两者合用治齿痛，止痛作用明显，尤以下齿痛的疗效为好。

杏仁、茯苓治背痛：杏仁为止咳平喘要药，茯苓乃健脾渗湿妙品，用治背痛，似乎不可思议。而熊魁梧从仲景用茯苓杏仁甘草汤治"胸痹，胸中气塞，短气"中得到启发，每以杏仁9g、茯苓15g联用治背痛，对于肺失肃降、脾失健运所致者尤有效验。

徐长卿治腰痛：徐长卿一般用作祛风湿药，熊魁梧则每用于努力闪挫所致之腰痛不能转折、任物，日久酿成劳损之证，对于止痛和恢复功能有效。单用不若复方中用之为佳。

黄柏、紫苏治下肢关节痛：紫苏辛温，主要用于外感风寒证，而日华子称其能"止霍乱转筋""止脚气"；黄柏苦寒，常用来清利下焦湿热，然《珍珠囊》认为能治"诸痿厥，腰膝无力"。熊魁梧每取两者配伍，以黄柏剂量重，紫苏剂量轻，用于下肢关节痛有效。

知母治风湿痹痛：仲景用知母配伍桂枝、芍药等治疗"诸肢节疼痛，身体尪羸，脚肿如脱，头眩短气，温温欲吐"之证，熊魁梧每遵其意，用以治疗风湿热痹，对于减轻疼痛卓有成效。若肢体拘挛，配以木瓜、薏苡仁更妙，临床验证，尤以对下肢病变为好。

赤石脂止血：赤石脂古人多用以涩肠止泻，仲景桃花汤、赤石脂禹余粮汤是也。以其色赤而入血分，故止血之功颇著。大凡妇人崩中漏下久久不愈，实少虚多，遍服阿胶、黑荆芥等止血药罔效者，熊魁梧常以赤石脂15g加入所用方中，可收立竿见影之效。仲景黄土汤乃治远血要方，但黄土（伏龙肝）城市中不易获得，熊魁梧每以赤石脂代之，止血效果更好。

山楂减肥：山楂为活血祛瘀、消食导滞要药，特别善于消肉食之积，熊魁梧由此悟出其能减肥。对于肥胖病、脂肪肝，每用15g配伍他药，长期服用有效。若瘀象明显，可再配三七4g，奏效更佳。

防己消面部黑斑：防己苦辛寒，主要用于湿热所致之痹证，又具利水之功。熊魁梧根据仲景用其治水不分虚实的特点，移用治疗面部黑斑，尤其是眼眶周围发黑之症，更为有效。盖肾虚水泛之证，多见面部黧黑，经用防己治疗，每能退去。

熊魁梧严格控制所用药物的剂量：如薄荷，常用量在6g以下，此药疏散作用强，无论取其行气解郁或是发散表邪，剂量不宜大，若发散太过或疏泄过甚，均可能造成不良反应。远志用量应在6g以下，现代研究表明，远志能刺激胃黏膜，引起反射性恶心呕吐，用量大易致胃脘不适，炙用可减缓其副作用，尤其是患胃炎、溃疡病者更应慎用。猪苓用量大时极易致腰痛，故常用6g左右，肾虚腰痛患者尤应注意。甘草，除炙甘草汤以外，用甘草者量均应在6g以下，专取调和，又防壅气。木香，量以6g以下为宜，此药量大易耗气，归脾汤中此药若量大，会减弱其他补虚药的作用，香砂六君子汤中用木香则应慎重。白豆蔻、砂仁，二药辛散芳香，以轻投为妙，若重用则适得其反，一般以6g为宜。

熊魁梧用药很讲法度，根据辨证需要，对某些药常大剂量应用。如白茅根、白花蛇舌草、薏苡仁、芦根、半枝莲等，其配伍用药也非常巧妙。如治肝病用香附配郁金，治咳嗽用桔梗配枳壳，治下肢湿热关节疼痛用黄柏（量重）配紫苏（量轻），治甲状腺病用消瘰丸配夏枯草，治乳房结块（乳腺增生）用蒲公英配橘核等。

熊魁梧除强调内服药以外，对许多疾病强调内外兼治。如配制治鼻炎的吹剂，治乳腺增生的贴剂，治肿瘤的外敷药等，其效甚佳。

3. 头痛辨治经验

治疗头痛，熊魁梧认为头乃清阳之府，诸阳之会，凡五脏精华之血，六腑清阳之气，皆上注于头，一旦受到外邪或内伤之干扰，便会产生疼痛。且痛有轻重，病有久暂，部位有别，体质有异，故治疗不能一概而论，须视具体情况灵活应用之。从临证大量病例来看，头痛以右侧多见。前人认为痛在右侧多从气论治，痛在左侧多从血论治。熊魁梧认为若属外邪侵袭从气论治；若属内伤头痛，则多从血论治，不可以左血右气机械划分。治疗头痛，古人多以祛风为主，盖高巅之上，唯风可到，风药自能取效。熊魁梧却认为，切忌不分脏腑，不明经络，不辨寒热，不审部位而杂乱投药，羌活治太阳剧烈头痛，尤以头之后部为好，若嫌力不足，当配用防风；白芷治阳明头痛，以前额及眉棱骨为好；柴胡、川芎治少阳两则及巅顶头痛，二药一寒一热，区别用之；葛根善治阳明头痛，对头顶及背部尤好。他在治疗内伤头痛时，常用蔓荆子配北沙参治疗两太阳穴、前额及虚性头痛。对头痛连齿者，常以白蒺藜配骨碎补，二药可代细辛或独活而用之，但较细辛、独活平和，因此屡服风药，徒令津血更虚，阴不涵阳，上干于头，头痛更甚，又需佐风药者，常以白蒺藜配骨碎补。

（1）散寒止痛话祛风：外感邪气，风、热、寒、湿皆可为之，唯风乃百病之长，上犯巅顶，阻遏络道，致气血凝滞，产生头痛，故伤于风者，上先受之，其夹热、夹寒、夹湿当随证而用之。

📚 医案举例

夏某，男，42岁。

初诊：1979年1月16日。

病情经过：自1963年起，两太阳穴痛，呈交替性发作，1971年后疼痛加剧，且每于劳累则更甚，严重时吐黄水，须卧床休息，其发作时间长短不一，多则七八日，少则三五日。近十日头痛无休止，伴有肢体困重，疲乏懒言，时有胸闷憋气。

诊查：饮食、二便尚好，舌质红，苔薄黄，脉缓弱。

辨证：感受外邪，阻滞络脉。

治法：胜湿通络，祛风止痛。

处方：羌活9g，防风9g，薄荷6g，白芷9g，当归12g，川芎9g，白芍12g，生地黄15g，丹皮9g，葛根15g，黄芩9g，蔓荆子9g，甘草9g。

二诊：上方隔日1剂，服药1月，现太阳穴疼痛减轻，阅书报久之则痛剧，夜寐不安，大便干结，上方去白芷、葛根加柴胡9克，栀子6克，10剂。

三诊：头痛只轻微发作几小时即缓解，现感前额痛明显，眼胀，口干苦，舌红苔薄黄腻，脉沉弦。药用：防风9g，羌活9g，白芷9g，北条参15g，蔓荆子9g，红花6g，当归12g，菊花9g，川芎9g，白芍12g，生地黄15g，黄芩9g，甘草6g。

上方服8剂，头痛缓解，后以此方加减善后。

（2）和营止痛话养血：血乃生命内在潜力，营血亏损，脑失所养，即产生头痛。诚如《素问》云："脉泣则血虚，血虚则痛。"故补血是治疗头痛的重要一环。

📚 医案举例

周某，女，38岁，教师。

初诊：1982年3月8日。

病情经过：右侧偏头痛已5年，从齿连及项，时作时止，身体逐渐消瘦，精神疲乏，头昏眼花，伴有纳差，口干口苦，乳房胀痛，大便时干时稀。

诊查：面色㿠白，唇色淡白，苔薄白，脉缓弱。

辨证：肝血不足，风热袭络。

治法：和营养血，清热止痛。

处方：当归12g，生地黄15g，川芎9g，白芍12g，丹皮9g，山栀9g，桑叶9g，菊花9g，骨碎补9g，白蒺藜9g，橘皮9g，甘草6g。以上方加减，连服20剂，头痛消失。

（3）通络止痛话祛瘀：瘀滞所致亦可产生头痛，常伴随有瘀停证象，如舌质口唇紫暗或瘀斑瘀点。此种疼痛，往往痛有定处，其痛持续不减，痛如锥刺。

📚 医案举例

毋某，男，48岁，教师。

初诊：1981年5月26日。

病情经过：自去年8月份拔牙，切割面部痣用麻药后，右侧从太阳至风池穴疼痛，有时跳痛，步履艰难，每于行走转弯处，即感疼痛加重，伴有失眠多梦，食纳不佳。

诊查：苔薄白，脉弦。

辨证：络脉不通，瘀血停留。

治法：通络止痛，兼以养血。

处方：红花6g，桃仁9g，鸡血藤15g，地龙9g，川芎9g，当归12g，白芍12g，生地黄15g，荆芥炭9g，菊花10g，北条参15g，蔓荆子9g。以此方加减连服30剂后，头痛消失，睡眠饮食均可。

（4）缓急止痛话滋阴：阴虚头痛，尤以肾阴虚为多见，伴有耳鸣头昏，腰酸腿软，劳甚则作，午后为甚。

📚 医案举例

陈某，女，48岁，教师。

初诊：1980年6月13日。

病情经过：本月2日突然右侧头痛连及齿，下午及晚上为甚，局部发热，口不能张，饮水及说话均疼痛，口干口苦，饮水亦多，大便三日一行，曾服西药止痛药皆罔效。

诊查：舌质淡，苔薄黄，脉细。

辨证：阴不涵阳，肝火过旺。

治法：滋阴养液，缓急止痛。

处方：生地黄15g，山茱萸9g，茯苓15g，丹皮9g，泽泻9g，桑叶9g，菊花10g，黄芩9g，白芍12g，当归12g，川芎9g，骨碎补9g。服4剂后，头痛明显好转，晚上有时隐痛，局部热感消失，睡眠好，纳可，近来略为怕冷，舌脉同前。上方去骨碎补、山茱萸加蔓荆子9克，薄荷6克，服4剂其病已愈。

（5）清热止痛话平肝：肝阳偏亢，循经上扰清空，常致头痛，且多有心烦易怒，每因烦劳或忧思恼怒而增剧。

医案举例

周某，女，37岁，教师。

初诊：1978年10月28日。

病情经过：头痛五年，以右侧为甚，眼胀头晕，口干，不欲饮水，发热，恶心呕吐，烦躁易怒，月经提前8~9天，每于经欲行则疼痛加剧，经行过后则稍有缓解。

诊查：脉弦，舌质红，苔薄黄。

辨证：肝郁化火，侵犯脑络。

治法：泻火降逆，平肝止痛。

处方：丹皮9g，栀子6g，当归12g，川芎9g，白芍12g，柴胡9g，茯苓15g，法夏9g，橘皮9g，黄芩6g，枳实9g，茺蔚子9g，甘草6g。经以此方加减（曾加用过菊花、川芎、生石膏等），连续服药近半年，头不痛，诸证消失。

（6）益气止痛话升阳：气虚不能上荣于脑，以脾气不足，神疲乏力，食欲不振，头痛常伴有头昏。

医案举例

汤某，女，35岁，教师。

初诊：1979年5月13日。

病情经过：两太阳穴痛约10年，痛甚则恶心欲吐，烦躁不安，嗳气，伴有眩晕，食少纳差，周身乏力，劳甚更觉头痛加重，大便不爽。

诊查：舌质红苔白，脉弦缓。

辨证：气虚不荣，脑海空虚。

治法：益气健脾，升阳止痛。

处方：党参 15g，白术 12g，茯苓 15g，陈皮 9g，法夏 9g，干姜 6g，黄连 g，桑叶 9g，菊花 9g，川芎 9g，蔓荆子 9g，甘草 9g。

二诊：服上方 10 剂，头痛消失，其他症状亦显著好转，脉沉缓，舌尖红。上方去蔓荆子，加当归 12 克，白芍 12 克善后。

4. 活用经方治杂病

熊魁梧的临床治疗方法也不拘一格，只要用之有效，他从不分古方、时方，并有自己独到的见解。如半夏泻心汤原主治误下伤中而形成之痞证，然今之临床举凡中虚寒热错杂诸疾，均可加减用之，疗效每捷。半夏泻心汤是治疗多种疾病的有效方剂，特别对脾胃、肝胆疾病用之更多，方中既以芩连苦降泄热以和阳，又以姜夏辛开消痞以和阴，更配参草枣补益脾胃以助其健运。本方立法，旨在苦辛并用以顺其升降，甘温相伍以调补中州，补泻同施以扶正祛邪，共奏和胃降逆、开结除痞之功。凡肝胃不和、脾胃失常、湿热留恋等皆可选用。应用半夏泻心汤，要点在于紧扣中虚寒热错杂这一病机。对于如何准确地使用半夏泻心汤，熊魁梧提出一条重要的经验：即舌苔黄白相间是使用本方的重要指征，根据黄白相间孰多孰少，进一步变化姜、连用量，此于临床颇有价值，值得后学深究借鉴。

📚 医案举例

顽固性呃逆案

田某，女，53 岁，干部。

初诊：1980 年 4 月 4 日。

病情经过：原患有十二指肠球部溃疡、慢性浅表萎缩性胃炎，于 1979 年 12 月 10 日在某医院因拔牙后即感腹部胀痛、呃逆，其声高亢，不能自主，于第 3 日始服中西药，历时四月罔效。现感口苦，胸脘胀闷，有堵塞感，每日进食约半两稀饭。

诊查：两目浮肿，就诊之时亦呃声频频，起病至今体重已下降 44 斤（128 斤减至 84 斤），舌质淡，苔薄黄，脉虚数。

辨证：寒热失调，久郁痰聚。

治法：寒热平调，降逆和胃，理气化痰，拟半夏泻心汤加味。

处方：法半夏 9g，黄连 6g，黄芩 9g，干姜 6g，党参 15g，大枣 15g，代赭石 15g，旋覆花（布包）9g，陈皮 9g，竹茹 15g，茯苓 15g，生山楂 15g，甘草 6g。

后守此方加减（曾使用过香附、枳实、厚朴等），经治两月余，呃逆止，食纳佳，体重增加 15kg。

📖 **医案举例**

胃痛案

李某，女，40岁。

初诊：1980年4月15日。

病情经过：胃痛1年，现胃脘部胀满疼痛，以胀为主，间或减轻；食少纳差，每日约进食5两；呕吐清水，呃逆，口干口苦，不欲饮水，大便干，小便黄。

诊查：舌质淡，苔黄白相间，以黄为主，脉微弱。西医诊断为"十二指肠球部溃疡""慢性萎缩浅表性胃炎""慢性食管下段炎"。

辨证：脾虚胃弱，寒热错杂。

治法：治宜健脾益胃，调其寒热，拟半夏泻心汤加味。

处方：党参15g，法半夏9g，黄连6，黄芩9g，干姜9g，陈皮9g，茯苓15g，砂仁6g，大枣15g，枳实10g，炒三仙各9g，甘草6g。以此方加减（曾加用过厚朴、白术），服药12剂，胃痛告愈。随访2年胃痛未发。

📖 **医案举例**

黄疸案

夏某，女，41岁。

初诊：1980年6月13日。

病情经过：三月前因高烧出现黄疸，巩膜、皮肤、小便皆黄，黄疸指数26单位；大便白，故疑为阻塞性黄疸，住院80天，因惧手术出院。现感头昏口苦，恶心呕吐，胸闷，纳差，胃脘部有痞塞感，右胁痛，不能右侧卧。

诊查：大便每日1次。舌质红，苔黄，脉缓弱。

辨证：肝气郁结、胆汁瘀滞。

治法：辛升苦降，疏肝解郁，佐以护正。

处方：法半夏9g，黄连6g，干姜6g，黄芩9g，柴胡9g，杭芍9g，枳实10g，炒三仙各9g，鸡内金9g，郁金9g，甘草6g，党参15g。守方加减（曾加用过香附、山楂、丹参等利胆祛瘀之品），服药半年，大便逐渐由白变黄，胁痛消失，黄疸指数6单位，病基本告愈。

📖 **医案举例**

泄泻案

刘某，男，59岁，干部。

初诊：1978 年 10 月 21 日。

病情经过：十余年前，因饮食不节而致腹泻数日，未予介意，以后时作时止，间隔时间长短不一，近二十天又复发，且较前加重。现感四肢乏力，眠差，咽干，喉中似有痰，纳少，腹胀肠鸣，矢气则舒，腹泻每日 3～5 次，无红白黏液，无里急后重感，泻后则精神疲乏。

诊查：舌质紫暗，苔黄白相间，根部剥苔，脉弦有力。

辨证：脾胃失运，气机阻滞。

治法：调理中州，理气化滞，拟半夏泻心汤加味。

处方：法半夏9g，黄芩6g，黄连6g，党参15g，干姜5g，茯苓15g，陈皮9g，厚朴10g，枳实9g，白术12g，炒三仙各9g，甘草6g。4 剂。

10 月 31 日二诊：精神好转，肠鸣减轻，腹泻每日 1 次，唯食后腹胀，舌苔黄白相间，以白为主，脉弦，上方去黄芩加砂仁 6 克，藿香 9 克。4 剂。

11 月 11 日三诊：大便正常，已上班工作，唯食多则腹胀，守原方加生山楂 15 克。4 剂。

自三诊后，症情稳定，后随访未复发。

📚 医案举例

便血案

郑某，男，41 岁。

初诊：1977 年 12 月 17 日。

病情经过：10 月下旬出现大便带血，时作时止，原因不明。近来胸闷刺痛，嗳气则减轻，纳可，大便每日 1～2 次，色黑，潜血阳性。

诊查：面色萎黄，形体消瘦，唇淡；继往无胃痛腹痛及便血史。舌苔黄白相间，脉弦细而数。

辨证：脾胃虚弱，寒温失调。

治法：理气健脾，补中扶正，佐以清热，拟半夏泻心汤加减。

处方：法半夏9g，黄连6g，干姜4.5g，党参15g，大枣15g，陈皮9g，茯苓15g，枳实10g，生山楂15g，甘草6g。4 剂。

二诊：12 月 31 日。药后嗳气矢气均减，食纳转佳；现胸闷胀痛，似觉咽中有痰。舌苔黄白相间，脉弦细且数。

处方：法半夏9g，黄连6g，干姜3g，党参15g，大枣15g，茯苓15g，陈皮9g，枳实10g，生山楂15g，代赭石15g，甘草6g，旋覆花（布包）9g。4 剂。

三诊：1978 年 6 月 28 日。自二诊至今已半年，服药后诸证消失；近因劳作，又现头晕，胃脘部疼痛，大便黑，咽中如有异物。苔薄白，脉虚弱。

处方：党参15g，黄连5g，炮姜3g，法半夏6g，白术12g，茯苓15g，山药15g，陈皮9g，枳实10g，生山楂15g，当归12g，炙甘草6g。4剂。

四诊：7月1日。症状减轻，已无黑便，大便化验潜血阳性。以原方加香附善后。

两年后随访，未复发。

📚 医案举例

杨某，男，45岁。

初诊：1982年5月15日。

主诉：1978年9月14日，突发小腹少腹胀痛，经西医治疗，疼痛消失。旬日后，腹痛再作，此后反复发作近四年之久。痛剧时，小腹、少腹散见核桃大小团状包块，伴恶心欲吐，手指尖有凉感，需注射强力镇痛药物方可缓解。其间虽经中西医多方治疗（曾作虫证治疗过），病情仍每况愈下，近三月来发作频繁，甚则5~7日一作，病势急迫，痛不欲生，经人介绍，于1982年5月15日前来就诊。

诊查：患者形容清癯，面色苍白，双手压腹，口中呻吟，恶心欲吐，四末厥冷；腹部喜暖，按之柔软；小腹及少腹胀痛，痛区散见核桃大小包块，触之质软，揉按则可行消散，少顷，包块兀自又起；二便自调。舌质稍淡，苔薄白，脉沉细弦。详询病史，其妻谓其素体质弱，1978年9月13日晚曾因暑天炎热露宿至鸡鸣，次日即发腹痛。

治法：治宜养血和营，温中散寒，行气止痛。拟当归四逆合吴茱萸生姜汤加味。

处方：当归15g，桂枝9g，白芍15g，细辛4g，木通9g，吴茱萸6g，乌药10g，香附10g，生姜15g，炙甘草10g，大枣12枚。5剂。

服法：每四小时服药1次，痛解则1日服3次。

翌日，患者之妻欣喜若狂，奔走来告："昨日饮药，须臾痛减，至今已服药5次，其痛顿失。"遂嘱："尽服余药，续服十全大补膏一月以资巩固，切勿过劳，严禁生、冷、贪凉，以防复发。"1983年5月、1985年7月两次随访，未见再发。

📚 医案举例

陈某，男，62岁。退休干部。

病情经过：患者既往身体健康。一年前因工作不顺心出现心胸烦闷不适，突然神志不清，经救治后一直抑郁不乐。半年后即经常啼哭，惊恐不安，恶闻杂音，需有家人陪坐方才安心，语言、神志有时不清，小便有时失禁。常于夜间1~2点钟起床活动（非梦游）。

诊查：口苦口干，呵欠频作，自感心胸烦乱，小便黄，时有失禁，大便可。舌质淡苔黄而干，脉弦缓。

辨证：属肝胆郁热，阻遏气机，痰湿流连。

治法：拟清胆化痰，安神定志法。药用温胆汤加味。

处方：法半夏、陈皮、酸枣仁、炙远志各9g，茯苓、竹茹、党参各15g，枳实、麦冬各10g，黄连、甘草各6g。

此方连续服用16剂，其中曾加用过石菖蒲、郁金开窍，木通、竹叶清心热，当第一次服药4剂后，哭闹明显好转，饮食增加。服用至8剂后，大小便转正常，12剂后语言较前清楚，已不啼哭，精神睡眠均见好转。现口苦较甚，睡眠仍不深沉，心胸仍烦闷不舒，苔薄黄，脉弦缓。乃去麦冬，连服半月后，诸证消失。另以甘草6g，小麦20g，大枣15g，煎水代茶以善后。

📖 医案举例

邱某，女，55岁，干部。

病情经过：患者因意外刺激受到惊吓，心中恐惧，时时如有人将捕之，性情急躁，经治半年后逐渐好转。后又因惊恐觉全身不适，双腿抽筋，三日后出现坐卧不安，恐惧，甚则心惊肉跳，耳鸣，胸闷，失眠，时时啼哭，悲伤欲死，语言不休，不欲饮食，口干口苦，胃中嘈杂，腹胀腹痛，上半身燥热，双下肢冰凉，时抽筋，诸证均以午后更甚，痛苦不可言状。

诊查：大便尚可，小便色黄，舌质红带绛，脉沉。

辨证：此为意外刺激，影响肝胆疏泄，久郁化火。灼伤津液，内聚为痰，上扰心包，导致神不守舍。

治法：治宜清热除烦，理气化痰。

处方：法半夏、橘皮、黄芩、郁金各9g，茯苓、竹茹、党参各15g，枳实、麦冬各10g，石菖蒲、甘草各6g。

此方连服15剂后，诸证皆明显好转，其中加用过安神之品酸枣仁、炙远志、龙骨、牡蛎。另服礞石滚痰丸。悲伤啼哭次数减少，现主感上半身发热，腹部犹如50~60℃温水，两下肢凉感，两脚抽筋，舌质红，苔黄，脉弦。内服药仍以原方加减，患者上热下寒，加外用药引火下行。

吴茱萸、干姜各6g，白芥子5g，荜茇4g，肉桂9g，附片10g，共研细末，以鸡蛋清敷于涌泉穴，连用4天后，外用药改用酒、醋、胡椒粉调敷，再用4天。汤、丸、外敷药同施，患者精神大好转，已无啼哭，自感心胸畅快，为巩固疗效，另做丸药一贴。法半夏、橘皮、黄芩、大黄、炙远志、郁金各90g，茯苓、竹茹、礞石、党参各150g，枳实、胆南星各100g，黄连70g，沉香、石菖蒲、甘草各60g，酸枣仁120g，朱砂10g，如桐子大，每日2次，每服1丸。

5. 肝病论治经验

熊魁梧对肝病的治疗也经验丰富，疗效佳。他认为肝病的成因是多方面的，反映于临床的证候是错综复杂的。治肝尤以气血为要，气病多实证，血病多虚证，气病久之多兼虚，血病久之多夹实。气病常用柴胡、香附、枳实；血病多用当归、白芍、郁金。有人虑柴胡劫肝阴之说，该用而不敢用，敢用而不善用。肝病除肝阳上亢者宜慎用柴胡外，皆可放胆用之。四逆散用柴胡，升中有降，散中有收，泻中有补，为治肝要方。如柴芍伍生地黄，则劫肝之品反有养肝之功。临证只要配伍得当，不必虑其劫阴之说，故知常达变，唯在活用耳。

凡因肝气郁而化火，随经上炎，或挟湿热下注，症见目赤面赤，口苦而干，烦躁易怒，头晕且痛，阴肿，带下臭秽，大便干结，小便涩赤，苔黄腻，脉弦数者，皆当投丹栀逍遥散化裁，予柴胡、丹皮、栀子、当归、白芍、甘草。逍遥散中茯苓、白术不宜用于肝郁气滞和肝经湿热证。因甘能助满，其性偏温。栀子亦不可重用久用，否则即犯仲景"病人旧有微溏者，不可与服之"之戒。有一患者王某，女，31岁，1978年8月29日初诊，肝区疼痛已两年余。现四肢乏力，纳呆口苦，腹胀，心烦失眠多梦，易怒，大便尚可，小便频数灼热，苔薄黄，脉细数。拟清肝泻火、清利湿热。处方：柴胡9g，丹皮9g，栀子6g，当归12克，白芍12g，生地黄15g，木通9g，竹叶9g，香附10g，郁金9g，滑石12g，甘草6g。以本方加减（曾加用过黄芩、枳实、党参）治疗半年余，患者饮食、体重增加，肝区痛亦止。

肝虚有肝阴虚、肝血虚之别，然二者又相互影响，阴虚常挟血虚，血虚易致阴虚，但是血虚是肝虚本质所在，故其治则总宗"损其肝者，缓其中"。以滋水清肝饮化裁，予以生地黄、山药、山茱萸、丹皮、泽泻、茯苓、柴胡、白芍。患者雷某，男，48岁。1979年3月10日初诊。患"脂肪肝"已三年，肝区一直隐痛，近来不适，伴有口干，头昏头痛，倦怠乏力，腰背痛而凉，小便淋沥不畅、灼热，大便时干时稀，脉沉缓，苔薄白。拟滋养肝阴、柔肝止痛法。处方予以生地黄15g，丹皮9g，山药15g，泽泻9g，茯苓15g，柴胡9g，白芍12g，黄芩9g，香附10g，郁金9g，山茱萸9g，炒山楂15g。上方连服15剂后，诸证均减轻。此属阴亏内热，非滋阴不足以止痛，非清降不足以泻热。方中地黄以生地黄为妥，治肝虚切忌大补大腻之品，以防其泥膈。凡脂肪肝、肥胖病、胸腹刺痛加用山楂15~30g，对祛脂、化瘀均有疗效。

凡肝病而证见本虚标实者，唯补不足，损有余，方不致误病。此类病证极为复杂，可概括为：肝络瘀阻，肝水内蓄，气滞湿阻，寒湿内困，湿热蕴结，以及阳虚、阴虚、虚实并见等。加之禀赋有强弱，身形有肥瘦，受病有久暂，感邪有轻重，调摄有当否，故宜随机应变，贵在辨证论治。兹举验案二则，以窥一斑。

医案举例

谢某，男，52岁。

初诊：1978 年 9 月 9 日。

病情经过：患肝硬化近 10 年。近来精神疲乏，右胁下疼痛加剧，且痛处不移，嗳气矢气则缓解，纳可，大便稀，小便正常，脉弦数，苔白。拟疏肝解郁兼以祛瘀法。

处方：柴胡 9g，枳实 10g，白芍 12g，香附 10g，川芎 9g，郁金 9g，橘叶 9g，蒲黄 4g，大枣 15g，五灵脂 9g，甘草 6g。

始终以此方加减（曾加用过鳖甲、丹参、五味子、山药等活血祛瘀、扶正之品）连续服药半年，临床症状消失，肝功能恢复正常。

医案举例

欧阳某，男，28 岁。

初诊：1978 年 7 月 15 日。

病情经过：肝功能不正常已 18 年。现精神疲乏，口苦，口燥，咽干，易怒，肝区隐隐作痛，失眠多梦。

诊查：小便黄，右脉缓弱，左脉沉缓，舌质红，苔黄。GPT480 单位，碘试验（＋＋＋），硫酸锌浊度 20 单位。拟养阴柔肝，清利湿热法。

处方：生地黄 15g，沙参 15g，麦冬 12g，杭芍 12g，当归 12g，山药 15g，五味子 9g，川楝子 9g，枸杞 12g，滑石 12g，大枣 15g，甘草 6。

本方连服 42 剂后，肝功能恢复正常，精神转佳。

三、小结

熊魁梧任湖北中医学院（现湖北中医药大学）专职教师。在长期中医教学中，熊魁梧担任过《中药学》《方剂学》《诊断学》《妇科学》《金匮要略》《伤寒论》《中医内科学》等 7 门课程的主讲工作，积累了极其丰富的教学经验，教学结合典型病案，理论联系实际，条理清晰，深入浅出，语言生动，深受学生们的称赞。熊魁梧一生饱读经典，广采博览，精研医术，师古不泥，勤于探索，治学严谨，对《金匮要略》《伤寒论》二书，钻研颇深，并旁及诸家学说，吸取众家之长，经方时方，融会贯通，择善而从，灵活达变，屡起大病。熊魁梧对内、妇、儿科造诣精深，尤其擅长治疗妇科疾病，对于热病，治疗颇具独到经验，著有《中医热病学》，并将自己毕生之治疗热病经验收揽其中。为发展中医学术事业，他勤奋学习，刻苦钻研，参与编写出版了《中华人民共和国药典》《湖北中草药志》《中药学》《中医内科学》，编著了《中医热病学》等多部学术专著，发表学术论文数十篇。